PRÉCIS

D'HYGIÈNE PRATIQUE

PRÉCIS

D'HYGIÈNE PRATIQUE

OU NOTIONS ÉLÉMENTAIRES

SUR LES MOYENS DE CONSERVER LA SANTÉ

SUIVI

D'APPLICATIONS A LA MÉDECINE USUELLE

PAR JULES LE BÊLE

Docteur en médecine, membre du conseil d'hygiène publique et de salubrité du département de la Sarthe.

Se porter bien pour se porter au bien.

PARIS

JULIEN, LANIER ET Ce, ÉDITEURS

RUE DE BUCI, 4, F. S.-G.

1855

PRÉFACE.

En publiant un précis d'hygiène, je me suis proposé d'abord de rendre familiers, à toutes les classes de la société, les conseils que réclame la conservation de la santé.

En second lieu, tout en restant simple et pratique, j'ai voulu former un petit corps d'enseignement aussi complet que possible ; c'est pour cela que j'ai adopté, dans les divisions de ce livre, une forme méthodique. Convaincu de l'influence d'une bonne hygiène sur la direction des actes de la vie, j'ai pensé que le meilleur moyen de vulgariser cette science, serait de l'introduire dans l'enseignement à côté de la morale, avec laquelle elle a des rapports aussi intimes que ceux du corps avec l'âme.

Pour accomplir cette œuvre éminemment utile, je me suis promis de rester fidèle à une vérité fondamentale, c'est que, pour profiter à l'homme, l'hygiène, comme toutes les sciences humaines, doit concourir à notre perfectionnement moral, en travaillant à notre bien-être physique.

Dans le but de faire de ce livre une sorte de *répertoire de la santé*, à la portée de tout le monde, j'ai dû m'appliquer à satisfaire aux conditions suivantes :

1° Présenter l'hygiène sous une forme simple et intelligible ;

2° Ne rien oublier d'utile et de pratique, tout en me renfermant dans les limites étroites d'un livre élémentaire ;

3° Enfin, formuler les préceptes et exposer les détails souvent arides de l'hygiène, de la manière la moins fastidieuse possible.

Ainsi pénétré de l'esprit et du but de cette publication, destinée à des lecteurs en général étrangers aux connaissances sur lesquelles l'hygiène repose, j'ai pensé que je ne pouvais entrer brusquement en matière. En conséquence, j'ai consacré la *première partie* à trois ordres de notions, qui forment l'*introduction à l'hygiène,* savoir :

1° *Un aperçu de l'organisation de l'homme ;*

2° *Un coup d'œil sur la nature ou le monde extérieur ;*

3° *Une étude abrégée de la santé.*

Les notions sur le corps de l'homme, *sujet de l'hygiène*, donnent une idée de l'importance de ses fonctions et de leur harmonie indispensable à la santé. Elles donnent le sens des termes scientifiques employés dans le cours de l'ouvrage; elles servent enfin à classer dans l'esprit tous les matériaux de l'hygiène exposés dans le même ordre que nos besoins, et dans des chapitres qui leur correspondent exactement. J'ai cherché à favoriser la mémoire, en exposant ces besoins suivant l'ordre naturel où ils se produisent, depuis la naissance jusqu'au développement complet du corps.

Le tableau du monde extérieur sert à faire voir à l'avance, d'un seul coup d'œil, tous les corps qui nous entourent, la relation qui existe entre eux et nous, c'est-à-dire l'*objet de l'hygiène*.

Enfin, en parlant de la santé en général, j'ai voulu fixer l'attention sur les conditions si nombreuses qui différencient entre eux les individus, et qui exigent, pour l'entretien de leur santé, des soins et des conseils particuliers.

La *seconde partie* traite de l'*hygiène proprement dite*; c'est le point principal et essentiel de ma tâche. Ici plus qu'ailleurs je me suis efforcé d'être intelligible et précis. Pour aider la mémoire, j'ai, autant que possible, multiplié les divisions, et j'ai présenté des résumés, chaque fois que la difficulté et l'abondance des matières les rendaient utiles.

La *troisième partie* forme, en quelque sorte, le *complément de l'hygiène*. Elle se compose de conseils, d'instructions, de documents divers, qui m'ont semblé encore plus utiles et plus indispensables que ceux qui font l'objet de la première partie.

Il eût été difficile, sinon impossible, de les faire entrer dans la seconde ; j'ai mieux aimé les grouper séparément à la fin, de manière à fixer davantage l'attention.

C'est ainsi que mon cadre se trouve rempli ; il forme un enseignement complet d'hygiène pratique, dans lequel je me suis attaché à ne produire que des faits avoués et confirmés par l'expérience.

PRÉCIS
D'HYGIÈNE PRATIQUE
OU
NOTIONS ÉLÉMENTAIRES
SUR LES MOYENS DE CONSERVER LA SANTÉ.

PREMIÈRE PARTIE.
NOTIONS PRÉLIMINAIRES.

CHAPITRE PREMIER.

DÉFINITION, — ORIGINE, — IMPORTANCE, — DIVISION DE L'HYGIÈNE.

L'hygiène est l'art de conserver la santé, ou, en d'autres termes, *l'art de vivre longtemps et en bonne santé*.

Vivre longtemps! C'est un problème bien vieux, et cependant il n'a pas cessé d'être à l'ordre du jour. Les hommes naissent et meurent, les siècles et les générations se succèdent, nos désirs seuls ne changent pas. Vienne le premier jour de l'an, c'est tout juste le même salut que l'année précédente, toujours le même souhait : *une longue vie!* C'est le plus beau et le meilleur que nous connaissions.

Riches ou pauvres, oisifs ou travailleurs, tous, nous convoitons avec ardeur une longue existence : c'est que la vie en elle-même est toujours un bienfait. Insatiables de bonheur, nous pensons, nous agissons avec l'espérance d'un avenir lointain, seule perspective favorable à nos projets. A quoi bon en effet travailler avec tant de peine à accroître notre bien-être, à acquérir des connaissances, de la fortune, si nous croyions bientôt mourir et laisser tout cela avant l'âge.

Pour l'homme honnête qui a confiance en Dieu, et qui veut remplir son devoir, l'existence est un don bien autrement précieux; elle ne saurait être trop longue pour le préparer à ses éternelles destinées. Dégagé des intérêts matériels et égoïstes, il n'oublie jamais qu'il se doit à sa patrie, à sa famille, à ses enfants, à la profession qu'il remplit dans la société : sa vie lui est d'autant plus chère qu'elle est plus utile à ses semblables.

Il est donc raisonnable que nous désirions vivre le plus longtemps possible; l'amour de la vie est d'ailleurs un sentiment instinctif, attaché à notre nature; nous y sommes tellement habitués que nous ne pouvons croire à la mort. Le vieillard, comme le jeune homme, voit encore loin de lui, quoi qu'il en dise, le terme de ses jours.

Mais qu'est-ce donc que *vivre longtemps ?*

Nous ne sommes plus au temps des patriarches dont parle la Bible, qui vivaient plusieurs siècles, avec leurs mœurs simples et pures. Dans l'état actuel de la population, une existence aussi longue ne serait pas possible ou serait au moins une grande calamité. Notre vie est heureusement plus courte, nous en connaissons à peu près le terme le plus éloigné.

Aujourd'hui, espérer vivre longtemps, c'est aspirer à soixante-dix ou quatre-vingts ans, tout au plus. A quatre-vingt-dix ans, la vie est une rare exception; et un centenaire est signalé comme un phénomène.

Ce n'est pas tout de vivre jusqu'à quatre-vingts ans, il faut encore vivre bien portant.

Une *bonne santé!* C'est notre second souhait le plus cher. On ne cesse de le répéter chaque jour à la vue de toutes nos misères corporelles : sans la santé, pas de bonheur ici-bas ; c'est la joie du riche et la consolation de l'indigent; c'est le travail, le pain quotidien de l'ouvrier, le fruit de ses économies et de ses bonnes qualités, c'est la caisse d'épargne pour la vieillesse et pour les mauvais jours.

Si aujourd'hui notre vie est plus courte, nous n'y sommes pas moins attachés, nous ne travaillons pas moins à trouver le secret d'en prolonger le terme et de la rendre heureuse. Dans tous les temps, on a cru à la découverte d'un moyen unique, souverain, d'une sorte de *panacée*, capable non-seulement de prévenir et de guérir toutes les maladies, mais bien mieux, de rajeunir et de prolonger indéfiniment l'existence. Sans invoquer le passé, ne voyons-nous pas tous les jours nombre de gens se laisser prendre aux éblouissantes affiches qui tapissent les murs des lieux fréquentés, aux insidieuses réclames qui garnissent la dernière page des journaux. Ici, c'est un sirop, là, ce sont des dragées, etc., qui guérissent à coup sûr les maladies incurables !

Contes de vieilles et de commères! Supercherie de somnambules et de magnétiseurs ! Fumer la *cigarette camphrée* ou porter des marrons d'Inde dans ses poches, pour se préserver des maladies, c'est tout un. La *panacée* ou le *remède à tous maux*, c'est la *pierre philosophale* qui devait tout convertir en or : la première est tout aussi facile à trouver que la seconde.

Ce secret d'une longue vie et d'une bonne santé, c'est à l'hygiène qu'il faut le demander. Elle seule peut répondre à nos désirs, en nous initiant à la connaissance des choses utiles et des choses nuisibles, *en nous apprenant à régler et à satisfaire nos besoins, dans une mesure sage et compatible avec nos devoirs.*

Ce n'est pas une science neuve que l'hygiène; elle est aussi ancienne que les patriarches dont nous parlions tout à l'heure; car elle a commencé, comme la médecine, avec le genre humain. Elle date du jour où le premier homme fut, par sa faute originelle, assujetti à toutes les maladies, aux infirmités, à la vieillesse et à la mort. Dieu, dans sa miséricorde, ne le laissa pas sans secours, sans assistance. Il lui enseigna le remède à ses maux, en lui faisant connaître les propriétés des plantes, des animaux, et de tous les corps de la nature qui étaient autour de lui. Ces vertus, ces propriétés révélées par le Créateur, sont précisément les éléments qui composent la *matière* de l'hygiène, c'est-à-dire l'ensemble des choses qui peuvent exercer une influence avantageuse ou désavantageuse sur la vie.

Telle est l'origine de l'hygiène et de la médecine elle-même, qui, dans les premiers temps, ne s'en distinguait pas.

L'art de prévenir les maladies était plus important que l'art de les guérir, pour les constitutions fortement trempées de nos pères ; aussi possédaient-ils exclusivement un recueil de préceptes hygiéniques considérés comme sacrés, rendus obligatoires par les lois civiles et religieuses.

La religion, source unique de toute vraie morale, et l'hygiène étaient alors, comme elles doivent l'être aujourd'hui, dans une parfaite harmonie, deux sœurs inséparables. La morale en effet, c'est la santé de l'âme, comme l'hygiène est la santé du corps; dans l'application, on ne peut donc séparer ces deux enseignements, pas plus que, dans notre existence physique, on ne peut séparer notre âme de notre corps.

En résumé, le violent désir que nous avons de vivre longtemps ; le prix de la santé si généralement senti; l'ancienneté enfin de l'hygiène et son origine divine, sont autant de motifs qui font assez valoir l'immense importance de cette science.

L'hygiène est susceptible d'un grand nombre de divisions; disons seulement ici qu'elle est *privée* ou *publique*, suivant que ses préceptes s'adressent à l'homme isolé, ou bien aux hommes réunis en société.

L'hygiène privée nous occupera à peu près exclusivement dans le cours de cet ouvrage.

L'hygiène a pour but *de régler l'action exercée sur notre santé par tout ce qui, en nous ou hors de nous, est capable de la conserver, de l'améliorer ou de l'altérer.* Pour comprendre ses préceptes, il faut donc avoir une certaine connaissance, premièrement, de l'homme, de son organisation, de ses *besoins* et de ses *passions*; en second lieu, de tout ce qui nous environne dans la nature; troisièmement enfin, des conditions qui font varier les règles de la santé.

CHAPITRE II.

DE L'HOMME.

L'homme est une intelligence unie à un corps destiné à la servir. Cela veut dire que l'homme est tout à la fois corps et esprit : par l'un il tient à la matière, par l'autre il s'élève jusqu'à Dieu. De là, sa double organisation, physique ou animale, et spirituelle ou intellectuelle et morale, c'est-à-dire la vie du corps et la vie de l'âme. Ces deux vies se manifestent par des actes d'une nature toute différente. La première doit particulièrement nous occuper ici, la seconde est du domaine de la morale.

L'hygiène apprend à l'homme à régler et à satisfaire ses besoins de la manière la plus favorable à la santé. Elle lui apprend aussi à combattre ses passions.

Faisons donc un court exposé des besoins de notre corps. Pour les diriger, il faut avant tout les connaître, sans quoi nous agirions en aveugles, comme un mécanicien qui serait chargé de surveiller une machine dont il ignorerait les mouvements. Nous parlerons ensuite des passions qui établissent, en quelque sorte, la transition des besoins aux devoirs, de l'hygiène à la morale.

I.

Des besoins corporels de l'homme.

Les besoins de notre corps sont de deux sortes :

1° Les *besoins de nutrition* ou *de nourriture* commandés par la nécessité de *faire du sang*, pour nous nourrir, pour entretenir notre vie ;

2° Les *besoins de relation* ou *d'exercice* destinés à nous *mettre en rapport actif* avec tout ce qui nous entoure, c'est-à-dire à manifester au dehors notre intelligence et notre volonté.

Ces besoins seront énumérés ici suivant l'ordre naturel de leur production et de leur succession, à partir de la naissance jusqu'à l'époque de notre développement complet ou de la maturité de notre intelligence.

1.

DES BESOINS DE NUTRITION OU DE NOURRITURE.

Ces besoins, inhérents à la vie, commencent avec elle et se continuent involontairement et sans interruption jusqu'à la mort; ce sont : 1° le *besoin de respiration ;* 2° le *besoin de chaleur artificielle ;* 3° le *besoin d'excrétion ;* 4° le *besoin d'alimentation.*

1° *Besoin de respiration.*

L'enfant qui naît pousse un cri; séparé de sa mère qui lui fournissait du sang tout préparé pour le nourrir, il est obligé désormais de vivre aux dépens du sien et de pourvoir lui-même à sa transformation en le mettant en contact avec l'air, en un mot, *il respire.* C'est le premier acte de notre vie individuelle; ce sera aussi le dernier. Voyez cet homme agonisant, il a la face profondément altérée, les yeux caves et éteints, les mains froides, le pouls insensible; mais il vient de respirer, donc *il n'est pas mort!* Une dernière respiration convulsive survient après un intervalle plus long que tous les autres, puis on n'entend plus rien : c'est le *dernier soupir.* Entre l'enfant qui naît et le vieillard qui meurt, l'homme à tous les âges ne cesse pas de respirer; c'est la condition indispensable de sa force, de son bien-être, de sa santé : *vivre c'est respirer,* et *respirer c'est vivre.*

La respiration s'effectue dans la poitrine, à l'aide des *poumons* et avec le concours du *cœur.* Elle a pour but de transformer, sous l'influence de l'air, le *sang noir* des veines en *sang rouge* des artères.

Les *poumons* sont deux organes spongieux formés par la réunion d'un très-grand nombre de petites vésicules où le sang est mis en contact avec l'air alternativement introduit et expulsé dans les mouvements de dilatation et de resserrement de la poitrine. Ce sont les deux temps de la respiration : l'*inspiration* et l'*expiration,* qui coïncident avec les battements du cœur.

Le *cœur* est double, composé de deux moitiés analogues, accolées l'une à l'autre et désignées, d'après leur position, sous les noms de *cœur droit* et de *cœur gauche*. C'est une puissante machine à impulsion, composée de deux pompes aspirantes et foulantes.

L'une est destinée (le *cœur droit*) à attirer de toutes les parties du corps, par les veines, le sang noir, pour le conduire dans les poumons, où il est rougi, purifié par l'air.

L'autre (le *cœur gauche*) attire des poumons le sang rouge pour le distribuer par les artères dans toutes les parties du corps, où il va porter la force et la vie. Après cela, devenu insuffisant et impropre à nourrir nos organes, il retourne au cœur par les veines.

Ainsi recommence et continue sans relâche cette action double, simultanée, inséparable des poumons et du cœur. Si l'une des deux vient à manquer, ne fût-ce que pour quelques instants, la vie est en danger, tous les signes de la mort se prononcent. On donne le non d'*asphyxie* à l'état de mort apparente où sont ceux dont la respiration est suspendue; tandis qu'on appelle *syncope* ou *évanouissement* l'état dans lequel le cœur paraît cesser de battre momentanément.

En même temps que s'opère la transformation de notre sang dans les poumons, il se passe dans cet acte même un autre phenomène important: *c'est la production d'une certaine quantité de chaleur*. En sorte que la poitrine est le foyer qui sert à réchauffer notre corps.

En résumé : RESPIRER c'est 1° faire du sang rouge, propre à nourrir nos organes; 2° entretenir notre chaleur naturelle, indispensable à la vie.

2° *Besoin de chaleur artificielle*[1]. — *Besoin d'habitation.* — *Besoin de vêtement.*

Il ne nous suffit pas de bien respirer, pour entretenir notre chaleur naturelle; il faut encore nous prémunir contre les intempéries et les influences extérieures qui pourraient la modifier. Voyons ce qui se passe à la naissance.

L'enfant crie, il respire. Il entr'ouvre les yeux à la lumière ; puis, couché sur les genoux et dans les bras de la garde ou de la nourrice qui l'a reçu, à sa venue, devant le foyer où pétille un bon feu, il allonge, il étend instinctivement ses jambes vers la flamme : *il a besoin de la chaleur artificielle pour se réchauffer !*

Mais ce n'est pas tout. Dans l'état de nudité de l'enfant, cette action passagère du feu ne lui suffirait pas; il ne tarderait pas à se refroidir, surtout pendant son sommeil, si l'on n'avait pris d'avance le soin de tout préparer pour sa naissance, dans un lieu protégé contre les variations et les rigueurs de l'atmosphère,

[1] Le besoin d'entretenir artificiellement notre chaleur naturelle varie beaucoup suivant les climats et les saisons. Si, d'une part, nous cherchons le plus souvent à prévenir sa diminution, à nous *réchauffer ;* de l'autre, nous avons besoin quelquefois de nous prémunir contre son accroissement, de nous *rafraîchir*. D'autres besoins viennent d'ailleurs s'ajouter à ceux d'*habitation* et de *vêtement* pour concourir à l'entretien convenable de cette chaleur naturelle.

dans une chambre bien chauffée et bien close : *il a donc besoin d'habitation.*

Ce n'est pas encore assez d'un logement, d'une chambre appropriée; la nécessité d'ouvrir les portes et les fenêtres exposerait l'enfant nu à des changements de température, à des refroidissements contre lesquels il ne pourrait suffisamment réagir. Il est indispensable que son corps soit immédiatement protégé par des enveloppes, des tissus plus ou moins épais. Aussi, après l'avoir approché du feu, frictionné à l'aide de linges chauds, s'empresse-t-on de le vêtir convenablement, et aussitôt après de le coucher et de le couvrir dans son berceau : *il a besoin de vêtement.*

Les besoins de chaleur artificielle, et, par suite, d'habitation et de vêtement sont donc subsidiaires ou complémentaires de notre besoin d'air ou de respiration; c'est pour cela qu'ils ne doivent pas s'en separer dans l'étude de l'hygiène.

3° *Besoin d'excrétion.*

L'enfant réchauffé, vêtu et couché mollement ne tarde pas à s'endormir. Ce n'est qu'au bout de plusieurs heures qu'il se réveille sous l'impression de quelques légères tranchées qui provoquent ses cris. La garde attentive l'enlève de son berceau pour ouvrir ses langes.

Elle les trouve imprégnés de ses urines et salis par ses matières fécales, ou par la première évacuation d'une substance poisseuse, noirâtre, à laquelle on donne le nom de *méconium.* Toute la surface du corps, ou la peau, est le siége d'une chaleur douce et humide; les yeux sont luisants, les narines lubréfiées par une sécrétion particulière, par le mucus nasal; la bouche enfin s'humecte de salive pour préluder à l'exercice d'un nouveau besoin.

Pour faire de bon sang, capable de nourrir notre corps, il ne nous suffit pas de le recomposer, de le réchauffer au contact de l'air par l'action des poumons et du cœur; ce sang doit encore être travaillé, épuré par un autre ordre d'organes à l'ensemble desquels on donne le nom d'*appareil des sécrétions.*

Ces sécrétions sont de deux sortes :

Les unes fournissent des produits inutiles, des excréments, destinés à être rejetés au dehors, de ce nombre sont :

Dans l'intestin, les *matières fécales*, résidu des aliments;

Les *urines* extraites du sang à l'aide d'un appareil particulier composé des *reins* ou *rognons* avec leurs conduits; de la *vessie* avec son canal ou *urètre ;*

La *sueur*, ou la matière de la transpiration, dont la peau est le siége.

Les autres sécrétions donnent des produits dont le sang a besoin d'être débarrassé par l'action d'organes spéciaux; mais ces matières sécrétées, au lieu d'être immédiatement évacuées au dehors, sont auparavant employées à d'autres usages, concourent à l'accomplissement d'autres fontions; telles sont :

La *salive*, versée dans la bouche par des *glandes* qui entourent la machoire inférieure;

La *bile*, secrétée par le *foie*, et conduite dans l'intestin; deux produits destinés à faciliter la digestion et l'assimilation des aliments.

D'autres sécrétions enfin constituent des fonctions spéciales et directes, celle des *seins*, par exemple, dont le produit, le *lait*, est formé passagèrement chez la femme pour servir de première nourriture à l'enfant nouveau-né.

La régularité des sécrétions est, après celle de la respiration, la condition la plus importante de la bonne composition de notre sang, et partant, de notre santé. C'est par suite de leur dérangement que surviennent un grand nombre de maladies; aussi l'hygiène cherche-t-elle à favoriser leur accomplissement, en conseillant des précautions, des soins divers, tels que: la propreté, les lotions, les bains, etc., comme nous le verrons plus tard.

4° *Besoin d'alimentation.*

Après avoir été nettoyé, lavé, essuyé et changé de linge, l'enfant couché de nouveau se rendort et se réveille alternativement, sans manifester de nouveaux besoins. Ce n'est qu'au bout d'un intervalle qui varie de 12 à 24 heures, que survient en lui un nouveau sentiment, celui de la *faim*, ou mieux de la *soif*. Jusque-là il n'avait réclamé que *de l'air pur, de la chaleur, du linge sec et du sommeil;* mais il commence à éprouver le besoin de réparer son sang, de faire les frais de ses sécrétions, à l'aide d'un aliment convenable.

L'enfant s'agite dans son berceau, il ouvre la bouche, allonge les lèvres. Il tourne la tête à droite et à gauche et semble chercher quelque chose. La mère le prend dans ses bras; elle le place et le dirige convenablement pour lui donner le sein; il le saisit avidement pour en extraire le lait, son premier aliment.

Chez l'homme adulte comme chez l'enfant nouveau-né, le sang purifié par l'air respiré et par les sécrétions s'épuiserait bientôt en fournissant à tous les organes les matériaux nécessaires à leur entretien et à leur accroissement. L'excédant impur, le sang noir qui revient au cœur droit et aux poumons par les veines, ne tarderait pas lui-même à se tarir. La mort s'ensuivrait, si la sensation de la faim et de la soif ne venait nous avertir de prendre de la nourriture.

Voyons donc de quelle manière s'opère cette grande fonction de la *digestion* et de l'*alimentation.*

L'*appareil digestif* est essentiellement constitué par le *canal alimentaire* qui se continue sans interruption depuis la bouche jusqu'à l'anus. Arrivé dans le ventre, après avoir traversé la poitrine, ce conduit présente d'abord un renflement considérable, espèce de poche membraneuse, en forme de cornue ou de cornemuse: c'est l'*estomac, organe essentiel de la digestion.* Dans le reste de son étendue, il porte le nom commun d'*intestin*, divisé en *intestin grêle* et en *gros intestin.*

Le long du trajet du tube digestif sont situés, en différents points, des organes de sécrétion déjà mentionnés, dont les produits, mêlés à la substance alimentaire, sont nécessaires à sa digestion et à son assimilation; ce sont : les *glandes salivaires*, autour de la bouche; le *foie* et un autre corps glanduleux (le *pancréas*), à la partie supérieure du ventre, autour de l'estomac. A gauche de cet organe se trouve la *rate*, qui intervient probablement aussi dans l'acte de la digestion, sans qu'on sache précisément de quelle manière.

Stimulés par l'appétit, nous portons les aliments à nos lèvres, après les avoir soumis à l'inspection de la vue et de l'odorat.

Introduits dans la bouche, immédiatement coupés et broyés par les *dents*, humectés et ramollis par la *salive*, remués et retournés en tous sens par l'action des *joues* et de la *langue*, ils sont en même temps soumis à la perception du *goût* dont cet organe est le siége principal, puis enfin précipités dans la *gorge*, sorte d'entonnoir à l'entrée duquel veille une sentinelle impitoyable, la *luette*, qui leur fait subir un dernier contrôle avant qu'ils soient ingérés, transmis à l'estomac par l'*œsophage* ou le *porte-manger*.

Arrivés dans l'estomac, les aliments broyés et insalivés sont pénétrés par un nouveau produit, le *suc gastrique*, agent principal de la digestion.

Transformée en une pâte homogène à laquelle on donne le nom de *chyme*, la matière alimentaire passe dans l'intestin grêle par l'orifice de sortie de l'estomac ou le *pylore*.

Là, mêlée avec la *bile* et le *suc du pancréas*, promenée dans toute la longueur de l'intestin grêle, elle se sépare en deux parties. L'une, liquide, est absorbée et conduite par des vaisseaux particuliers dans les veines où elle vient accroître la quantité du sang noir: c'est le *chyle*, essence nutritive des aliments, destinée à faire du sang. L'autre partie, plus ou moins consistante, forme le résidu, ou les *excréments*. Ceux-ci passent dans le gros intestin où ils s'accumulent, jusqu'à ce que le besoin de les évacuer se fasse sentir.

En résumé :

1° *Respirer, nous loger et nous vêtir ;*

2° *Décharger notre corps de ses excréments ;*

3° *Prendre de la nourriture, c'est-à-dire boire et manger :*

Tels sont en termes simples les besoins dont le concours simultané est indispensable à la bonne composition de notre sang, et par suite à notre vie qui en dépend.

II.

DES BESOINS DE RELATION OU D'EXERCICE

Les besoins de l'homme que nous avons vus jusqu'ici surviennent et se succèdent immédiatement après la naissance; ceux du second ordre, qui vont actuellement nous occuper, d'abord nuls ou peu marqués chez le nouveau-né, apparaissent et se développent au fur et à mesure qu'il avance en âge. Moins indispensables à la vie, mais d'un rang plus élevé que les précédents, soumis à l'empire de la volonté, intermittents, ayant besoin de repos après l'action, les *besoins de relation* ont pour but d'entretenir notre activité corporelle et intellectuelle. C'est pour cela qu'ils se divisent : 1° en *besoin d'exercice corporel*, ou *de sen-*

sation et de mouvement; 2° en *besoin d'exercice intellectuel* ou *d'intelligence et de volonté;* 3° en *besoin de repos et de sommeil.*

1° *Besoin d'exercice corporel.*

Les exercices du corps ne sont que le résultat de l'action simultanée de nos sensations et de nos mouvements, ces derniers n'étant que la conséquence des premières.

Des Sensations.

Dans les premières semaines de l'existence, la vie est à peu près réduite aux fonctions de nutrition, commandées par le besoin de respirer, d'entretenir la chaleur naturelle et d'excréter, enfin par le sentiment de la faim et de la soif.

Les sensations externes, le *goût*, l'*odorat*, la *vue*, l'*ouie*, et le *toucher*, d'abord faibles, ne tardent pas à acquérir une perfection et une activité considérables.

C'est à la faveur des cinq sens que l'intelligence se développe, et acquiert la connaissance des objets extérieurs; les impressions variées qu'ils transmettent au cerveau sont l'occasion de la plupart des actes de notre volonté.

Les deux premiers, le *goût* et l'*odorat*, sont à peu près étrangers aux exercices proprement dits du corps. Spécialement destinés aux appareils de la digestion et de la respiration, ils exercent un important contrôle sur la nature des aliments, en faisant connaître les saveurs et les odeurs agréables ou désagréables. L'organe de l'odorat ou la membrane qui tapisse les narines nous avertit encore des qualités malfaisantes de l'air, souvent indiquées par une odeur irritante ou repoussante ; d'autre fois il prévient leur action. En effet, en traversant les nombreuses anfractuosités des narines toujours humides, l'air est comme tamisé au travers. Il se débarrasse non-seulement des molécules odorantes, mais encore des particules plus grossières, des diverses matières pulvérulentes dont il peut être chargé.

Les trois autres sens : la *vue*, l'*ouie*, et le *toucher*, sont la source habituelle de notre activité extérieure. Sous l'action de la volonté, ils sont le point de départ de tous nos mouvements ; sans eux, pas d'exercice, pas de travail corporel. Qu'on se figure, en effet, la position d'un homme assez malheureux pour être en même temps aveugle, sourd et paralysé de la sensibilité ; il serait incapable d'aucun exercice corporel, parce qu'il serait insensible : *On ne se meut que parce que l'on sent !*

L'*œil* et l'*oreille* sont deux appareils d'une grande perfection, où tout est disposé d'une manière merveilleuse. Le premier, fait pour la *lumière*, perçoit les couleurs et l'image des objets, le second est destiné à recueillir les *sons* qui résultent des vibrations de l'air.

Enfin le *tact*, dont le siége est à la peau, sur toute la surface du corps, et en particulier au bout des doigts, où il reçoit le nom de *toucher*, est un sens général moins parfait que les deux précédents, mais encore plus nécessaire à nos exercices ou à nos mouvements.

Les sens transmettent à l'aide des *nerfs* leurs impressions au *cerveau*, centre de toute action; c'est par lui seul que l'*âme* perçoit et juge en dernier ressort toutes les impressions.

Des Mouvements.

Incapable durant la première année de sa vie d'aucune action raisonnée, n'ayant pas l'intelligence nécessaire pour satisfaire à ses premiers besoins, l'enfant pouvait se passer de mouvement volontaire. Mais aussitôt que son intelligence et ses sens se sont développés, les mouvements divers du corps et des membres, la force nécessaire pour les exécuter, ne se font pas longtemps attendre. L'enfant se sert de ses mains pour prendre les objets; déjà il commence à marcher; bientôt il saura parler : sa sphère d'action s'agrandit de plus en plus.

Devenu homme fait, le don si précieux de la parole, les mouvements occasionnés et secondés par les sens deviennent pour lui des besoins impérieux; ils sont, en effet, la condition de toute activité extérieure et du travail auquel nous sommes voués.

Les *muscles* (vulgairement la *chair*) sont les organes actifs du mouvement, tandis que les *os*, auxquels ils sont attachés et qu'ils font mouvoir, en sont les agents passifs, faisant l'office de leviers articulés les uns avec les autres.

L'action des muscles est commandée par la volonté à l'aide de *nerfs particuliers* émanés du cerveau.

2° *Besoin d'exercice intellectuel.*

L'*intelligence* (*sens intellectuel*), nulle chez l'enfant nouveau-né, réduite à l'état de pur instinct, apparaît bientôt avec ses facultés primitives et essentielles : la mémoire, le jugement, l'imagination, etc. Mais ce n'est que plus tard qu'elle se perfectionne de manière à devenir le moteur et le régulateur de tous nos actes.

Le *cerveau*, logé à la tête, dans la boîte osseuse du crâne, est l'organe de l'intelligence et de la volonté, l'instrument de l'*âme*, ce principe divin, immortel, intelligent et libre.

3° *Besoin de repos et de sommeil.*

Nous l'avons dit en commençant, nos fonctions de relation sont intermittentes, elles ont besoin de repos après l'action; c'est une loi de notre nature; après l'activité, après le travail, le repos. *Il ne faut pas,* dit le proverbe, *tenir la corde de l'arc tendue trop longtemps, de peur qu'elle ne casse;* or, l'arc c'est notre corps, ce sont nos sens, nos membres, et la corde c'est notre tête, notre activité, notre intelligence.

Le Créateur, en faisant le jour et la nuit, a mis nos besoins en parfaite harmonie avec la nature ou le monde extérieur. Le lever et le coucher du soleil, la lumière et les ténèbres, devaient être pour nous le signal du travail et du sommeil. L'homme, à tout âge, subit cette alternative d'une manière plus ou moins impérieuse, depuis l'enfant, dont l'activité s'use promptement pour faire place à un long sommeil, jusqu'au vieillard dont le sommeil est court et léger.

Le besoin de repos et de sommeil termine naturellement ici nos actes d'exercice corporel et intellectuel.

En résumé :

1° *Respirer, excréter et s'alimenter ;*

2° *Sentir et se mouvoir ; penser et vouloir ; se reposer et dormir;*

Tels sont, dans leur ensemble, les besoins de notre vie corporelle : les uns internes, chargés du service intérieur de notre corps ; les autres externes, chargés des relations, des soins extérieurs ; mais tous intimement liés, dans une concordance et une dépendance réciproques.

Si le cerveau ne peut fonctionner sans le cœur qui lui envoie du sang ; de son côté, le cœur ne peut battre sans le cerveau qui lui donne la vie et le mouvement.

C'est de ce concours simultané de toutes nos fonctions, c'est de leur harmonie que dépend notre santé.

II.

Des passions.

Nous rapprochons de nos besoins corporels un dernier *acte* qui est tout à la fois un besoin et un devoir. Commandé par la santé comme par la conscience, du domaine de l'hygiène et du domaine de la morale, il est le point de contact, le lien principal qui unit ces deux enseignements : cet acte a pour but *de combattre et de réprimer nos passions.*

Nous avons vu que l'intelligence, nulle chez l'enfant naissant, ne tardait pas à se développer dans les premières années de la vie.

Ce n'est que plus tard, à l'âge de 6 à 7 ans, que survient un nouveau sens, le plus élevé de tous : le *sens moral* ou la *conscience du bien et du mal*, la foi en Dieu créateur bon et juste. C'est à partir de cet âge, que l'on appelle *âge de raison* ou *de discernement*, que l'homme devient sujet aux passions, mouvements déréglés de l'âme engendrés par notre inclination au mal ou notre *concupiscence originelle*.

Si les passions sont des fautes graves, des *péchés capitaux* aux yeux de la morale et de la religion ; d'un autre côté, elles constituent des infractions non moins répréhensibles aux règles de l'hygiène. En effet, sous leur pernicieuse influence, non-seulement nos devoirs sont oubliés, mais encore nos besoins sont négligés, exagérés ou pervertis : c'est une source inévitable de trouble pour notre santé et une cause incessante de maladie. Nous terminerons donc l'hygiène de nos besoins par celle des passions.

Rapport entre l'organisation privée ou individuelle de l'homme, et son organisation publique ou sociale.

En terminant l'histoire abrégée de nos besoins individuels, ou de notre organisation corporelle, faisons une comparaison qui ne sera pas sans intérêt et sans enseignements.

Ce que nous venons de dire de notre vie privée, nous pouvons l'appliquer avec raison à notre vie publique ou sociale, à l'organisation de la société, en général.

Dans le corps humain, nous avons vu tous les organes, distincts par le rang et l'importance, soumis les uns aux autres, et tous ensemble à un chef unique, le cerveau, qui est l'instrument, le dépositaire du pouvoir. De concert avec les poumons et le cœur, lui seul dirige tous les actes du corps et en prévient les écarts; à l'aide des sens et des nerfs, il gouverne, d'après certaines lois, principes sacrés et immuables de la vie.

Dans le corps social, dans une nation, la nation française par exemple, ne trouvons-nous pas les mêmes éléments d'organisation, différentes classes d'individus, depuis l'ouvrier qui vit de son travail, jusqu'à l'homme qu'élèvent les dignités ou la fortune, tous subordonnés au chef de l'État? Celui-ci gouverne à l'aide des divers ordres de fonctionnaires, de concert avec ses assemblées législatives; il s'applique à reprimer les factions ou passions sociales; responsable de la vie de ses sujets, il doit veiller au *respect de l'autorité*, à l'observation des lois conservatrices de la *religion*, de la *famille* et de la *propriété*, cette triple base de toute société.

Nous trouvons donc en nous-mêmes le modèle de notre organisation collective ou sociale. La raison en est simple, puisque tout ici-bas est fait pour l'homme ou par l'homme; il se reproduit, il se calque en quelque sorte lui-même dans les divers modes de son existence. Aussi, les anciens, frappés de ces analogies, appelaient l'homme un *petit monde*.

CHAPITRE III.

DU MONDE EXTÉRIEUR.

Dieu créa le monde en six jours, nous dit l'Écriture. Le *monde*, c'est donc l'ensemble, l'universalit des objets de la création, y compris l'homme, le chef-d'œuvre de la toute-puissance divine.

Sous le nom de *monde extérieur*, on entend la réunion de tous les corps ou éléments de la nature physique qui sont autour de nous et en dehors de nous.

Nous venons d'étudier l'homme, de passer en revue les merveilles de l'organisation de ce *petit monde*, qui dans l'univers résume et domine tout, placé au plus haut degré de l'échelle des êtres visibles.

Jetons donc maintenant un coup d'œil sur ces corps de la nature, sur toutes ces créatures qui sont faites pour l'homme, comme lui-même est fait pour Dieu.

Nous verrons que tous les objets qui nous entourent sont créés dans un rapport naturel avec nos différents besoins dont ils sont, en quelque sorte, la conséquence. Le but de l'hygiène, comme nous l'avons déjà dit en d'autres termes, est précisément de maintenir ce rapport et cette harmonie desquels dépend notre santé, d'apprendre à l'homme intelligent et libre à distinguer, en vue de sa conservation, les *choses utiles* des *choses nuisibles*.

Habitants du globe terrestre, tous les membres de la grande famille humaine dispersés à sa surface sont entraînés, sans qu'ils s'en doutent, dans le double mouvement de rotation de cette planète, autour de son axe, et autour du soleil.

La première révolution s'opère en 24 heures; elle constitue le *jour*, divisé en deux parties par la lumière solaire : le *jour proprement dit*, et la *nuit*, l'un consacré à l'activité de notre corps, au travail, l'autre destinée au repos, au sommeil.

La seconde révolution, terminée en 365 jours et un quart, constitue l'*année*.

Emportée autour du soleil avec la lune, son satellite, et les autres planètes, la terre est soumise aux actions réciproques de ces corps désignées sous le nom d'*influences sidérales*. C'est en particulier aux variations de l'influence solaire que sont dus les *climats* et les *saisons*.

Le globe terrestre est formé essentiellement par une masse solide, résultat de l'agrégation de la matière brute sous ses différentes formes (terres, pierres, métaux, etc.), disposée en couches ou *terrains*, nommés et classés par la *Géologie*, science qui cherche à expliquer, par leur étude, les bouleversements, les révolutions de ce globe aux différents âges du monde.

Sur certains points la terre entr'ouverte vomit de son sein par intervalles des matières minérales en feu : ce sont les *volcans*. Ils viennent à l'appui de l'opinion qui admet que le centre du globe est incandescent ou en fusion.

Sortons bien vite des mystérieuses profondeurs de la terre, pour nous élever à sa surface, où nous devons nous arrêter plus longtemps.

Cette surface anfractueuse et inégale, formée de *plaines*, de *montagnes* et de *vallées*, est couverte, dans une immense étendue, par les *eaux*, lesquelles, rassemblées de toutes parts, constituent les *mers*. Celles-ci, répandues autour de la terre ferme, la partagent naturellement en grandes portions, auxquelles on donne le nom de *continents*, eux-mêmes arrosés et divisés par les lacs, les fleuves, les rivières, etc.

La surface de la terre, ainsi en partie liquide, en partie solide, est entourée de toutes parts, jusqu'à la hauteur de 15 à 17 lieues, par la masse d'air à laquelle on donne le nom d'*atmosphère*.

L'*air*, l'*eau*, la *terre ferme* ou le *sol* sont les trois conditions nécessaires de tout lieu habitable.

Il en est deux autres qui viennent s'y ajouter : la *lumière* et la *chaleur*, produits essentiels de l'influence du soleil.

Enfin il existe un élément moins connu, moins bien apprécié dans ses effets : c'est l'*électricité*, principe inhérent à tous les corps, ordinairement à l'état latent ou caché, accidentellement manifesté par des effets formidables, par la *foudre* ou le *tonnerre*.

Tels sont les principaux objets de la nature *morte* ou *inorganisée*.

La terre, environnée d'une atmosphère, devait être peuplée par une autre classe d'êtres, par les *corps vivants* ou *organisés*, c'est-à-dire composés d'*organes* ou de parties non plus homogènes, comme celles des *corps bruts* ou *inorganisés*, mais distinctes entre elles, dissemblables, et cependant harmoniques, concourant toutes, chacune à sa manière, au même but : *l'entretien de la vie de l'individu.* Cette classe comprend les végétaux et les animaux.

Les *corps organisés* ont autour d'eux un principe commun, c'est l'*air*, ce fluide vivifiant créé pour eux, qu'ils respirent sans relâche, sous peine de voir cesser leur existence.

Tous, dans quelque milieu qu'ils soient placés, puisent autour d'eux les matériaux nécessaires à leur nourriture, mais d'une manière essentiellement différente.

Les *végétaux*, habituellement fixés au sol, y aspirent par leurs racines des matériaux nutritifs *tout préparés.*

Les *animaux*, au contraire, munis d'un canal alimentaire, transportent dans leur intérieur la nourriture ou l'aliment *tout brut.* Avant de se l'assimiler, d'en faire du sang, ils lui font subir un grand nombre de transformations, d'élaborations successives.

Les animaux ont la faculté de *sentir* ou d'*éprouver des sensations* à l'aide d'organes spécialement destinés à cet usage. Ils ont la faculté de *se mouvoir*, de *se porter d'un lieu à un autre.*

Les plantes, au contraire, sont *insensibles* et *fixées au sol* où elles ont pris naissance, incapables d'aucun mouvement volontaire.

Un canal alimentaire, la faculté de sentir et de se mou-

voir ; tels sont donc les trois caractères distinctifs du genre animal.

En résumé, voici les éléments constitutifs du monde extérieur, sommairement énumérés :

1° L'air ;

2° Le soleil avec sa lumière et sa chaleur, etc. ;

3° Le sol, l'eau ;

4° Les corps organisés végétaux et animaux.

Le premier, constamment en rapport avec les suivants, appelés pour ce motif *modificateurs atmosphériques* ou *environnants,* concourt spécialement à l'entretien de notre besoin de respiration et de chaleur.

Les derniers, qui ne sont pas non plus étrangers aux modifications de l'atmosphère, sont plus particulièrement destinés à subvenir à nos besoins d'alimentation, de vêtement, etc.

Les généralités qui précèdent étaient nécessaires pour bien comprendre le but et la classification de l'hygiène.

Pour savoir apprécier les applications si nombreuses de ses préceptes, il nous faut actuellement parler de la *santé* de l'homme avec ses différences et ses variétés naturelles.

CHAPITRE IV.

DE LA SANTÉ.

Qu'est-ce que la santé ?

C'est, d'une manière générale, le *bien-être de notre corps*, ou autrement, le résultat de l'intégrité de nos organes, de l'exercice libre et régulier de nos fonctions.

La santé n'est pas identique ; elle ne constitue pas un état uniforme chez tous les individus. En d'autres termes, on peut jouir de ce bienfait de plusieurs manières, dans des conditions diverses.

Ces différences reposent sur les *caractères* et les *signes* de la santé, sur ses *formes*, et enfin sur ses *degrés*.

I.

Des caractères et des signes extérieurs de la santé.

Un homme est de taille moyenne, il a des formes gracieuses et bien proportionnées ; il est doué d'un certain embonpoint qui ne dissimule qu'imparfaitement les saillies vigoureuses de ses muscles. Ses chairs sont fermes et souples, sans dureté et sans flaccidité. Sa physionomie est gaie et ouverte ; il a les lèvres vermeilles, le teint frais et légèrement fleuri. Il marche d'un pas assuré, la tête haute et les reins tendus. Son œil est vif et brillant, sa parole forte et vibrante.

Tel est pour nous le portrait de la force et de la santé. Qu'un individu nous présente tous ces caractères réunis, nous jugeons immédiatement qu'il est bien portant : c'est qu'en effet ces apparences sont l'apanage le plus ordinaire et le plus certain de la belle santé.

Mais s'ensuit-il pour cela qu'on ne puisse être bien portant sans posséder tous ces avantages ? En aucune façon ; car, tel qui est maigre, qui a le teint pâle et bruni, les membres peu développés, la marche lente, la physionomie sérieuse, peut se porter fort bien. Il n'existe donc pas à l'extérieur de signes absolus de la santé, mais seulement des apparences plus ou moins probables.

II.

Des formes de la santé.

Tous les hommes ne se ressemblent pas : il existe entre eux des *différences individuelles* ou *collectives ;* ils sont placés dans des conditions variées inséparables de l'existence, et cependant compatibles avec la santé. Mais ces conditions font modifier à chaque instant l'application des règles de l'hygiène ; il est donc bien important de les connaître ; ce sont :

1° L'*âge*, 2° le *sexe*, 3° le *tempérament*, 4° la *force* ou la *constitution*, 5° les *dispositions individuelles*, 6° l'*hérédité*, 7° les *habitudes*, 8° les *professions*, 9° les *saisons* et les *climats*, 10° *certains états particuliers*, tels que la *dentition*, etc.

I.

DE L'AGE.

On ne soigne pas un enfant comme un vieillard, et un vieillard comme un homme de 30 ans ou un jeune homme de 18 ans; il n'est pas de vérité plus incontestable et mieux comprise. Si le vin, par exemple, est bon aux vieillards qui sont froids et engourdis, il est nuisible aux enfants qui sont bouillants et agiles.

L'*enfance*, la *jeunesse*, l'*âge viril* ou l'*âge mûr* et la *vieillesse* : telles sont les quatre grandes périodes de l'existence, auxquelles l'hygiène s'adresse d'une manière particulière.

II.

DU SEXE.

Le sexe est la source d'un grand nombre de différences dans l'application de l'hygiène. Les fonctions et les attributions spéciales des femmes, en vue de la maternité, comme la *grossesse*, l'*allaitement*, etc., réclament des soins et des conseils particuliers.

III.

DU TEMPÉRAMENT.

Ce qui est bon à l'un n'est pas toujours bon à l'autre; cela dépend, dit-on, *du tempérament !*

Mais sait-on bien ce que ce mot signifie? *Le tempérament* ! c'est l'excès ou la prédominance de certains éléments ou matériaux primitifs de notre corps, tels que le *sang*, les *nerfs*, la *lymphe* et la *bile*. De là la distinction des quatre tempéraments : le *sanguin*, le *nerveux*, le *lymphatique*, et le *bilieux*.

1° *Tempérament sanguin.* — Les sanguins se reconnaissent à la fraîcheur de la peau, au coloris de la face, à l'embonpoint modéré, à la vigueur et à l'agigilité des membres, à la force du pouls, à l'esprit gai, vif et bouillant.

2° *Tempérament nerveux.* — Les personnes nerveuses sont maigres et grêles ; elles ont les membres peu vigoureux, la physionomie expressive, l'œil étincelant, les impressions vives et mobiles, l'imagination exaltée, l'esprit aiguisé et pénétrant.

3° *Tempérament lymphatique.* — Un embonpoint plus ou moins prononcé, des chairs flasques et molles, un teint pâle ou plaqué de rouge, une peau fine, comme transparente, souvent marquée de taches de rousseur, des cheveux roux ou blonds, une physionomie douce, un caractère faible et pacifique, un esprit superficiel compensé par un jugement droit et sûr : tels sont les signes auxquels on reconnaît les lymphatiques.

4° *Tempérament bilieux.* — On distingue les bilieux à leurs cheveux noirs ou bruns, à leur teint brun ou jaunâtre, à leur peau sèche et terne, à leurs muscles développés et durs, à leur physionomie sévère et mélancolique, à leur caractère ferme, ambitieux, opiniâtre, à leur esprit profond et rusé.

Tels sont les principaux traits qui distinguent les tempéraments *isolés* ou *simples*. Mais ceux-ci sont habituellement associés, réunis chez le même individu dans des proportions variables. Il serait à désirer que chacun pût se reconnaître aux caractères que nous venons d'énumérer. Mais ce n'est pas aussi facile qu'on le croit généralement. Un médecin qui connaît depuis longtemps un individu peut seul se prononcer sur son tempérament. Or, sous ce rapport, il n'est personne qui ne trouve l'occasion de s'éclairer.

L'hygiène s'efforce de modifier les tempéraments exagérés; elle tient compte de leur nature et de leur espèce pour conserver ou améliorer la santé.

IV.

DE LA CONSTITUTION.

Il est des personnes qui possèdent une constitution robuste, une force native ou acquise qui les rendent moins accessibles aux influences extérieures, à différentes causes de maladie. Douées d'une grande énergie vitale, d'une activité considérable, elles supportent aisément de longues privations, de rudes fatigues.

Il en est d'autres, au contraire, qui au moindre travail, à la moindre dépense d'activité, sont immédiatement affaissées, énervées. Ces individus sont sensibles aux plus petites causes de maladie ; ils sont en quelque sorte dans un état habituel de malaise et d'indisposition, c'est la condition des personnes faibles et délicates.

Entre ces deux extrêmes, il existe une foule de degrés intermédiaires. L'hygiène apprécie toujours avec soin la *force* ou la *faiblesse* des individus ; elle est indulgente pour les uns, plus sévère pour les autres.

V.

DES DISPOSITIONS INDIVIDUELLES.

Chaque individu a une manière d'être qui n'appartient qu'à lui. Au dehors, il a dans le maintien, dans la pose, sa physionomie spéciale, *son ton et son allure*, comme l'on dit ordinairement. Au dedans, il présente des particularités analogues.

Il n'est pas deux personnes entre mille qui sentent, qui jugent absolument de la même manière. Ce qui est pour l'un l'objet d'une vive inclination, est pour l'autre un motif d'une invincible répugnance. Celui-ci trouve délicieux un mets que celui-là trouvera détestable.

Administrez à deux individus la même dose d'un vomitif ou d'un purgatif, l'un n'en ressentira aucun effet, l'autre vomira abondamment ou sera trop purgé. Les exemples abonderaient au besoin. Pour en citer encore un, ne sait-on pas que tel homme s'enivre avec un demi-verre de vin, tandis que tel autre en boira impunément une bouteille, sans que l'on puisse expliquer ce double fait par l'influence de l'habitude. Ces particularités, si nombreuses et si variées, sont dues à la prédominance d'activité, ou à la susceptibilité de quelques-uns de nos organes.

Les différences individuelles ne sont pas moins évidentes au point de vue de la *prédisposition aux maladies*.

Robustes ou délicats, nous naissons tous disposés aux maladies : c'est la loi de notre nature, la conséquence de notre *chute originelle*. Mais nous n'avons pas tous les mêmes tendances, le *même côté faible*. Trois individus en sueur restent exposés à un courant d'air frais : il en résulte pour l'un un rhume, pour l'autre des coliques, pour le troisième des douleurs de rhumatisme. C'est qu'ils ont des prédispositions différentes : le premier a la poitrine délicate, il tousse au moindre froid ; chez le second, c'est l'estomac, c'est le ventre qui sont susceptibles, quelques bouchées d'un aliment un peu lourd suffisent pour lui donner une indigestion ; le dernier, enfin, est facilement attaqué par les articulations ou jointures.

Nous avons cité à dessein ces particularités, à cause de leur importance au point de vue de l'hygiène.

Pour bien soigner sa santé, il faut connaître son *endroit faible*, afin de se fortifier contre de nouvelles atteintes et de nouveaux dérangements.

VI.

DE L'HÉRÉDITÉ OU DES DISPOSITIONS HÉRÉDITAIRES.

Rien de mieux démontré dans les familles que la ressemblance des enfants avec les parents. Eh bien ! cette analogie des traits si frappante à l'extérieur n'est que l'expression, la traduction des dispositions internes, de la composition du sang, de l'état des nerfs et des parties solides du corps. N'est-ce pas là d'ailleurs une vérité populaire : que la constitution saine ou maladive des père et mère se transmet généralement à leurs enfants, *suit le sang*, comme on le dit.

On comprend l'immense intérêt que ce fait présente à l'hygiène, qui apprend à se prémunir de bonne heure contre les fâcheux effets de l'hérédité.

VII.

DES HABITUDES.

Nous ne pouvons nous soustraire complétement à l'empire des *habitudes* que contracte notre corps. Elles deviennent pour nous de véritables besoins.

Les unes sont *bonnes* et *légitimes;* ce sont celles qui contribuent à notre perfectionnement physique et moral.

Les autres sont *mauvaises* et *vicieuses*.

Enfin, il en existe une troisième catégorie à laquelle on donne le nom d'*habitudes morbides :* c'est le retour fréquent de certaines affections, les rhumes, les pertes de sang, par exemple. On peut signaler aussi l'emploi de certains moyens curatifs, comme l'habitude de la saignée, des vésicatoires, etc.

Si, dans certains cas, l'hygiène respecte les habitudes, ou cherche à les supprimer avec précaution, d'une manière lente et mesurée, elle enseigne avant tout à s'abstenir des habitudes mauvaises. En toute circonstance, elle veut nous soustraire à une sujétion continuelle, à un esclavage au moins incommode, s'il n'est pas pernicieux.

VIII.

DES PROFESSIONS.

Les *professions* ou les différents *états* ne sont autre chose que l'exercice de notre corps, le travail sous toutes ses formes, avec toutes ses variétés. Elles peuvent altérer notre santé, ou faire naitre en nous certaines dispositions aux maladies, par le fait d'une application continuelle et prolongée, de l'activité exclusive, exagérée d'un ou plusieurs de nos organes. En effet, s'il est certaines professions qui exercent tout le corps, comme celle de cultivateur, par exemple, il en est beaucoup d'autres dans lesquelles une seule partie est mise en jeu : c'est l'œil ou la vue chez l'horloger, le cerveau ou l'intelligence chez l'homme d'étude ou de cabinet, etc. Enfin, il arrive souvent que les ouvriers manipulent des matières insalubres, ou sont exposés à un air malsain, à des émanations malfaisantes, comme ceux qui fabriquent les préparations de plomb, les mineurs, les vidangeurs, etc.

IX.

DES SAISONS.

Nous subissons tous les influences des *saisons*, ou les variations de l'action du soleil à la surface de la terre. Notre corps s'accommode au froid de l'hiver comme à la chaleur de l'été, mais ce n'est pas toujours sans péril qu'il passe de l'un à l'autre. Les saisons de transition, l'automne et le printemps, seraient pour nous des occasions fréquentes de maladie, si l'hygiène ne nous indiquait les moyens de neutraliser ces influences.

X.

DE CERTAINS ÉTATS PARTICULIERS.

Il est certains états spéciaux dont il faut tenir grand compte dans la pratique de l'hygiène, ce sont : la *grossesse*, l'*allaitement*, la *dentition*, etc., qui se rapportent exclusivement aux femmes et aux jeunes enfants.

III.

Des degrés de la santé.

Entre l'homme bien portant et l'homme malade, il existe des états intermédiaires qui peuvent être considérés comme des *degrés* de la santé.

Ces états diffèrent entre eux sous le rapport de leur durée ; les uns sont permanents, indéfinis, on leur donne le nom d'*infirmités ;* les autres sont passagers, ce sont : l'*imminence morbibe* et la *convalescence.*

I.

DES INFIRMITÉS.

Les *infirmités* sont des difformités, des vices de conformation ou des lésions diverses, qui rendent la santé débile et l'existence imparfaite, sans les compromettre d'une manière positive. Elles existent dès la naissance, ou elles se sont développées dans le cours de la vie. Ainsi la *surdité*, la *perte de la vue*, le *pied-bot*, les *ankyloses*, les difformités ou lésions résultant de *brûlures*, de *membres démis* ou *cassés* sont des infirmités.

On donne vulgairement à ce mot une signification bien plus étendue; c'est ainsi que l'on considère comme infirmités des affections incurables, telles que: l'*asthme*, le *catarrhe* des vieillards, les *varices*, les *hernies* ou *descentes*, etc., ou des habitudes morbides spontanées ou provoquées comme les *hémorrhoïdes* et même les *vésicatoires*, les *cautères* anciens, etc.

C'est de ces états qui peuvent se concilier assez longtemps avec l'existence, que l'on dit communément : *Il faut vivre avec son ennemi!*

Les infirmes ont besoin d'une hygiène spéciale, de conseils particuliers.

II.

DE L'IMMINENCE MORBIDE.

Par cette dénomination peu familière, on distingue un état généralement connu qui marque le passage de la santé à la maladie : c'est celui de certains individus qui sont menacés d'être malades; ils ne le sont pas encore, mais il semble qu'ils sont à la veille de le devenir. On dit d'eux habituellement *qu'ils couvent une maladie*.

De ce nombre sont les personnes qui ont un embonpoint énorme, ou une maigreur excessive, une constitution très-délicate, un tempérament exagéré, des dispositions prononcées à certaines maladies héréditaires dans leur famille, enfin celles qui ont des habitudes vicieuses, comme l'ivrognerie, etc., un régime alimentaire irritant et échauffant, etc.

Il ne faut pas confondre l'état dont nous parlons ici avec celui des individus affectés des malaises, des accidents qui signalent le début d'une maladie. Ces derniers sont déjà malades, tandis que les premiers jouissent encore de la santé, si incertaine qu'elle soit.

III.

DE LA CONVALESCENCE.

La *convalescence* est le retour de la maladie à la santé : ce n'est plus la maladie et ce n'est pas encore la santé. C'est l'opposé de l'état précédent : dans l'un, chaque jour est un pas de plus vers la maladie; dans l'autre, il est une espérance croissante, un progrès qui nous en éloigne.

L'hygiène des *infirmes*, des personnes *menacées de maladie* et des *convalescents* forme en quelque sorte la transition, le lien qui unit cet enseignement à la médecine.

Après ces notions préliminaires, après cette triple étude de l'homme, de la nature et de la santé, il nous est facile de dresser le plan que nous devons suivre dans l'exposé des préceptes de l'hygiène. L'ordre est tout tracé d'avance par la correspondance de nos organes ou de nos besoins; d'une part, avec les influences extérieures, ou les objets qui nous entourent; de l'autre, avec les influences intérieures, individuelles ou corporelles.

Nous diviserons donc l'hygiène générale en neuf chapitres, qui traiteront :

1° De l'air;

2° Des habitations;

3° Des vêtements;

4° De la propreté, des lotions et des bains;

5° De la nourriture;

6° Des exercices du corps;

7° Des exercices de l'intelligence;

8° Du sommeil;

9° Des passions.

A ces neuf chapitres nous ajouterons les deux suivants qui appartiennent à l'hygiène spéciale des femmes et des enfants nouveau-nés :

10° Des soins et du régime des femmes enceintes, des femmes en travail et des femmes accouchées.

11° De l'allaitement ou des soins et du régime des nourrices et des enfants nouveau-nés.

Enfin nous terminerons par les préceptes hygiéniques qui concernent l'usage du Tabac.

DEUXIÈME PARTIE.

HYGIÈNE.

CHAPITRE PREMIER.

DE L'AIR.

L'*air*, ce fluide vivifiant que nous respirons sans cesse, nous enveloppe de toutes parts. Considéré dans son ensemble, il constitue l'*atmosphère* ou l'*air libre* avec ses variations appelées *changements atmosphériques* ou *différents temps*.

Circonscrit dans un espace clos où ses mouvements sont gênés ou empêchés, comme dans les habitations, il reçoit le nom d'*air renfermé* ou *confiné* (Voyez *Des Habitations*).

Dans l'un et l'autre cas, l'air peut être *naturel*, *sans altération*, ou être *accidentel*, *altéré*, c'est-à-dire, modifié accidentellement dans sa composition par l'action des corps environnants.

I.

De l'air naturel.

L'*air naturel* est l'air ordinaire, tel qu'il se rencontre dans la nature avec ses éléments essentiels[1],

[1] L'air est formé par la réunion de plusieurs corps gazeux : l'*oxigène* et l'*azote*, une certaine quantité d'*acide carbonique* et de *vapeur d'eau*.

avec ses variations habituelles, subordonnées aux saisons.

Nous allons examiner successivement ses différents états, savoir: 1° l'*air froid et sec*; 2° l'*air froid et humide*; 3° l'*air chaud et sec*; 4° l'*air chaud et humide*; 5° l'*air électrisé* ou *orageux*; 6° l'*air chaud* et l'*air sombre*; 7° l'*air vif* et l'*air épais*; 8° enfin, l'*air renouvelé*.

I.

DE L'AIR FROID ET SEC. — DU TEMPS FROID, DE LA GELÉE.

Les deux conditions de froid et de sec, réunies dans l'air, constituent le *froid proprement dit* ou le temps rigoureux de l'hiver. Dans notre climat, nous ne le subissons guère avant la fin de décembre : on dit généralement dans les campagnes : *le froid prend à Noël*.

Il se continue durant les mois de janvier et de février. Cependant il n'est pas rare de voir après le *carnaval* une période de jours doux et beaux ; déjà le soleil est plus élevé sur l'horizon, et par suite les nuits sont moins froides. En mars et avril, si le temps froid revient, comme en automne il est passager, et ne se prolonge pas au delà de quelques jours. En tous cas, le froid est annoncé par le vent du nord ou du nord-est.

Ces conditions varient d'ailleurs suivant les années, suivant que les hivers sont doux ou rigoureux.

Des effets du temps froid. — L'impression du froid sur le corps resserre la peau; celle-ci devient ridée, on a la *chair de poule.* Il contracte en même temps les petits vaisseaux, engourdit et ralentit la circulation en refoulant le sang du dehors au dedans : de là, la pâleur ou la teinte bleuâtre, violacée de la face chez les personnes habituellement colorées, chez les lymphatiques surtout dont la rougeur est diffuse ou plaquée, et qui sont sujets aux engelures.

A l'intérieur, l'air froid respiré occasionne un sentiment de serrement de gorge et de poitrine; il irrite et occasionne de la toux. En passant par les narines, il en augmente la sécrétion naturelle : le nez *coule ou dégoutte.* Tels sont les premiers effets du froid sur notre corps, effets momentanés contre lesquels on ne tarde pas à réagir.

Si le froid est très-intense, son action prolongée amène des accidents importants. La circulation se ralentit aux extrémités; les pieds et les mains s'engourdissent ; on ressent au bout des doigts un fourmillement douloureux : on a l'*onglée.*

A un degré encore plus avancé, les parties saillantes et éloignées du centre, telles que les oreilles, le nez, les pieds et les mains deviennent roides et insensibles : elles sont littéralement gelées. Si, avec un semblable froid, un individu ne pouvant plus se remuer restait couché sur le sol couvert de neige ou de glace, son corps ne tarderait pas à perdre sa chaleur, la respiration s'embarrasserait et le cœur cesserait de battre : il succomberait à une sorte d'asphyxie. C'est ainsi que périrent dans la retraite de Moscou tant de nos braves soldats ensevelis dans les neiges, exténués de fatigue, paralysés par le froid glacial du climat de Russie.

Les effets du froid ne sont pas également prononcés chez tous les individus, ils varient suivant qu'ils respirent plus ou moins bien, qu'ils font plus ou moins de chaleur. Les personnes nerveuses ou faibles, à poitrine délicate, les asthmatiques, les convalescents, les enfants et les viellards, enfin les individus tombés sans connaissance, ceux en particulier qui sont dans un état d'ivresse supportent plus difficilement que d'autres l'action du froid. Pour ce qui est des ivrognes, il ne se passe pas d'hiver qu'on n'en trouve de gelés dans les chemins ou le long des rues.

Des moyens de combattre les fâcheux effets de l'air froid. — On se prémunit contre le froid à l'aide de vêtements plus ou moins épais, doublés ou ouatés, en laine ou en fourrures. En tout cas on doit se couvrir avec mesure et discernement. Quand on doit sortir, faire une longue marche un jour de gelée, il faut bien se garder de prendre des vêtements trop chauds et trop lourds; l'exercice ne tarderait pas à faire transpirer, et en se reposant ensuite on s'exposerait à se refroidir.

Durant le temps froid on se réchauffe à la flamme du foyer, mais au lieu de rester au coin du feu, de se rôtir toute une journée, enfoncé dans la cheminée, le meilleur moyen pour les individus forts et bien portants de ne pas être *frileux*, c'est de faire de la chaleur naturelle en marchant vite, ou en s'occupant, en activant tous ses mouvements. La marche et le travail manuel ramènent la circulation du sang, et par suite la respiration et la chaleur qui en est la conséquence. L'ouvrier qui exerce ses membres, qui déploie sa force dans de grands efforts, comme un casseur de bois, par exemple, n'éprouve jamais de difficulté à s'échauffer; tandis que celui qui reste inactif perd sa chaleur.

En 1840, lors de la magnifique et imposante cérémonie de la translation des restes glorieux de l'Empereur, au moment de l'entrée du convoi à Paris, des enfants grimpés dans les arbres de l'allée de Neuilly en furent descendus transis, demi-gelés par un froid de 10° à 15°.

La première condition à remplir pour lutter contre l'air froid, c'est donc, après s'être vêtu convenablement, de marcher vite, ou de se livrer à un travail actif, d'exercer ses bras. Tout cela se fait d'ailleurs instinctivement. Qui n'a remarqué le mouvement des rues d'une grande ville un jour de forte gelée? Personne ne s'arrête, de tous côtés on court: tout le monde a l'air pressé !

Les voyageurs forcés de rester à cheval ou en voiture ont besoin de vêtements plus épais. De temps en temps ils font bien de descendre pour marcher un peu, par exemple pour monter une côte à pied.

Durant le froid sec, il est bon de sortir au milieu du jour, surtout lorsque le temps est clair et que le soleil brille, lorsqu'il fait un *beau froid*, d'après l'expression vulgaire.

A l'exception des nouveau-nés, on doit promener les enfants et les jeunes gens, plutôt que de les tenir enfermés dans des appartements chauds et bien clos. Il faut les accoutumer, aussitôt qu'on le peut, aux influences extérieures, les laisser s'échauffer naturellement par les sauts, la course, la gymnastique et les ébats de leurs jeux.

Quant aux vieillards, aux infirmes, aux personnes faibles et délicates, celles surtout qui sont sujettes à la toux, aux palpitations de cœur, aux affections de poitrine, elles doivent habituellement garder la maison durant le froid. La difficulté et la lenteur de leurs mouvements, leur respiration peu active, ne leur permettraient pas de faire assez de chaleur pour résister au froid. Un autre motif doit retenir les vieillards : c'est l'état plus ou moins glissant du sol, qui les expose à des chutes sur le pavé et sur les trottoirs, et notamment à des fractures très-graves, comme celle du col du fémur.

En résumé, si le temps sec et froid est contraire aux personnes délicates, aux individus affaiblis, aux poitrinaires, il est sain et généralement favorable aux sujets forts et bien portants. L'air étant alors plus dense et plus vif, la respiration devient plus active. Le sol ferme et résistant prévient l'humidité des pieds, qui s'échauffent ainsi plus facilement et conservent mieux leur chaleur.

II.

DE L'AIR FROID ET HUMIDE. — DU TEMPS FROID ET HUMIDE.

Le temps est froid et humide pendant la plus grande partie de l'hiver dans les pays tempérés, comme l'Ouest de la France.

Ce n'est guère qu'au mois de novembre, après la *Toussaint*, qu'on subit les premières atteintes du froid humide. Il dure habituellement jusqu'à la fin de décembre; à Noël, comme nous l'avons dit, le froid sec lui succède. Les dernières semaines de l'hiver et la premiere moitié du printemps, jusque vers le 15 mai, nous présentent le plus souvent un temps semblable, au moins le soir et le matin; au milieu du jour, le soleil déjà élevé échauffe l'air et le rend plus sec.

Le temps froid et humide existe donc particulièrement aux époques de transition, de l'automne à l'hiver et de l'hiver au printemps.

Annoncé par les vents du sud, de l'ouest et du sud-ouest, l'air froid et humide précède et accompagne la pluie (*temps pluvieux*). Il se traduit encore par les brouillards, la neige, le givre, et durant la nuit par la *frime* et les *gelées blanches*. Enfin c'est habituellement dans les mêmes circonstances que surviennent les vents, les ouragans (*temps de vent, de tempête*).

Des effets du temps froid et humide. — Ce temps est de tous le plus malsain, le plus nuisible à la santé. Bien différent du temps froid et sec qui resserre la peau, donne du ton aux membres, de l'agilité aux mouvements, de l'énergie à la respiration, l'air froid et humide est moins pur, moins fortifiant pour nos poumons. En relâchant les pores de la peau, surtout aux extrémités, au cou, à la poitrine et aux pieds, il nous rend beaucoup plus accessibles aux refroidissements. Sous son influence, nos mouvements moins vigoureux, notre marche moins précipitée, ne nous aident plus à nous réchauffer. Le sol toujours ruisselant d'eau ou couvert de boue, de neige, rend notre marche plus glissante, plus difficile, en même temps qu'il entretient l'humidité des chaussures et par suite le froid des pieds. Il faut ajouter à cela, pour ceux qui sortent en plein air, l'obligation de porter des vêtements imperméables, lourds et chauds, une veste de peau de chèvre par exemple, etc., de se mettre à l'abri sous un parapluie, avec lequel il faut lutter contre le vent; ce sont là autant de circonstances qui fatiguent, énervent le corps et le mettent en sueur. Qu'on reste alors tranquille et immobile au coin d'une rue ou dans un carrefour, on ne tarde pas à éprouver un refroidissement subit avec toutes ses conséquences. Il est des individus bien autrement exposés, ce sont les ouvriers qui marchent ou travaillent en plein air; la pluie pénètre leurs vêtements. Tant qu'ils sont en mouvement, qu'ils exercent leur corps, ils ne se refroidissent pas; mais qu'ils suspendent leur travail, ils sont immédiatement en danger. On peut en dire autant de ceux qui voyagent à cheval, sans un vêtement convenable pour les préserver de la pluie.

Les *rhumes de cerveau*, les *maux de gorge*, les *catarrhes*, les *fluxions de poitrine*, les *pleurésies*, etc., sont des maladies communes durant la saison froide et humide : c'est en novembre et surtout en mars que ces affections se développent le plus souvent. On en trouve la cause dans l'imprudence de beaucoup de personnes qui, au lieu de se couvrir avec mesure, prennent des vêtements trop chauds dès les premières gelées blanches. Au printemps, dès les premiers soleils, trop échauffées au milieu du jour, elles se hâtent de prendre des vêtements plus légers. Dans l'un et l'autre cas, on se rend plus impressionnable ; mais c'est surtout au printemps qu'il est dangereux de quitter de trop bonne heure le paletot ou pardessus et le gilet de tricot de laine : si on s'en trouve bien au milieu du jour, on s'enrhume presque à coup sûr le soir et le matin.

Aux affections de poitrine engendrées par le froid humide, il faut joindre les *douleurs de rhumatisme*, les *attaques de goutte*, les *coliques*, certaines *diarrhées*, des *fièvres diverses*, etc.

En général, dans ces conditions atmosphériques, les maladies ne marchent pas, les convalescences se font longtemps attendre, quand la terminaison n'en est pas funeste. Les *plaies*, les *ulcères*, les *membres cassés*, les *dépôts*, etc., guérissent lentement : c'est pour cela que les chirurgiens évitent, avec raison, de pratiquer alors de grandes opérations.

Les *scrofuleux* affectés de glandes, de maux d'yeux ; les *hydropiques*, les *asthmatiques*, les *poitrinaires* surtout deviennent plus malades. Le froid humide de l'automne est souvent pour ces derniers le signal de leur fin prochaine. En voyant leur état s'aggraver, on dit toujours qu'ils ne passeront pas le printemps.

Des moyens de se prémunir contre le froid humide. — Des vêtements convenables, ni trop lourds, ni trop épais, des chaussures imperméables : les sabots pour les ouvriers, pour les personnes aisées les bottes et souliers à double semelle en liége, les diverses espèces de socques, voilà les premiers préservatifs. Mais il faut avant tout porter des chaussures bien sèches ; pour y réussir ; on doit se laver souvent les pieds à l'eau tiède, afin de les tenir dans une grande propreté, en second lieu, il faut changer souvent de bas, de bottes ou de souliers. Ceux auxquels cela est possible, trouvent un grand avantage à avoir au moins 3 ou 4 paires de bottes qu'ils portent alternativement, de sorte que chacune d'elles a durant deux ou trois jours le temps nécessaire pour sécher.

Les individus qui voyagent à cheval ou en voiture se trouvent bien des sabots-bottes ou des bottes à semelles de bois.

En automne, les personnes bien portantes doivent prendre tard les vêtements d'hiver, et les conserver assez longtemps au printemps.

Quand on sent sa chemise mouillée de sueur, il faut continuer à marcher ou à travailler. Ceux qui sont trempés par la pluie ou tombés dans l'eau, doivent s'empresser de rentrer chez eux ou de se mettre à couvert pour changer de linge et de vêtements.

Ceux-là sont imprudents qui veulent sécher leurs habits sur eux avec leur propre chaleur. Avant de prendre de nouveaux vêtements, qui doivent être chauffés et bien secs, il est bon de se faire frotter le corps devant le feu avec un morceau d'étoffe sèche ou imprégnée d'eau-de-vie. En pareil cas, on se trouve bien aussi de boire une tasse de vin chaud sucré, ou une infusion de tilleul, de thé ou de café, à laquelle on ajoute un peu d'eau-de-vie. C'est une précaution que l'on prend généralement.

Les personnes qui ont la *poitrine délicate*, les *rhumatisants* et les *vieillards*, doivent garder la maison durant le froid humide. Si l'on fait sortir les *jeunes enfants*, ce ne doit être qu'au milieu du jour, et en veillant à ce que ceux qui marchent ne se mouillent les pieds.

Pendant le temps froid et humide, tous les individus, quels qu'ils soient, ont besoin d'un régime fortifiant; les mets froids et indigestes ne conviennent pas.

Ceux qui doivent sortir forcément se trouvent bien, surtout le matin, de se chauffer au foyer et de prendre, avant de partir, un aliment chaud, un bon potage, par exemple; on se refroidit plus vite quand on est à jeun.

Si, malgré toutes ces précautions, on éprouvait un refroidissement, avec de la toux, un point de côté, il faudrait se mettre sur-le-champ dans un lit bien bassiné, rester à la diète, et boire beaucoup d'une tisane chaude. (Infusion de fleurs de sureau, de thé, etc.)

III.

DE L'AIR CHAUD ET SEC. — DU TEMPS CHAUD ET SEC.

Le temps chaud et sec, très-salutaire de sa nature, n'est jamais de longue durée. On le voit régner passagèrement dans le courant de la belle saison. Il vient avec les vents de l'est, du nord et du nord-est.

Des effets du temps chaud et sec. — L'air chaud et sec donne du ton, de l'énergie aux personnes d'un tempérament mou, lymphatique, aux personnes affaiblies, aux vieillards, aux convalescents. D'un autre côté, son contact avec la surface de la peau, et surtout avec la figure, produit aux lèvres une certaine aridité. Il surexcite les personnes d'une constitution sèche, irritable, nerveuse; enfin il dispose aux *coups de soleil;* il resserre le ventre et favorise le développement de la jaunisse et les accidents occasionnés par la bile. Les individus dont la poitrine est délicate toussent davantage par le temps chaud et sec.

Moyens de se préserver des légers inconvénients du temps chaud et sec. — Ce sont les suivants :

Humecter la peau par des bains tièdes ou frais, des lotions fréquentes ;

Prévenir l'action trop vive et trop excitante du soleil en évitant de laisser exposée à nu la partie supérieure du corps, la tête en particulier;

Porter des casquettes à larges visières ou des chapeaux légers à larges bords;

Se servir de conserves lorsqu'on a la vue tendre,

surtout dans les pays sablonneux ou sur les routes blanches des contrées dont le sol est formé par le *tuf*;

Enfin, suivre un régime alimentaire doux et humide, non irritant; prendre en abondance des boissons adoucissantes.

IV.

DE L'AIR CHAUD ET HUMIDE. — DU TEMPS CHAUD. — DES GRANDES CHALEURS.

Le temps chaud et humide est celui du milieu de l'été. Il règne avec les vents du sud, du sud-ouest ou de l'ouest. Lorsqu'il dure depuis longtemps, la terre est desséchée, les puits sont bas, toutes les flaques d'eau sont à sec. Les plantes, languissantes durant le jour, se redressent et se raffermissent à peine durant la nuit.

Des effets de l'air chaud et humide. — Dans les grandes chaleurs, on ne peut marcher et s'activer tant soit peu sans être en transpiration; la tête, les aisselles, les pieds, sont les régions où il s'établit une sueur plus abondante : cette sueur, en s'évaporant, contribue à nous soulager et à nous rafraîchir.

La respiration est gênée, haletante; à chaque instant on pousse des soupirs, on se sent énervé, on est sans courage. La soif est extrême et difficile à apaiser; on désire avant tout des boissons fraîches, acidulées, piquantes. L'appétit est faible et promptement satisfait, les digestions sont lentes. On transpire beaucoup et on urine peu. La tête est pesante, l'esprit peu disposé à la méditation et aux travaux de l'intelligence : on n'a, comme on le dit, *ni force ni vertu.*

Les personnes lymphatiques sont plus que les autres amollies et affaissées par des sueurs très-abondantes. Les bilieux sont sujets à la jaunisse. Les sanguins qui restent exposés à l'ardeur du soleil ont la face colorée, ils éprouvent des bouffées de chaleur, des maux de tête avec étourdissement, des saignements de nez.

La chaleur excessive dispose beaucoup aux diverses hémorrhagies ou flux de sang, aux éruptions de peau, et surtout aux fièvres éruptives, telles que la *rougeole*, la *scarlatine*, la *suette miliaire*, etc. ; aux diarrhées et dysenteries, en partie provoquées et entretenues par l'abus de certains fruits et notamment des melons; enfin aux *grandes fièvres* (*fièvres typhoïdes*), et en général aux diverses maladies épidémiques et contagieuses.

Des moyens de se prémunir contre les effets de la chaleur. — Les moyens de se préserver de l'extrême chaleur sont les suivants :

Éviter, quand on le peut, de sortir au milieu du jour, de 10 heures du matin à 3 heures de l'après-midi ; fermer avec soin pendant ce temps toutes les ouvertures des habitations.

Si on est forcé de quitter la maison, se vêtir légèrement, à l'aide de vêtements blancs ou gris, de toile de lin, de fil ou de coton; se rafraîchir à l'aide de bains froids, de lotions fraîches répétées.

Satisfaire la soif à l'aide d'une boisson acidulée

fraîche ou à la glace. Quand on a grand chaud, il faut éviter de boire abondamment de l'eau que l'on vient de puiser, ou au moins il faut aller graduellement, ne pas avaler tout de suite et d'un seul coup un grand verre d'eau froide. C'est à la suite de ces imprudences qu'on voit souvent des suppressions de transpiration, des crampes d'estomac, de violentes coliques, etc.

On rafraîchit les appartements en ouvrant le matin de bonne heure, et le soir immédiatement après le coucher du soleil, en pratiquant, durant le jour, des arrosements au-devant des habitations.

Lorsqu'on est en sueur, il faut éviter avec soin d'entrer et de séjourner dans des caves, des souterrains, des logements frais et humides. Le soir et le matin, on doit prendre garde de s'asseoir ou de se coucher sur le sol. Les ouvriers de la campagne ont l'habitude de faire la méridienne, étendus sur l'herbe, en plein soleil. Lorsque le sol est échauffé, cette coutume n'a pas d'inconvénients, pourvu toutefois que la tête soit à l'ombre.

Ceux qui sont forcés de travailler en plein champ, comme les moissonneurs, doivent être vêtus simplement de la chemise et du pantalon, et porter un grand chapeau de paille.

La boisson la plus convenable pour étancher la soif qui tourmente ces ouvriers, est de l'eau légèrement mêlée de vinaigre ou mieux d'eau-de-vie. Le cidre et le vin, à moins qu'ils ne soient très-étendus d'eau, seraient trop excitants; ils pourraient *griser*, comme on dit vulgairement. Durant les chaleurs, les personnes délicates doivent se garder de quitter leur gilet de flanelle; elles ne tarderaient pas à s'enrhumer, le soir et le matin.

Il faut suivre un régime alimentaire rafraîchissant, léger et de facile digestion, essentiellement composé de bouillons gras et de bouillons maigres, de laitage, d'œufs frais, de viandes simplement apprêtées. On doit s'abstenir des ragoûts, des mets irritants et épicés; enfin, être très-sobre de vin et de boissons excitantes.

Tous les écarts du libertinage sont en général pernicieux plus qu'en tout autre temps.

V.

DE L'AIR ÉLECTRISÉ OU ORAGEUX. — DU TEMPS ORAGEUX. — DES ORAGES ET DU TONNERRE.

Le temps orageux survient habituellement dans le cours de l'été, durant la plus grande intensité de la chaleur humide ou de la grande chaleur.

C'est ordinairement dans la soirée d'une journée brûlante qu'on voit le temps, clair le matin, se rembrunir, le soleil s'obscurcir, des nuages noirs s'amonceler à l'horizon; en même temps on entend dans le lointain le roulement sourd du tonnerre.

Il arrive parfois que l'orage n'a pas d'autres suites. Peu à peu le bruit s'éloigne, l'horizon s'éclaircit en même temps qu'il redevient calme. Après le coucher du soleil, le ciel est sillonné par de nombreux éclairs. Ces phénomènes se reproduisent souvent plusieurs jours de suite.

Mais l'orage ne *tourne pas toujours d'un autre côté*, comme l'on dit ; un jour vient où les éclairs brillent, où le tonnerre gronde dans plusieurs directions ; ses roulements retentissent avec fracas au-dessus de nos têtes, précédés de sillons de feu qui se précipitent des flancs noirs des nuages. Les coups redoublent. Quelquefois vient un dernier éclat plus bruyant et plus terrible ; il suit presque immédiatement un éclair placé entre le nuage et la terre : c'est la *foudre qui tombe*.

Des effets du temps orageux. — Durant un violent orage, tous les êtres vivants semblent émus. Les oiseaux suspendent leurs chants et se retirent sous le feuillage ; les chiens retiennent leurs aboiements et leurs mouvements ordinaires, ils sont saisis d'une sorte d'effroi. Les plantes baissent la tête, les feuilles s'inclinent vers la tige.

L'homme lui-même, cet être intelligent, puissant et libre, éprouve dans toute son organisation un trouble particulier, une sorte d'appréhension, un sentiment de la grandeur et de la justice de Dieu. Les ouvriers, en particulier ceux des campagnes, suspendent leurs travaux sous l'influence de la scène qui frappe leurs regards. Ils craignent les terribles effets du tonnerre, ordinairement accompagné de pluies torrentielles, de grêles qui ravagent les moissons, et détruisent dans un clin d'œil les plus belles espérances de la récolte.

Par le temps d'orage, on dit que l'air est lourd, on respire avec peine et anxiété, on ressent du malaise, de l'anéantissement dans tous les membres. L'esprit inquiet ne peut se recueillir ni s'appliquer à aucun travail sérieux. Les personnes nerveuses, les femmes en particulier, sont troublées par l'orage, affectées par la peur, en même temps que par l'air électrisé; elles éprouvent des bâillements, des serrements de poitrine, des étouffements, des palpitations, des maux de nerfs, etc.

Des moyens de supporter le temps orageux, et de se préserver des funestes effets du tonnerre. — Les personnes nerveuses et impressionnables ne doivent pas sortir en plein air durant le temps d'orage. Elles doivent éviter toutes les causes d'excitation, suivre un régime léger et adoucissant, user de boissons calmantes, telles que les infusions de tilleul, de feuilles d'oranger, de laurier-palme, etc.

Lorsque l'orage s'est déclaré, et que le tonnerre gronde, il faut recourir à certaines précautions.

Ceux qui sont en plein air doivent éviter de séjourner sur des éminences, des points élevés, sous de grands arbres, ou dans le voisinage de bâtiments isolés, et surtout de hauts édifices, de tours, de clochers non munis de paratonnerres.

S'ils ont un parapluie, ils peuvent l'étendre au-dessus de leur tête. Ils doivent éviter de fuir, de peur d'établir des courants d'air dans le sens de leur marche.

Lorsqu'un individu traversant une plaine voit tomber la foudre à une petite distance de lui, il est prudent qu'il se couche sur le sol, pour éviter l'action funeste de ce que l'on appelle le *choc en retour*.

Dans l'intérieur des habitations, on doit fermer avec soin les portes et les fenêtres quand il tonne très-fort, de peur d'établir des courants d'air. Il est bon également de se tenir à une certaine distance des cheminées. En tout cas il faut attendre avec sécurité et sang-froid la fin de l'orage, plutôt que de s'effrayer, de trembler sans motif, de se cacher dans les caves, par exemple. Il est des personnes pusillanimes qui se croient préservées en se couvrant la tète avec un foulard de soie; il ne faut pas les inquiéter, ni affaiblir la confiance qu'elles ont dans ce moyen.

L'ancienne coutume de sonner les cloches pour chasser l'orage était mauvaise, et plus propre à l'attirer qu'à l'éloigner.

Tous les grands édifices publics sont munis de paratonnerres; il serait à désirer que les particuliers aisés eussent plus souvent recours pour leur habitation à ce moyen préservatif.

VI.

DU TEMPS CLAIR ET DU TEMPS SOMBRE.

1° *Du temps clair.*

C'est dans les beaux jours du printemps, au mois de mai, et en été lorsque règne une chaleur sèche, modérée, que l'on jouit particulièrement du *temps clair.* Le soleil brille dans ces longs jours depuis le matin jusqu'au soir; le ciel est bleu, limpide et sans nuages. C'est le plus beau temps de l'année, surtout au printemps, lorsque tout dans la nature renaît à la vie, à l'espérance, au milieu des tapis de verdure des champs de blé, des prairies émaillées des premières fleurs.

Dans ces jours délicieux, l'on ressent, d'une manière toute spéciale, l'immense influence exercée sur notre corps, sur notre santé, par la lumière bienfaisante du soleil.

Nous ne pouvons en effet vivre sans lumière. Un individu enfermé dans un cachot obscur ne tarde pas à pâlir, à s'étioler; son sang s'appauvrit, ses chairs bouffies s'infiltrent de sérosité; des hydropisies, des pertes de sang accompagnent un dépérissement progressif dont la mort est le terme inévitable.

Au grand jour, au contraire, sous un ciel brillant, on vit largement et parfaitement; on a l'esprit gai et enjoué; on se sent vigoureux et agile. Heureux ceux qui ont alors des occupations en plein air, comme les cultivateurs, les ouvriers des campagnes; ils profitent à leur aise de la salubrité de ces beaux jours!

Les personnes nerveuses, tristes et sédentaires doivent s'empresser de sortir au milieu de la journée. La distraction qui résulte d'une promenade agréable, par un temps clair, est souvent le meilleur calmant, le plus puissant remède contre les maux de nerfs et la mélancolie.

Les personnes faibles et délicates, les lymphatiques, les enfants et les vieillards, les infirmes et les convalescents, etc., doivent aussi profiter de la salutaire influence d'un soleil brillant.

2° *Du temps sombre.*

Le *temps sombre, bas,* se rencontre le plus souvent dans les saisons froides et humides, en automne et en hiver, mais particulièrement dans les deux derniers mois de l'automne, après la *Toussaint*, durant l'*Avent*.

Il a des effets entièrement opposés à ceux du temps clair. Il dispose à la tristesse ; il accroît habituellement les souffrances des personnes nerveuses; il fait supporter plus difficilement les douleurs et les indispositions inhérentes à la saison humide, tels que les *rhumatismes* et la *goutte*, les *rhumes*, les *fluxions*, etc.

Durant ces jours sombres et tristes, on doit chercher à distraire, par tous les moyens, les personnes souffrantes ou prises de maladies de langueur, les convalescents, etc. On doit les tranquilliser sur la lenteur de leur guérison, en leur donnant l'espérance du retour prochain de la belle saison, qui mettra fin à leurs maux.

VII.

DE L'AIR VIF ET DE L'AIR ÉPAIS.

1° *De l'air vif.*

La distinction de cette qualité de l'air est vulgaire. A chaque instant, en effet, on entend faire cette remarque : *L'air est vif dans tel ou tel pays, telle ou telle contrée; il n'est pas bon pour tout le monde.*

Les lieux où l'on rencontre habituellement l'*air vif* sont les montagnes, les collines escarpées exposées au nord ou à l'est, les plaines élevées et nues. C'est surtout durant le froid sec que cette qualité de l'air est le plus marquée, ou dans les jours clairs de la fin du printemps : on dit alors généralement qu'il fait un temps vif.

L'air vif a pour effet d'exciter, d'accélérer la respiration et la circulation du sang, d'augmenter la force et la résistance du pouls, enfin de donner du ton, de la fermeté à la peau, de l'agilité, de la vivacité à tous les mouvements du corps.

Favorable et bienfaisant pour les personnes lymphatiques, pour les convalescents de longues maladies, il est contraire aux personnes sanguines ou nerveuses, à celles qui ont la poitrine délicate, aux poitrinaires en particulier. L'air vif des hautes montagnes, moins pesant que celui des plaines, dispose aux hémorrhagies ou pertes de sang.

Les individus qui ne peuvent changer de pays lorsque l'air vif leur est nuisible, doivent en modérer les fâcheux effets en évitant de sortir au grand air, et en suivant un régime alimentaire adoucissant.

2° *De l'air épais.*

On trouve que l'air est *épais* dans certains pays de plaines dont le terrain est marécageux, dans les profondes vallées cernées de tous côtés par de hautes montagnes. Il offre ce caractère dans les grandes villes, dans les quartiers bas où les rues étroites et humides sont bordées de maisons élevées qui ne permettent que difficilement le renouvellement de l'air.

On voit l'air épais régner d'une manière générale dans certaines saisons, surtout à la fin de l'automne : c'est le *temps lourd* qui à Paris, par exemple, est habituel durant la plus grande partie de la saison froide et humide. Le ciel est bas et brumeux, les pavés sont couverts d'une couche de boue grasse et glissante ; vers le soir le brouillard augmente et devient souvent tellement opaque qu'on voit à peine à trente pas devant soi. Les réverbères n'éclairent plus, la circulation des voitures est forcément suspendue, et les piétons prudents rentrent chez eux, par ce temps qui ne convient guère qu'aux voleurs et aux escrocs.

L'air épais est nuisible aux personnes grasses, à chair molle et flasque, à celles qui ont des engorgements de glandes, des écoulements blancs, aux scrofuleux, etc.

Lorsque la température est douce et modérée, l'air épais est favorable aux poitrinaires, à ceux qui toussent, à ceux qui ont la fibre sèche, nerveuse, irritable.

Dans les contrées où l'air est presque toujours épais, comme les pays du nord, l'Angleterre, la Hollande, etc., les habitants ont besoin d'une nourriture très-succulente composée de viandes et surtout de viandes noires, de liqueurs stimulantes, vin, eau-de-vie, rhum, café, thé, etc., prises avec modération à la fin du repas.

L'air froid et humide du soir et du matin exige là plus qu'ailleurs l'emploi des vêtements chauds, de laine, de flanelle, etc.

D'une manière générale, l'air épais doit être considéré comme insalubre ; c'est lui qui semble favoriser dans certaines contrées, comme le Valais, en Suisse, le développement du *goître* ou *grosse gorge* ; c'est lui qui, chargé des miasmes des marais, engendre communément parmi nous les fièvres d'accès, souvent si rebelles.

VIII.

DE L'AIR RENOUVELÉ. — DU GRAND AIR.

Tel que nous l'avons envisagé jusqu'à ce moment, l'air est libre dans l'espace. Répandu à la surface de la terre (où, pris en masse, il porte le nom d'atmosphère), rien ne peut absolument empêcher ses mouvements ; il trouve toujours le moyen de se déplacer, si ce n'est d'un côté, c'est de l'autre. Cependant les inégalités du terrain, les montagnes, les grands arbres et les forêts, les bâtiments, les grands édifices en gênent plus ou moins le renouvellement, s'ils ne le rendent pas impossible. De là vient la distinction vulgaire du *grand air* qu'on oppose surtout à celle de l'*air renfermé*, ou l'air étroit et limité des habitations, dont la salubrité forme plus loin l'objet d'une hygiène spéciale.

Pour respirer le grand air, il ne suffit pas de sortir de sa maison, dans la rue, dans une cour, dans un petit jardin resserré au centre d'une ville, il faut passer au delà des barrières, et s'avancer dans la campagne, dans la plaine ou dans les lieux découverts et élevés. Si nous insistons sur ce point, c'est qu'il est beaucoup de personnes qui se contentent de l'exercice qu'elles prennent dans leur voisinage, dans leurs *allées* et *venues*. Cet exercice ne peut offrir les mêmes avantages qu'une promenade en rase campagne par un beau temps sec, vif et clair.

Cette nécessité des sorties fréquentes au grand air est surtout indispensable aux ouvriers des villes, qui passent tous les jours de la semaine enfermés dans des ateliers souvent humides, obscurs et malsains. Aussi, lorsque vient le jour du repos, le dimanche, le grand air est en quelque sorte un besoin instinctif : on voit la plupart des bons ouvriers profiter d'une belle journée pour se promener dans la campagne avec leur famille, femme et enfants; ces derniers ont tant besoin de mouvement, de bon air et de grand soleil! Ceux-là sont les ouvriers paisibles qui envisagent avant tout leur santé, c'est-à-dire leur travail, l'entretien et la prospérité de leur famille. A d'autres les barrières et les cabarets pour profaner le saint jour du dimanche, pour épuiser leur bourse et ruiner leur santé. Aux premiers la récompense due à la bonne conduite et au travail honnête : une vieillesse tardive et heureuse! Aux seconds les infirmités précoces, la misère et l'hôpital, dernier asile que Dieu leur donne dans sa bonté et sa miséricorde!

II.

De l'air accidentel ou altéré.

L'air peut accidentellement être privé de ses qualités naturelles; il peut être altéré de diverses manières :

1° Par les variations d'un ou plusieurs de ses éléments constituants;

2° Par la présence de principes étrangers qui se mélangent à lui, tels que des *poussières*, des *gaz délétères*, des *émanations*, des *miasmes*.

I.

DE L'AIR ALTÉRÉ PAR LES VARIATIONS DE SES ÉLÉMENTS NATURELS.

1° L'air est altéré dans sa composition par l'*homme* et les *animaux qui le respirent*, et le dépouillent ainsi de son principe vivifiant et bienfaisant : c'est pour cela qu'on est gêné, qu'on éprouve du malaise, *qu'on manque d'air* en un mot, dans un appartement bien fermé où sont réunies un grand nombre de personnes, dans une étable, une bergerie où il n'y a pas d'ouvertures suffisantes pour renouveler l'air.

Les individus qui ont la respiration courte, tels que les asthmatiques, les sanguins sujets aux étourdissements, aux bouffées de chaleur à la face, les femmes nerveuses sujettes aux spasmes ou maux de nerfs, sont particulièrement indisposés dans ces circonstances; il en est même qui se trouvent mal, qui s'évanouissent.

Le moyen de prévenir ces effets consiste à éviter l'encombrement d'un lieu clos et étroit par un trop grand nombre de personnes ou d'animaux, à ménager le renouvellement de l'air à l'aide de fenêtres, d'ouvertures, de ventilateurs.

2° L'air d'un appartement est encore décomposé par un *foyer de chaleur* provenant d'une cheminée, d'un poêle, d'un grand nombre de lumières, bougies ou becs de gaz. Il se partage en deux parties : l'une est absorbée, employée à faire brûler les combustibles; l'autre échauffée, raréfiée, est insuffisante pour la respiration, si surtout les fenêtres et les portes de l'appartement sont bien fermées, s'il n'existe aucune *bouche* ou *ventouse* destinée à introduire l'air du dehors. Cette action du feu sur l'air s'ajoute habituellement à la précédente dans les salles fortement chauffées et occupées par beaucoup de monde.

L'air, décomposé par le feu, se trouve en outre altéré par la fumée et le gaz malfaisant qui proviennent de la combustion du bois et du charbon.

Un moyen excellent pour renouveler l'air d'une chambre sans ouvrir les portes et les fenêtres, qui ont l'inconvénient de donner des courants d'air froid, c'est l'usage des *bouches de chaleur* ou ouvertures de conduits passant sous le foyer et dans lesquels s'échauffe l'air pris directement au dehors.

3° Enfin l'air est modifié par les *plantes* qui le décomposent, le *respirent* à l'aide de leurs feuilles et de leurs parties vertes. Pendant le jour, sous l'influence de la lumière, ce travail des plantes est utile au lieu d'être nuisible : il assainit l'air. A l'ombre ou durant la nuit, il n'en est plus ainsi : l'air est dépouillé de son principe de vie.

De ces faits, nous pouvons déduire les conclusions suivantes :

— Les pays boisés, garnis de haies, les habitations qui, sans être ombragées, sont dans le voisinage d'arbres et surtout d'arbres verts en toute saison, comme les pins et les sapins, sont plus salubres que les plaines nues, que les maisons dépourvues, dans leurs alentours, de verdure et de feuillage : c'est en partie pour cela que l'air des campagnes est plus sain que celui des villes.

Il ne faut pas renouveler l'air des appartements durant la nuit, en ouvrant les fenêtres, parce que l'on y ferait entrer non-seulement de l'air froid, mais encore de l'air impur.

On ne doit pas se coucher à l'ombre des grands arbres et l'on ne doit pas séjourner au milieu d'eux, dans une forêt par exemple, le soir au crépuscule ou durant la nuit.

C'est une mauvaise chose que d'habiter un appartement sombre plus ou moins chauffé, de coucher surtout dans une chambre où l'on conserve un grand nombre de plantes en végétation.

II.

DE L'AIR ALTÉRÉ PAR SON MÉLANGE AVEC DES PRINCIPES ÉTRANGERS INSALUBRES OU MALFAISANTS.

1° *De l'air altéré par son mélange avec des poussières ou matières pulvérulentes.*

Les matières pulvérulentes qui peuvent se mélanger avec l'air proviennent de trois sources différentes : du sol ou des substances minérales; des matières végétales; enfin des matières animales.

Poussières minérales.

A cette première catégorie se rapporte la *poussière proprement dite* qui se produit en été, durant la sécheresse, sur les routes fréquentées, surtout celles qui sont mal encaissées. Lorsqu'il fait du vent, il se forme des courants, des tourbillons qui obligent les piétons à s'arrêter en fermant les yeux, et à tourner le dos jusqu'à ce que la bouffée soit passée. La poussière des routes se produit encore par le roulement des voitures traînées rapidement par plusieurs chevaux, par le piétinement des bandes de bestiaux qu'on dirige sur les marchés.

La poussière se forme dans les appartements non parquetés pendant les balayages, par l'usure des pavés ou carreaux de terre cuite, de nature plus ou moins molle et friable.

Le *plâtre cuit*, le *ciment romain* forment des poussières auxquelles sont exposés ceux qui les préparent ou qui les emploient, tels que les maçons, les plâtriers, etc.

Dans les campagnes, la *chaux en poudre* que l'on mélange avec du terreau pour amender les terres occasionne de la poussière.

Le *nettoyage des grains*, de la *graine de trèfle*, etc., par le van ou par le sas expose à des poussières plutôt terreuses que végétales.

Les *démolitions* de vieux murs, de vieux bâtiments sont pour les ouvriers une source continuelle de poussière.

Les *tailleurs de pierre*, les *marbriers*, les *paveurs* sont incommodés par les poussières qui proviennent des pierres calcaires, du tufeau, du marbre, des grès. On signale en particulier comme malfaisantes celles des *silex* ou *pierres à fusil* dont la fabrication, aujourd'hui bien restreinte, dispose les ouvriers à la toux, aux maladies de poitrine.

Enfin le *polissage des métaux* tels que le fer, l'acier, le cuivre, etc., l'action de fabriquer ou de réduire en poudre très-fine certaines substances, comme le *soufre*, l'*arsenic*, le broiement des couleurs des peintres et en particulier des *préparations de plomb*, de la *céruse*, sont autant de circonstances où il se produit des poussières et émanations plus ou moins dangereuses à respirer.

Poussières végétales.

Les poussières végétales sont de diverses sortes. Signalons en premier lieu celles qui sont engendrées par le charbon, le noir de fumée, la suie, auxquelles sont particulièrement exposés les *charbonniers* et les *ramoneurs*.

Le polissage du bois donne beaucoup de poussière aux *ébénistes*.

Enfin le *nettoyage* et la *préparation du chanvre*, *du coton*; les *moulins à farine* et *à tan*; l'action de pulvériser certaines substances, comme le poivre chez les épiciers, des produits divers chez les droguistes et les pharmaciens, sont des sources de poussières végétales plus ou moins malfaisantes.

Poussières animales.

Les poussières animales proviennent des *draps* ou *étoffes de laine*; de la *laine* elle-même, par exemple lorsqu'on bat un matelas; de la *plume*, lorsqu'on fait un lit ou que l'on nettoie une couette; des peaux d'animaux chez les *mégissiers*, les *chapeliers* qui travaillent les peaux de lapin et de lièvre ; enfin des hangars ou enclos où l'on prépare la *poudrette* avec les vidanges desséchées au soleil.

— Toutes ces poussières, quelle que soit leur nature, lors même qu'elles sont inertes, gênent la respiration. Introduites dans la poitrine, elles constituent autant de corps étrangers qui vont irriter mécaniquement la membrane si délicate qui tapisse les conduits de l'air. De là les maux de gorge, la toux et les rhumes, accidents qui surviennent particulièrement chez les asthmatiques et les individus disposés aux maladies de poitrine. Il en est qui sont pris d'un accès d'oppression et d'étouffement, dès qu'ils paraissent dans une chambre où l'on fait un lit, où l'on balaie.

Les poussières terreuses ou minérales sont de toutes les plus nuisibles, notamment celles des grès ou des pierres à fusil : il est démontré qu'elles favorisent le développement de la *phthisie*.

Les poussières minérales sont surtout pernicieuses lorsqu'elles appartiennent à des substances vénéneuses et malfaisantes par elles-mêmes, telles que le *vert-de-gris*, la *céruse* surtout, qui produit la *colique de plomb* et ses suites : le tremblement, l'étourdissement, la paralysie des membres, l'épilepsie, etc.

Les poussières animales sont celles qui présentent le moins d'inconvénients.

Comment peut-on se soustraire à ces fâcheuses influences? C'est en arrosant et en balayant les routes, les rues, le plancher des appartements;

En fermant les fenêtres dans les voitures publiques

quand la chaleur et le grand nombre des voyageurs réunis dans le même compartiment le permettent;

En ouvrant dans les chambres les portes et les fenêtres, pendant qu'on fait les lits, qu'on remue les couettes et matelas ; en évitant d'assister à ces opérations lorsqu'on est oppressé ou asthmatique.

Quant aux ouvriers qui sont forcés de rester exposés à ces poussières, ils doivent avant tout travailler dans de vastes ateliers, où l'air est facilement et souvent renouvelé.

S'ils ont à s'occuper de poisons, de produits dangereux, ils doivent prendre les plus grandes précautions pour ne pas agiter l'air, et se tenir à distance, lorsque cela est possible. Dans le cas contraire, ils peuvent se mettre à l'abri, en se servant d'un voile fin en forme de masque, en interrompant de temps en temps leur travail pour sortir de l'atelier et respirer l'air du dehors.

Ceux qui pilent des substances nuisibles ont soin de recouvrir le mortier d'une toile fixée lâchement autour de l'ouverture et autour du pilon auquel elle donne passage, et dont elle suit tous les mouvements.

En tout cas, les ouvriers exposés à l'influence des poussières répandues dans l'air doivent recourir à de grands soins de propreté, user assidûment des lotions et des bains, nécessaires pour se nettoyer chaque jour les mains avant les repas, et de temps en temps le corps tout entier, qui, au bout d'un certain temps, est comme incrusté d'une *crasse malfaisante*.

Il leur faut une bonne nourriture, de l'exercice, des

heures de repos destinées à entrecouper des séances de travail trop prolongées.

Enfin, ceux dont la santé s'altère, malgré toutes les précautions indiquées, ne doivent pas hésiter à changer au plus tôt de métier.

2° *De l'air altéré par son mélange avec des gaz délétères dont il est possible de constater matériellement la présence.*

Ces *corps gazeux, aériformes* ou semblables à l'air peuvent se produire spontanément dans la nature, mais d'ordinaire ils se forment accidentellement dans certaines conditions particulières.

Acide carbonique. — De tous ces gaz, le plus commun et le plus redoutable est *l'acide carbonique*, qui fait partie de la *vapeur du charbon.* C'est ce gaz qui asphyxie lorsque, dans une intention de suicide, on s'enferme dans une chambre bien close avec un réchaud rempli de braise. C'est ce gaz qui se produit, dans les brasseries, lors de la fermentation de l'orge germée, et dans les celliers lorsque le moût de raisin est aussi en fermentation. C'est enfin le gaz acide carbonique qui s'exhale du sol dans des souterrains, dans des excavations naturelles, comme la *Grotte du chien*, en Italie, près de Naples, où un homme peut entrer impunément, tandis qu'un chien y périt bientôt : cela provient de ce que l'acide carbonique, étant plus lourd que l'air, forme un peu au-dessus du sol, une couche dans laquelle l'animal est plongé, tandis que l'homme la dépasse.

Ce gaz se produit encore au sein de la terre, dans des excavations artificielles, telles que des carrières, des mines, des puits creusés dans un sol crayeux. Les ouvriers qui y travaillent doivent être remplacés souvent; ils sont promptement incommodés, éblouis et étourdis; ils ont les lèvres violacées, la poitrine serrée; ils ne pourraient, sans grand danger, rester longtemps exposés à l'influence de cet air empoisonné.

Enfin, l'acide carbonique est mêlé à l'air dans le voisinage des *fours à chaux*, parce qu'il se produit dans la calcination des pierres calcaires qui servent à la fabriquer.

Les moyens de se préserver de ces pernicieux effets sont les suivants :

Ne jamais entrer dans un souterrain, dans une cave depuis longtemps fermés, dans une excacation du sol, sans s'assurer d'avance des qualités de l'air, à l'aide d'une *bougie allumée ;* si elle s'éteint, c'est qu'il y a de l'acide carbonique : il faut alors se tenir sur ses gardes.

Il ne faut jamais rester longtemps dans les celliers où il y a du raisin en fermentation; il faut éviter de se baisser sur les cuves remplies de *moût*, et de se promener dans le voisinage des fours à chaux pendant qu'ils sont en feu.

Gaz des mineurs. — Dans les *mines de charbon de terre* il se développe un autre gaz malfaisant qui asphyxie comme le précédent : on lui donne le nom de *gaz des mineurs* ou de *feu grisou*, car il est inflammable. Une lumière descendue imprudemment dans l'intérieur des mines pourrait y produire des détonations, des explosions terribles. On ne doit jamais y descendre sans être muni de la lanterne de Davy, dans laquelle une bougie peut brûler sans mettre le feu au gaz, isolé et séparé par la *toile métallique* dont elle est formée.

Ce gaz se dégage encore sous forme de bulles nombreuses lorsqu'on remue la vase des *fossés aquatiques*, des *eaux bourbeuses;* ce bouillonnement se produit souvent de lui-même dans les eaux stagnantes : de là le nom de *gaz des marais*.

Gaz de l'éclairage. — Le gaz de l'éclairage est, comme le précédent, impropre à la respiration. On se prémunit contre ses effets, dans les établissements et les magasins où l'on s'en sert, en surveillant avec grand soin l'état des tuyaux, des becs et des robinets : on peut ainsi prévenir les fuites, dont on est d'ailleurs bientôt averti par une odeur détestable.

Gaz des fosses d'aisances. — Le gaz des *fosses d'aisances*, des *égoûts*, des *puisards*, etc., est redoutable pour les vidangeurs qui, venant à descendre sans précaution dans ces lieux, sont étourdis et tombent sans connaissance. Pour éviter ces dangereux effets, les ouvriers doivent commencer par s'assurer qu'une lumière peut brûler au fond de la fosse. Dans le cas contraire, avant d'y pénétrer, on établit à l'une des ouvertures un tuyau d'appel communiquant avec un réchaud, fourneau ou poêle, dont le feu aspire les gaz impurs, remplacés au fur et à mesure par de l'air sain, non altéré. Quand on veut agir promptement, on a recours de préférence au *sulfate de fer* (*couperose verte*).

Pour cela on concasse *deux à trois kilogrammes* de

cette substance et on la fait fondre dans un sceau d'*eau aiguisée d'acide sulfurique* (*huile de vitriol*).

On verse ensuite dans la fosse cette solution avec laquelle il est bon de mélanger une certaine quantité de *poussier de charbon.*

Nous avons eu l'occasion de constater par nous-même l'effet presque immédiat de ce procédé de désinfection, dans une triste circonstance où nous avons été appelé à donner des secours inutiles à deux malheureux vidangeurs, qu'on a retirés en notre présence d'une fosse d'aisance où ils étaient tombés asphyxiés et comme foudroyés, et où ils séjournaient déjà depuis plusieurs heures, dans l'impossibilité où l'on était de descendre au fond du cloaque, dont les émanations étaient horriblement suffocantes.

Dans les circonstances ordinaires, on prévient l'insalubrité des lieux d'aisances en établissant dans la fosse un *tuyau* ou *évent,* lequel, en s'élevant au-dessus du toit, établit un courant qui renouvelle l'air du cloaque.

Si la désinfection ne s'opérait pas de cette manière ou était insuffisante, il faudrait verser de temps en temps dans les latrines du *poussier de charbon,* une solution de *chlorure de soude* ou *de chaux,* ou mieux encore de *sulfate de fer*[1].

[1] Ce dernier procédé est le meilleur de tous, et on ne saurait trop le recommander. D'après M. Ed. Guéranger, il suffit de verser chaque jour, dans une fosse de dimension ordinaire, une solution de 30 *grammes* de sulfate de fer, pour obtenir une désinfection complète.

III.

DE L'AIR ALTÉRÉ PAR DES ÉMANATIONS DONT IL EST SOUVENT IMPOSSIBLE DE CONSTATER MATÉRIELLEMENT LA PRÉSENCE.

Les principes nuisibles mêlés à l'air dont il est question ici proviennent de sources très-différentes : 1° des *maisons nouvellement construites ;* 2° des *terres récemment défrichées ;* 3° de *quelques produits minéraux gazeux* ou *volatiles ;* 4° de *certains végétaux* et des *fleurs odorantes ;* 5° enfin de *certaines matières végétales* et *animales.*

1° *Émanations des maisons nouvellement construites.*

Les émanations de ces maisons sont produites par la chaux et le plâtre, par les bois de construction, par les peintures et vernis ; il peut être dangereux d'y rester exposé, surtout durant la nuit, lorsque les portes et les fenêtres sont fermées. L'humidité des murs étant d'ailleurs la cause principale de l'insalubrité des nouvelles constructions, on doit avoir soin de ne les occuper que lorsqu'elles sont parfaitement sèches. Dans le cas où l'on serait forcé de les habiter de trop bonne heure, il faudrait faire continuellement du feu dans les appartements, les ouvrir régulièrement au milieu du jour, surtout par un temps chaud, sec et clair.

2° *Émanations des terres récemment défrichées.*

Il faut éviter de se promener et de séjourner dans les terrains restés longtemps en repos et nouvellement mis en culture, tels que les *cimetières*, les *marais*, les *étangs desséchés*, etc.

3° *Émanations de quelques produits chimiques ou minéraux, gazeux ou volatiles.*

Sous cette dénomination nous voulons parler d'abord d'un grand nombre de gaz ou de vapeurs nuisibles, susceptibles d'exercer leur influence dans les lieux où ils sont produits artificiellement, comme les fabriques, les laboratoires de chimie, etc. Nous nous bornerons à mentionner ici les *vapeurs* du *soufre*, du *phosphore*, le *chlore* et les *chlorures*, l'*acide prussique*, etc.

En second lieu, il s'agit ici des vapeurs de *certains métaux*. En parlant des poussières répandues dans l'air, nous avons signalé les effets malfaisants de celles qui sont fournies par les métaux et leurs composés, tels que le *plomb* et la *céruse*, le *cuivre* et le *vert-de-gris*.

Nous devons rapprocher de l'action de ces poussières celle des émanations de deux autres métaux : le *mercure*, l'*arsenic* et *leurs préparations*. L'un et l'autre sont susceptibles de se réduire en vapeurs à la température ordinaire ; ces vapeurs, respirées avec l'air, sont pernicieuses pour les individus qui y sont exposés, tels que les droguistes, les pharmaciens, les doreurs, les fabricants de glaces ou miroirs, etc.

Le renouvellement de l'air dans les ateliers et les laboratoires, la précaution de renfermer exactement les substances vénéneuses volatiles, de s'éloigner autant que possible du lieu où les vapeurs se dégagent, enfin tous les soins hygiéniques généraux sont en pareil cas des préceptes de prudence qu'on ne doit jamais oublier.

4º *Émanations des végétaux et en particulier des fleurs odorantes.*

Les *lauriers-cerises* ou *lauriers-palmes*, les *lauriers-roses*, les *noyers*, le *sumac vénéneux*, etc., sont des végétaux dont on redoute les émanations. Celles du dernier, heureusement peu répandu, sont un véritable poison, et peuvent, dit-on, occasionner la mort. Quant aux premiers, leur influence pernicieuse n'est pas suffisamment démontrée, même pour le noyer, dont on fuit généralement l'ombrage, d'après la croyance populaire.

Pour établir la vérité, si l'on s'est mal trouvé de s'être couché sur le sol à l'ombre d'un noyer, cela vient bien plutôt de la fraîcheur produite par l'arbre rameux et touffu, que des émanations malfaisantes de ses feuilles. L'usage qu'on en fait aujourd'hui en médecine est une nouvelle preuve de la fausseté de l'assertion.

Les émanations dont il est particulièrement question ici sont celles des *fleurs odorantes* (telles que les *jacinthes*, les *jonquilles*, les *narcisses*, les *lis blancs*, le *seringa*, le *muguet*, les *violettes*, le *jasmin*, les *roses*, etc.), conservées en pot ou plus souvent en bouquet dans un appartement; de *certains fruits*, comme les *pommes*, entassées dans une chambre.

Ces odeurs fortes, agréables ou non, répandues dans l'air renfermé des habitations, sont malfaisantes; elles occasionnent des pesanteurs de tête, des vertiges, des maux de nerfs, quelquefois même des évanouissements. Ces effets sont surtout prononcés sur les personnes très-irritables, les femmes nerveuses, et ils sont plus marqués lorsque l'air de l'appartement est chaud et décomposé par la réunion d'une nombreuse société.

Les conséquences à déduire de ces faits sont les suivantes : il ne faut pas laisser séjourner durant la nuit, et dans la chambre des personnes nerveuses surtout, *des fleurs très-odorantes en bouquet* ou *en pot ;*

On ne doit pas non plus habiter dans une chambre où il y aurait un *fruitier*, ou un monceau de *pommes ;*

Enfin, il faut éviter de s'asseoir dans le voisinage de *certaines plantes*, de se coucher, durant les chaleurs, sur le sol humide, à l'ombre des *noyers*, ou d'autres grands arbres.

5° *Émanations de certaines matières végétales et animales.*

Ce sont : les émanations des *tanneries*, des *fabriques de chandelles, de cierges, d'amidon, d'épuration d'huiles* ou *de graisses*, l'odeur des *viandes grillées*, des *roux*, des *fromageries*, des *vinaigreries*, du *goudron*, etc.

Il est bon de se soustraire, autant que possible, à ces émanations, bien qu'il soit démontré qu'elles n'ont pas ordinairement d'influence fâcheuse sur la santé des personnes robustes. Il en est même, celles du *goudron de bois*, par exemple, qui sont considérées comme favorables aux individus dont la poitrine est délicate, qui sont affectés de catarrhes, aux phthisiques en particulier. On ne peut en dire autant du *goudron de gaz*.

Les personnes enrhumées, prises de toux quinteuse, doivent éviter de séjourner dans les cuisines où il se dégage des fumées irritantes, des vapeurs de *beurre roux*.

Enfin on doit s'abstenir de faire dessécher dans l'appartement même où l'on demeure nuit et jour, une *provision de fromages*, comme on le pratique si souvent dans les campagnes. Ces émanations, d'une odeur repoussante, sont des produits de fermentation putride qui vicient l'air et peuvent le rendre malfaisant.

IV.

DE L'AIR ALTÉRÉ PAR DES MIASMES.

Les *miasmes* sont des émanations subtiles auxquelles on rapporte généralement les maladies épidémiques et contagieuses.

On en distingue plusieurs sortes, savoir : 1° les *miasmes des marais*; 2° les *miasmes des matières animales et végétales en putréfaction;* 3° enfin les *miasmes des malades.*

1° *Miasmes des marais.*

Les eaux stagnantes et croupissantes, comme celles des étangs, des marais, des fossés aquatiques, des terres inondées temporairement, etc., sont la source d'émanations insalubres. Elles se révèlent aux habitants qui y sont exposés par les *fièvres d'accès* ou *fièvres intermittentes*, avec leurs suites plus ou moins graves.

Les meilleurs moyens de prévenir les *fièvres d'accès* sont les suivants :

Curer avec soin, et avant les grandes chaleurs de l'été, les fossés aquatiques, les flaques d'eaux stagnantes;

Choisir son habitation, lorsqu'on le peut, dans un lieu élevé, sec et bien aéré;

Éviter de sortir le soir, et le matin, avant que le soleil ait dissipé les brouillards malsains qui couvrent les parties humides et basses du sol;

Se vêtir très-chaudement avec des étoffes de laine, des gilets de flanelle;

Renouveler et sécher l'air des appartements, en y entretenant toujours un peu de feu, et avoir la précaution de n'ouvrir les portes et les fenêtres qu'au milieu du jour;

Se livrer à l'exercice, à un travail actif, mais prendre garde de refroidir lorsqu'on est en sueur;

Faire usage d'une nourriture très-succulente, essentiellement composée de viandes; boire habituellement et modérément un peu de bon vin, du café, du thé, des liqueurs, etc.;

Enfin, si les fièvres se déclarent, malgré ces précautions; si elles persistent, malgré l'admirable efficacité des préparations de quinquina, il n'y a pas un instant à hésiter : il faut changer de pays.

2° *Miasmes des matières animales et végétales corrompues, en putréfaction.*

Les *animaux morts* et en putréfaction abandonnés sur le sol ou enterrés à une petite profondeur; les *cadavres humains* conservés dans les maisons, en attendant leur inhumation, ou destinés dans les pavillons de dissection aux observations des étudiants en médecine, donnent naissance à des miasmes malfaisants, justement redoutés, surtout lorsque les individus sont morts de maladies épidémiques ou contagieuses.

En tout cas, ces émanations putrides sont d'autant plus promptes à se manifester, que l'on est dans l'été, sous l'influence de la chaleur humide.

On doit enterrer, sans délai et à une profondeur suffisante, les animaux morts, et dans un lieu éloigné de toute habitation.

Sauf le cas de mort subite, aussitôt que la mort est bien constatée, il ne faut pas conserver les corps humains plus de 24 heures, sans les faire inhumer, à moins qu'ils ne soient embaumés. Dans les épidémies et les grandes chaleurs, ne pas attendre un jour entier, et profiter, avec l'avis du médecin, de la permission que donne l'autorité d'inhumer précipitamment et avant le délai ordinaire.

En attendant l'enterrement, les personnes qui gardent les morts doivent veiller avec soin à la salubrité de la chambre, en ouvrant souvent les portes et les fenêtres, si ce n'est en été, au milieu du jour, durant la grande chaleur. En hiver, on doit éviter de faire trop de feu, la chaleur de l'appartement hâterait la putréfaction.

Les aspersions avec le chlorure de chaux sont particulièrement utiles; à leur défaut, celles que l'on pratique avec du vinaigre, de l'eau de Cologne, le soin de brûler du papier, du sucre, etc., peuvent être salutaires.

Les personnes présentes doivent être étrangères à la

famille, avoir l'esprit calme, être exemptes d'appréhensions, du sentiment d'horreur et d'effroi souvent occasionné par la vue d'un cadavre. Elles doivent se nourrir convenablement de viandes rôties et stimulantes, prendre pour boisson un peu de vin pur, du café ou des liqueurs.

L'aération et toutes les conditions de salubrité nécessaires doivent être sévèrement observées dans les pavillons de dissection, où des cadavres sont rangés sur des tables, en plus ou moins grand nombre. Les étudiants en médecine qui dissèquent ont besoin de faire des séances peu prolongées, entrecoupées par des sorties en plein air; user de grands soins de propreté, et d'une nourriture succulente : il y aurait de leur part imprudence à séjourner dans les pavillons, lorsqu'ils sont à jeun.

Tels sont les moyens de se mettre à l'abri de l'influence malfaisante des cadavres en putréfaction. Ajoutons que les émanations des cimetières sont de même nature : on doit éviter de bâtir dans leur voisinage, surtout dans la direction des vents du sud.

Toutes ces précautions peuvent prévenir des accidents graves, tels que des *fièvres putrides, avec du délire, etc.*

Les *ordures* déposées sur le sol, dans le voisinage des habitations, les *fumiers* en particulier auxquels on fait si peu d'attention dans les campagnes, sont une cause incessante d'insalubrité. On doit les éloigner et prendre toutes les précautions nécessaires pour que les liquides qui en découlent ne croupissent pas.

3° *Miasmes des malades.*

Quant aux miasmes qui s'échappent des *malades*, dans les affections épidémiques ou contagieuses, telles que le *choléra*, la *fièvre typhoïde*, la *petite vérole*, etc., c'est en observant fidèlement les règles d'une bonne hygiène qu'il faut chercher à se préserver de leurs funestes effets.

CHAPITRE II.

DES HABITATIONS.

Au point de vue de l'hygiène, une *habitation* ou une *maison* est un lieu clos, circonscrit, dans lequel on trouve en petit toutes les influences extérieures. L'étude de la salubrité des habitations vient ainsi naturellement et à propos à la suite du chapitre précédent.

Après avoir apprécié les conditions atmosphériques générales, l'influence exercée sur notre santé par les corps ou agents extérieurs *libres*, en *plein air*, nous devons examiner ici leur action dans *l'air confiné* ou *renfermé*.

L'hygiène des habitations est d'une immense importance, puisque c'est là que nous respirons, que nous vivons habituellement au moins durant la nuit, quand ce n'est pas durant la plus grande partie du jour. Les femmes, les jeunes enfants, et les ouvriers exerçant des professions sédentaires, passent la presque totalité du temps dans l'intérieur des maisons ou des ateliers.

I.

De la salubrité générale des habitations.

Une habitation ne peut être par elle-même entièrement salubre que lorsqu'elle réunit les conditions suivantes :

1° Il faut qu'elle soit *bien exposée*, c'est-à-dire qu'elle reçoive convenablement l'action de la lumière ou du soleil ;

2° Elle doit être construite dans un lieu *bien aéré ;*

3° Enfin, le sol sur lequel elle repose ne doit être ni *humide*, ni *marécageux*.

1° *Exposition.* — L'exposition que l'on doit préférer, lorsqu'on a le choix, est celle du *levant* ou mieux du *sud-est*, c'est-à-dire du soleil de 10 à 11 heures du matin. Entre autres avantages cette exposition a celui de n'être pas trop chaude en été, ni trop froide en hiver. L'action du soleil s'y exerçant dès le matin, on peut de bonne heure ouvrir les fenêtres, au moment où l'on nettoie, où l'on fait le ménage : l'air se trouve ainsi purifié, renouvelé de bonne heure pour toute la journée. Après une ou deux heures d'ouverture, on peut fermer les fenêtres, en été, et se prémunir contre la grande chaleur du milieu du jour.

En second lieu, l'exposition du levant met la façade de la maison à l'abri des vents du sud, souvent chargés d'émanations insalubres, et à l'abri de la pluie, qui, dans notre pays, vient habituellement de l'ouest.

Enfin c'est l'exposition la plus gaie. Les rayons d'un soleil matinal nous invitent à nous lever promptement, à nous livrer joyeusement à l'activité et au travail, plutôt que de nous abandonner à la paresse, au lit.

2° *Air pur et renouvelé.*—Une maison saine est celle qui est entourée d'un *air pur* et *suffisamment renouvelé.* Pour cela elle doit être située dans un lieu bien aéré, à mi-côte sur une colline, ou dans une plaine élevée. Le lieu où elle est bâtie doit être planté d'arbres ou d'arbustes, qui assainissent l'air, sans gêner ses mouvements, et sans ombrager directement le toit ou le devant de la maison. Enfin il ne doit exister dans le voisinage aucune cause particulière d'insalubrité, aucune industrie ou fabrique de produits malfaisants.

3° *Terrain sec, pierreux ou sablonneux.* — Un *sol pierreux* ou *sablonneux* est favorable parce qu'il est toujours sec, tandis qu'un terrain *gras* ou *argileux* garde l'humidité. Le voisinage d'un étang, et surtout de flaques d'eau croupissante, de fossés aquatiques ou d'aqueducs est une condition d'insalubrité. Il n'en est pas de même d'un cours d'eau claire, rapide, comme un ruisseau, une rivière.

— Toutes ces circonstances favorables ne sont pas faciles à trouver et à réunir, si ce n'est dans les campagnes. Dans les villes, et dans les grandes villes surtout, les quartiers populeux sont encombrés de maisons, bâties dans des lieux souvent bas et humides, dans des rues étroites, mal éclairées et mal aérées.

L'homme aisé peut choisir son habitation dans un quartier sain, dans des rues larges. Les commerçants recherchent forcément les lieux fréquentés, les maisons avantageusement placées pour l'étalage et la vente de leurs marchandises.

Quant à l'ouvrier, il lui est plus difficile de choisir son habitation. Rarement propriétaire, le prix élevé des loyers l'oblige à chercher son logement dans des rues malsaines et populeuses, dans les faubourgs et les *bas quartiers*.

Malgré ces difficultés, il peut cependant user de discernement dans son choix et rechercher les conditions les moins mauvaises, sinon les meilleures.

Une maison construite sur le bord d'une rue ou d'une voie large et aérée;

Un plancher pavé plus élevé que le sol extérieur environnant, une cave sous ce plancher;

Des gouttières au toit pour prévenir la chute de l'eau sur le devant de la porte d'entrée, le long des murs et par suite des fondations;

Aux abords de la maison, un écoulement facile des eaux de rebut, des lavures, que l'on jette dans l'évier, ou directement dans la rue;

Des murs assez épais dont l'enduit est ferme et adhérent;

Une étendue suffisante, un plafond pas trop bas;

Des fenêtres assez larges, bien éclairées;

Une cheminée qui ne fume pas;

Telles sont les circonstances que l'ouvrier des villes

doit autant que possible rechercher dans son habitation.

En résumé, le logement le plus sain sera, en général, celui qui aura le moins d'humidité et le plus d'air et de soleil. Ces avantages se trouvent bien rarement au rez-de-chaussée : c'est là qu'on a le plus souvent à redouter l'humidité, surtout lorsque les murs sont vieux et *salpétrés*.

Toutes les fois que sa profession le lui permet, l'ouvrier doit se loger dans une chambre haute : en hiver, s'il fait plus froid au quatrième étage, si l'on a toujours un plus grand nombre de marches à monter, en revanche on y possède de l'air sec et du soleil, bien plus qu'au rez-de-chaussée ou à l'entre-sol.

Il faut surtout éviter de se loger au fond des cours, allées, couloirs, où sont réunis déjà un grand nombre de ménages. Il ne faut pas choisir une maison au pied des vieux murs de ville : là, plus qu'ailleurs, on rencontre des logements obscurs dont l'insalubrité est telle qu'on ne peut y vivre sans s'étioler, sans tomber malade.

Il faut espérer que le gouvernement, dans sa sollicitude pour les classes laborieuses, réussira à faire disparaître ou au moins à améliorer ces retraites pernicieuses si communes dans les vieux quartiers des grandes villes.

II.

De la salubrité intérieure des habitations.

Un habitation étant construite, voyons comment on peut, à l'aide des soins intérieurs, entretenir la salubrité dont elle jouit, ou diminuer, autant que possible, l'insalubrité qui résulte de sa position.

A l'intérieur comme à l'extérieur des maisons, les habitants doivent trouver les deux conditions essentielles de salubrité : du *soleil* et de l'*air sain,* c'est-à-dire de l'air sec ou au moins exempt d'un excès d'humidité, à une température convenable, chaud en hiver et frais en été, enfin pur ou exempt d'altérations susceptibles de porter atteinte à la santé.

Moyens de faciliter l'accès de la lumière dans l'intérieur des habitations. — Lorsque le temps et la saison le permettent, il faut ouvrir les portes extérieures de la maison ; il faut profiter des moindres fenêtres ou ouvertures éclairées ; prendre soin de nettoyer les carreaux de vitre souvent rendus opaques par la poussière et la malpropreté, écarter enfin tout ce qui pourrait nuire à l'introduction du peu de lumière dont on jouit.

Moyens de combattre l'humidité des habitations. — A l'intérieur, on reconnait les maisons humides à certains caractères : sur les murs, l'enduit se ramollit et se détache ; le papier des tapisseries se décolore, se décolle et pourrit ; les carreaux qui forment le pavage sont mouillés et tachés, comme moisis dans beaucoup de points, surtout le long des murs; tous les ustensiles en fer y rouillent avec la plus grande facilité.

Enfin, quand on entre dans ces habitations, on éprouve une sensation de froid particulière, et on ne respire pas largement.

Les moyens de prévenir ou de diminuer ces fâcheuses conditions sont les suivants :

1° Éviter d'arroser et de laver le plancher, d'y répandre de l'eau ou d'autres liquides, si ce n'est pour les balayages et nettoyages indispensables.

Ces précautions sont négligées dans un grand nombre de ménages d'ouvriers, où l'on jette sur le sol de la maison toutes sortes de liquides dont il s'imprègne, surtout quand il n'y a pas de pavage ;

2° Ne jamais étendre dans l'intérieur de la maison du linge mouillé sur les meubles ou sur des cordes fixées d'un mur à l'autre, comme cela se fait souvent, durant la saison humide et pluvieuse ;

3° Chauffer à l'aide du feu de la cheminée ou mieux d'un poêle ;

4° Ouvrir exactement toutes les portes et fenêtres au soleil, au milieu du jour dans la saison froide, depuis le matin jusqu'au soir dans la belle saison, et en général toutes les fois qu'il fait un temps doux, sec, vif et clair.

Dans les appartements humides du rez-de-chaussée, un excellent moyen pour assainir le plancher, consiste à établir sous le pavage une couche suffisamment épaisse de charbon de bois, de mâchefer, ou simplement de cailloux (de *grave*).

Toutes ces précautions doivent être observées avec soin dans les maisons nouvellement construites que l'on est forcé d'habiter trop tôt.

Moyens d'entretenir une chaleur convenable en rapport avec la saison. — En hiver et durant les saisons froides et humides, il est indispensable de faire du feu dans un appartement où l'on demeure nuit et jour, non-seulement autant qu'il suffit pour les besoins de la cuisine, mais encore dans le but unique de réchauffer l'air du dedans pour lutter contre le froid extérieur. A l'aide du foyer on peut en même temps renouveler et purifier l'air de la chambre.

A défaut d'une cheminée bien conditionnée, qui ne fume pas, les ouvriers se chauffent habituellement avec un poêle en fonte ouvert sur le dessus pour loger la marmite, et garni sur le devant d'une avance ou tablette, de manière à remplir tout à la fois l'office de calorifère, de cheminée et de fourneau de cuisine. Ce procédé de chauffage est économique, et convient surtout dans les logements humides du rez-de-chaussée. Dans les chambres élevées, la chaleur sèche du poêle peut occasionner des maux de tête, des migraines, des étourdissements; il faut avoir soin de placer sur le dessus un vase plein d'eau : la vapeur qui s'en dégage lentement diminue l'aridité de la chaleur.

Les femmes sédentaires, les ouvrières qui travaillent assises ont l'habitude de se servir de *chaufferettes* que l'on entretient avec la braise du foyer ou avec du petit charbon ou *braisette*. Sans parler de la vapeur du charbon qui vicie l'air, les chaufferettes très-chaudes sont nuisibles surtout aux femmes sanguines ou lymphatiques, aux jeunes filles qui n'ont pas encore atteint leur développement complet. Elles ont en outre l'inconvénient de rendre frileux, plus impressionnable au froid des pieds et des jambes. Ajoutons enfin qu'avec les chaufferettes il y a danger de mettre le feu, surtout pour les femmes âgées qui s'endorment les pieds dessus, ou celles encore plus imprudentes qui s'en servent pour échauffer les draps de leur lit. On ne peut donc tolérer que les chaufferettes doucement entretenues avec la braise du foyer ou mieux avec la *cendre rouge*.

Durant l'hiver, pour conserver la chaleur des appartements, il faut renouveler l'air avec précaution, au milieu du jour seulement, lorsque la température extérieure s'est élevée. Le soir et le matin, on doit fermer exactement les portes et les fenêtres, si ce n'est pour quelques instants durant les balayages. Dans cette saison il faut d'ailleurs profiter avec empressement de quelques jours de temps doux et de soleil pour changer l'air intérieur souvent beaucoup plus froid que l'air extérieur, comme il arrive dans un dégel subit après de fortes gelées.

En été, pendant les grandes chaleurs, on tient les habitations fraîches en ouvrant le soir et le matin, et en fermant soigneusement les fenêtres, les jalousies et les persiennes pendant le soleil brûlant du milieu du jour.

Lorsque la chaleur est vive et sèche, on doit plusieurs fois par jour arroser le plancher des appartements, et les abords des habitations quand elles sont bien aérées.

En été aussi bien qu'en toute autre saison, il est très-imprudent de se coucher avec une fenêtre ouverte. Durant le sommeil on est plus sensible à l'air frais et malsain de la nuit, on contracte facilement des maux de gorge, des rhûmes, des rhumatismes, etc. : c'est donc une mauvaise habitude qu'un certain nombre de personnes prennent à tort dans les grandes chaleurs.

Moyens de se procurer un air pur.— L'air des habitations peut être altéré de différentes manières :

1° Par la réunion dans le même appartement d'un grand nombre de personnes, comme cela existe dans les familles nombreuses logées dans des chambres basses et étroites, dans des mansardes où les lits et les meubles sont entassés;

2° Par la fumée du foyer, la vapeur du charbon dans les chaufferettes, les réchauds, les fourneaux; par les diverses émanations de la cuisine; par les lessives, les diverses substances pourries ou en état de fermentation telles que les légumes, les fromages qu'on fait dessécher; enfin par les bouquets et pots de fleurs, etc.;

3° Par la négligence des soins de propreté, les exhalaisons produites dans les lits des jeunes enfants par les ballots imprégnés d'urine qui, au lieu d'être souvent lavés et renouvelés, ne cessent d'être employés après avoir été simplement séchés devant le feu.

Le meilleur moyen d'assainir l'air d'un appartement occupé par un trop grand nombre d'individus, consiste à ouvrir les portes et les fenêtres en temps utile suivant la saison, comme nous l'avons dit plus haut.

Il est beaucoup de cheminées qui fument, surtout par certains vents et dans la saison humide, à tel point qu'il est presque impossible de tenir dans les maisons; cette fumée provoque la toux, irrite les yeux, les fait rougir et pleurer. En pareil cas il est indispensable de remédier à ces inconvénients, autrement, il faut se servir d'un poêle.

Nous avons dit, en parlant de l'air altéré en général, qu'il fallait éloigner de l'intérieur des maisons les émanations ou odeurs provenant des fleurs et des fruits, de matières en fermentation.

Enfin la propreté du ménage est une condition indispensable de salubrité, d'ordre et d'économie tout à la fois. Il est parmi les ouvriers des familles composées de nombreux enfants où l'on rencontre une saleté dégoûtante. On retient malgré soi sa respiration en entrant dans ces *bouges* infects où la paresse et la négligence viennent aggraver et dégrader la misère, que l'on désigne en pareil cas sous le nom de *misère crapuleuse*, dénomination honteuse qui exprime tout à la fois le dénûment, la débauche et la dégradation morale.

Quelle différence avec ces logements où au premier coup d'œil l'on reconnaît, dans la simplicité et le bon ordre de tous les meubles, de tous les objets, les habitudes de propreté d'une bonne et honnête ménagère. On ne voit pas séjourner çà et là des évacuations infectes; les enfants sont tenus proprement; tout est rangé, tout le linge est blanc; les ustensiles de cuisine sont brillants, y compris la crémaillère elle-même, qui reluit au fond du foyer. On est malgré soi bien disposé en faveur de cette famille où tout respire l'ordre, le calme et souvent la santé.

Signalons en finissant la malpropreté et l'insalubrité qui résultent de la présence dans l'intérieur des maisons de divers animaux domestiques tels que *chats, chiens, chèvres, poules, lapins,* etc. Ces derniers, élevés par un certain nombre d'ouvriers qui n'en font pas grand profit, sont souvent logés au pied des lits ou sous les tables, dans des boites d'où s'exhale une odeur infecte.

Si parmi ces animaux il en est de réellement utiles, qui peuvent rester passagèrement à la maison durant le jour, on doit au moins les en éloigner pendant la nuit. Ils sont nuisibles non-seulement parce qu'ils prennent leur part de l'air respirable de l'appartement, mais surtout à cause des évacuations qu'ils déposent de côté et d'autre et des émanations qui en résultent. Ajoutons enfin que les chats et les chiens *donnent des puces* qui tourmentent les jeunes enfants au point de troubler leur sommeil et de les faire maigrir.

III.

De la salubrité extérieure des habitations.

Après avoir recherché dans le choix d'une habitation les conditions générales de position les plus avantageuses, il ne suffit pas de tout régler et de tout ordonner dans l'intérieur, il faut encore veiller à la salubrité du voisinage.

Autant que possible, il faut que les alentours des maisons, les cours ou abords soient pavés, de manière à permettre l'écoulement prompt et facile des eaux pluviales et des eaux ménagères. Lorsque ces eaux ne peuvent être facilement dirigées vers la voie publique, on doit les faire écouler par des conduits souterrains, dans des citernes profondes et convenablement situées. L'omission de ces précautions entretient autour de l'habitation de la boue, des excavations du sol où les liquides séjournent, croupissent et se corrompent.

A la ville, on voit à la porte d'un grand nombre de logements situés dans des cours ou jardins, des trous ou fosses destinés à recevoir les lavures, les balayages et toutes sortes d'ordures. Ces cloaques sont des foyers d'infection pour les maisons; il ne faut pas hésiter à les combler, ou au moins à les éloigner des bâtiments, et à en couvrir l'ouverture.

Les latrines creusées sans aucun soin et très-rapprochées des habitations sont encore une source incessante d'insalubrité, tant à cause de leurs émanations malfaisantes qu'à cause des infiltrations qui se font dans le sol et qui peuvent altérer l'eau des puits voisins.

On doit donc se conformer avec soin, dans la construction des fosses d'aisances, aux règlements de police, qui exigent que le fond soit pavé et les parois murés et enduits de manière à être complétement imperméables.

Dans les campagnes, le trop grand rapprochement des écuries, des toits à porcs, etc.; les fumiers qui entretiennent dans les cours, souvent près du seuil de l'habitation, des mares d'eau noire croupissante, tout cela ajouté aux inconvénients d'un sol extérieur souvent plus élevé que le plancher de la maison ordinairement non pavé; enfin la situation des maisons dans des lieux bas, marécageux et garnis de grands arbres dont l'ombrage porte sur les toits : voilà autant de causes sérieuses d'insalubrité qu'il est facile d'éviter lorsqu'on bâtit, ou du moins de diminuer, lorsque les habitations sont ainsi mal conditionnées.

CHAPITRE III.

DES VÊTEMENTS.

Parmi les vêtements on doit distinguer : 1° ceux qui s'appliquent immédiatement sur la peau, comme le *linge de corps;* 2° ceux qui sont destinés à couvrir la tête et les extrémités ou à doubler, à renforcer les premiers à l'extérieur; ce sont les *vêtements proprement dits.*

On distingue encore les vêtements *chauds* ou *d'hiver*, en soie, en laine, et les *vêtements frais* ou *d'été*, en fil, en coton.

Après les avoir envisagés sous ces divers points, nous parlerons de leur *simplicité,* et enfin des *vêtements pendant le sommeil.*

I.

Du linge de corps et des diverses parties de l'habillement.

De la chemise. — Il y a cinq à six cents ans que l'usage du *linge de corps* fut introduit en France : il devint bientôt général.

La partie essentielle du linge de corps est la chemise en toile de fil, de lin ou de coton. Le tissu n'en doit pas être trop grossier, trop roide, sous peine de blesser par ses plis et de gêner la liberté des mouvements : c'est ce qui arrive souvent aux ouvriers des campagnes, qui portent des chemises de grosse toile rousse toute neuve, non encore assouplie par l'usure et les lavages répétés.

La chemise doit serrer modérément le cou et les poignets.

Il faut avoir soin d'en fermer l'ouverture antérieure, pour prévenir l'action du froid ou du soleil sur le devant de la poitrine.

Les femmes dont la poitrine est délicate doivent porter des chemises peu échancrées par le haut, ou mieux largement ouvertes, mais susceptibles de se froncer, de se serrer à la base du cou à l'aide de cordons à coulisse. Cette dernière disposition est la plus convenable sous tous les rapports. Les chemises *montantes* préviendraient sur les épaules et le haut de la poitrine l'impression du froid auquel les femmes du monde sont si souvent exposées au sortir des bals et des soirées, où l'étiquette et le ton font oublier la décence en même temps que les salutaires conseils de l'hygiène.

Si l'on veut se tenir propre, il faut changer souvent de chemise. Ce vêtement, immédiatement appliqué sur la peau, toujours en contact avec les diverses évacuations ou excrétions du corps, est plus que tout autre exposé à se salir, particulièrement durant l'été, où il est presque continuellement imprégné de sueur.

Il faut ajouter à ces conditions générales l'action salissante d'un grand nombre de professions, où les ouvriers manipulent des substances, non-seulement malpropres, mais souvent insalubres : le contact continuel de la chemise avec la peau pourrait alors occasionner des accidents.

Autant que possible, on doit prendre, en été, deux chemises par semaine, et au moins une en hiver, dans les circonstances ordinaires. Dans certains cas particuliers, il faut en changer plus souvent.

Lorsque ce remplacement se fait avec les précautions voulues, le *linge blanc* ne peut jamais avoir d'inconvénient, et les personnes éclairées ne doivent pas ajouter foi à certains préjugés qui sont aussi contraires à la propreté qu'à la raison.

Les personnes délicates, les convalescents, les enfants et les vieillards ne doivent prendre une chemise blanche que lorsqu'elle a été préalablement bien chauffée. Cette précaution est indispensable lorsqu'on quitte une chemise mouillée par l'eau ou par la sueur. Dans ce cas, on s'essuie rapidement le corps devant le feu; on se frotte avec une étoffe de laine, de manière à faire rougir la peau, puis on passe vite la nouvelle chemise.

Il est des personnes qui ont une transpiration si facile et si abondante qu'elles sont forcées de changer de linge très-souvent, même plusieurs fois par jour. Il est bon en général d'éviter de contracter cette habitude, qui expose à des refroidissements dans une opération si souvent répétée, et devient une sujétion très-incommode, surtout en voyage.

Si par suite d'un travail actif ou d'une marche forcée on se sent en moiteur, il faut bien se garder de s'asseoir ou de rester immobile à l'ombre, dans un lieu exposé au vent, dans un appartement frais, dans un courant d'air surtout; il faut au contraire continuer à marcher en ralentissant le pas jusqu'à ce que l'on sente sa chemise sèche. Si l'on était exténué de fatigue, il faudrait entrer dans une maison et s'approcher d'un bon feu, ou du moins, à défaut de ce refuge, s'asseoir dans un lieu sec, le dos tourné au soleil.

L'oubli de ces précautions est tous les jours l'occasion de *refroidissements* ou suppressions de transpiration, et, par suite, de maladies diverses telles que : les pleurésies, les fluxions de poitrine, les rhumatismes, etc.

En été, c'est une bonne habitude que d'avoir une chemise pour la nuit; celle qu'on laisse en se couchant a, jusqu'au lendemain, le temps de se sécher et de perdre les émanations qui s'y étaient accumulées durant le jour.

Le linge de corps doit toujours être blanc de lessive, et on ne doit s'en servir que lorsqu'il est sec et bien aéré.

En résumé, la chemise est la partie la plus importante du vêtement.

Parcè qu'elle est cachée sous l'habit, il ne faut pas la négliger ou même y renoncer tout à fait, comme certains individus insouciants qui s'en passent volontiers ou qui se contentent d'en changer tous les mois, sinon plus tard, lorsque l'unique qu'ils portent est complétement usée. Il est rare que la misère seule réduise à cette extrémité; il faut plutôt en accuser la malpropreté et le défaut d'ordre, la fainéantise et les habitudes vicieuses qu'elle traîne à sa suite. Il n'est pas d'ouvrier rangé qui ne puisse, avec de l'économie, se procurer au moins une demi-douzaine de chemises, afin de pouvoir en changer toutes les semaines.

Des gilets de flanelle de laine ou gilets de santé. — Les personnes fortes et bien portantes n'ont besoin sur la peau que de la chemise; il n'en est pas de même des personnes délicates, sujettes aux refroidissements et à la toux. Ces dernières doivent porter des gilets de flanelle de santé, immédiatement appliqués sur la peau, munis de longues manches, montant autour du cou et descendant jusque sur les hanches, croisés et boutonnés en avant sur le milieu ou sur le côté.

La flanelle sur la peau empêche les refroidissements en absorbant la sueur, qu'elle laisse évaporer lentement et graduellement, tout en restant chaude à la surface du corps.

Il est fâcheux que l'achat assez dispendieux des gilets de flanelle soit souvent un obstacle insurmontable pour les personnes peu aisées. Il en est beaucoup cependant qui pourraient suffire à ces frais, si elles savaient s'imposer quelques privations, et si elles comprenaient que cette dépense peut devenir un profit réel, en prévenant un grand nombre de maladies, et, par suite, la perte de travail.

Pour être salutaire, le gilet de flanelle a besoin d'être changé comme la chemise. Il faut le renouveler lorsqu'il est usé.

Des caleçons. — Les caleçons, destinés à protéger les cuisses et les hanches, servent en quelque sorte de doublure au pantalon. Susceptibles de se laver et de se renouveler comme la chemise, ils favorisent la propreté.

Ordinairement en toile de fil ou de coton, les caleçons peuvent être encore et avec avantage faits de flanelle de laine. Dans cette condition ils sont particulièrement utiles aux femmes, plus exposées par la nature de leur vêtement au froid des membres inférieurs. Mais ils sont avant tout indispensables aux femmes délicates, aux jeunes filles de douze à seize ans qui *se forment* difficilement, qui sont affectées des *pâles couleurs*, sujettes à la toux, aux palpitations de cœur, etc.

Des corsets. — L'usage des corsets est généralement répandu, non-seulement parmi les femmes des classes riches, mais encore parmi celles de la classe ouvrière des villes, et il tend de jour en jour à se propager davantage dans les campagnes.

Le corset garni, sur le devant, d'un *busc* d'acier roide et dur, en arrière et sur les côtés de fortes baleines, est un vêtement détestable, surtout lorsqu'il est fortement serré. Il est nuisible surtout aux jeunes filles dont il gêne le développement, en s'opposant au libre exercice de la poitrine et en contrariant les fonctions des organes du ventre.

Sans proscrire absolument le corset, nous voudrions que les jeunes filles ne l'adoptassent qu'après leur complet développement, qu'il fût toujours souple et élastique, largement ouvert par le bas pour embrasser les hanches; par le haut, pour recevoir la poitrine, permettre la liberté des mouvements des côtes et des bras, et soutenir les seins sans les comprimer, les déformer. Enfin il devrait être dépourvu de buscs d'acier, garni seulement de légères baleines, de sorte que, médiocrement serré, sa constriction s'exercerait uniquement à la ceinture, immédiatement au-dessus des hanches.

De la cravate. — Appliquée autour du cou, la cravate doit toujours être légèrement serrée, pour ne pas gêner le retour du sang de la tête vers la poitrine.

Pendant le travail, ceux qui se livrent à de grands efforts doivent enlever leur cravate, si ce n'est durant les jours très-froids.

Des bas.— Pour un très-grand nombre de personnes, et en particulier pour les ouvriers des campagnes, les bas sont un objet de luxe et de superfluité au moins durant la bonne saison; encore en est-il beaucoup qui, en tout temps, se contentent de simples guêtres de toile ou de coutil; quelques-uns portent des chausses courtes ou *chaussettes*.

L'absence de bas dans les souliers et les sabots expose les pieds à des déformations, à des cors ou callosités qui rendent la marche très-difficile.

Ceux qui portent des bas doivent en changer fréquemment, précaution généralement négligée et cependant plus indispensable que toute autre, à raison de l'abondance et souvent de l'odeur désagréable de la sueur des pieds.

Des jarretières. — Les jarretières doivent être peu serrées; le mieux serait de s'en passer. La constriction qu'elles exercent dispose les jambes à l'enflure, aux *varices* ou *veines rompues*. Quoi qu'il en soit, si l'on s'en sert, il faut préférer les jarretières élastiques et souples; il n'en est pas de supérieures à une simple bandelette de caoutchouc ou gomme élastique, munie d'agrafes à ses deux extrémités.

Des chaussures. — Des bottes et des souliers, des sabots avec ou sans *brides*, des chaussons : telles sont les chaussures ordinaires.

Les bottes et les chaussures légères sont réservées à ceux qui ne se livrent pas à de grands travaux corporels.

Les sabots et les souliers avec de fortes semelles garnies de clous conviennent exclusivement à un grand nombre d'ouvriers, à ceux, par exemple, qui travaillent à la terre.

Les chaussures, en général, ne doivent être ni trop étroites ni trop larges; il faut surtout qu'elles ne soient pas trop courtes, qu'elles serrent au milieu et non pas à l'extrémité, au niveau des orteils : la difformité des pieds, les cors, les durillons, etc., sont habituellement la conséquence des souliers mal conditionnés.

De la coiffure. — Un bonnet, ou mieux une simple casquette munie d'une visière, un chapeau léger sont les coiffures qui conviennent le mieux. L'été, ceux qui ne travaillent pas au grand air peuvent rester nu-tête, tandis que ceux qui sont exposés à l'ardeur du soleil, au froid, au vent et à la pluie, doivent avoir la tête couverte, dans le premier cas, d'un chapeau de paille, à larges bords; dans le dernier, d'une casquette imperméable, en toile cirée par exemple.

Les personnes chauves, dont la tête s'est plus ou moins dégarnie de cheveux, souvent à un âge peu avancé, ne doivent pas trop se hâter de remédier à cette digrâce à l'aide d'une *perruque* ou *faux-toupet;* elles font bien, tout en prenant certaines précautions pour ne pas s'exposer à l'action directe de l'air froid ou du soleil, de chercher à éviter ces artifices qui ne deviennent utiles que lorsqu'on est très-impressionnable et que l'on s'enrhume facilement la tête nue.

Du pantalon.— Du gilet.— De la veste ou habit.— En toile ou en étoffe de laine, suivant la saison, le pantalon de ceux qui s'occupent à des travaux manuels doit être dépourvu de bretelles, fixé seulement au-dessus des hanches, ou mieux serré à l'aide d'une *ceinture.*

Cette ceinture est particulièrement utile à ceux qui se livrent à de grands mouvements, à de violents efforts ; elle a l'avantage de soutenir les côtes et de leur fournir un point d'appui. Mais il ne faut pas trop la serrer pour éviter les hernies. Elle ne doit que soutenir et aider l'action des muscles.

Les ouvriers occupés à des métiers insalubres et malpropres, portent un second pantalon en toile qu'ils passent par-dessus leur pantalon ordinaire, durant les heures de travail. C'est une précaution utile, non-seulement au point de vue de la propreté, mais encore pour la santé, aux peintres, par exemple, etc.

Nous n'avons rien de particulier à dire du *gilet* et de la *veste* ou *habit*, si ce n'est qu'ils doivent être assez larges pour permettre la liberté complète des mouvements, ceux des bras en particulier.

Le gilet, avec ou sans manches, boutonné dans toute sa hauteur, doit serrer en bas et non au milieu, de manière à permettre le libre jeu de la poitrine.

De la blouse. — La blouse est un vêtement précieux pour l'ouvrier. Avec la chemise et le pantalon, elle forme tout le vêtement d'été. L'hiver, ajoutée à la veste, elle constitue un supplément très-utile contre le froid, le vent, la pluie, etc. Susceptible d'être blanchie comme le linge de corps, la blouse protége les autres vêtements. Pendant le travail, on doit la serrer avec une ceinture pour ne pas embarrasser les mouvements des bras ; dans ce but, beaucoup d'ouvriers portent une blouse courte en forme de camisole.

II.

Des vêtements suivant la saison.

Bien qu'il y ait dans l'année quatre saisons, la nature des vêtements se rapporte exclusivement à deux d'entre elles : l'*été* et l'*hiver,* la chaleur et le froid.

I.

DES VÊTEMENTS D'ÉTÉ.

Ces vêtements sont en toile ou coutil de fil, de lin ou de coton, tissus légers et frais, de couleur blanche ou grise, et susceptibles de se laver aisément.

Un large chapeau de paille, la chemise et le pantalon de toile suffisent au milieu du jour aux ouvriers des campagnes, aux moissonneurs exposés en plein champ aux ardeurs du soleil.

La cravate et la blouse, mises de côté durant la journée, doivent être prises soigneusement le matin et le soir, dans le but de prévenir l'impression de l'air frais qui précède le lever et suit le coucher du soleil.

Pour les ouvriers des villes, la casquette, le gilet à manches ou la blouse courte sont les vêtements ordinaires.

Les vêtements frais et légers conviennent spécialement aux individus robustes, dans la force de l'âge, doués d'une bonne poitrine, non sujets à la toux et aux maux de gorge.

Malgré la fraîcheur des nuits de septembre et d'octobre, les personnes bien portantes doivent conserver les vêtements d'été le plus longtemps possible au moins jusqu'à la Toussaint, afin de s'aguerrir, de s'endurcir peu à peu aux premiers froids d'automne, qui sont d'ailleurs passagers et bientôt remplacés par des jours encore doux et tempérés.

II.

DES VÊTEMENTS D'HIVER.

Habituellement en étoffe de laine ou en drap de diverses qualités, ces vêtements sont doublés ou ouatés chaudement. Dans les classes aisées le *paletot ou pardessus* constitue souvent aujourd'hui le vêtement d'hiver, remplaçant avantageusement le manteau ou les fourrures.

Dans les classes ouvrières, c'est le *gilet de tricot de laine* qui forme le supplément d'hiver principal. Pardessus la veste, la blouse et quelquefois une redingote *de peau de chèvre* ou un pardessus *imperméable* sont des vêtements précieux pour ceux qui travaillent en plein air, à la pluie, comme les cantonniers sur les routes, les voyageurs à pied, à cheval ou en voiture.

Les bas de laine et les sabots sont particulièrement portés durant l'hiver.

Les vêtements de laine conviennent en général en toute saison aux enfants, aux vieillards, aux personnes délicates ou convalescentes qui ont la poitrine faible, qui sont sujettes à la transpiration, à tous les individus enfin auxquels on conseille les gilets de flanelle de santé.

On prend définitivement les vêtements d'hiver à la Toussaint au plus tôt et on se garde bien de les quitter dès les premiers soleils de mars ou d'avril : c'est une imprudence que l'on paie souvent par une pleurésie ou une fluxion de poitrine. A cette époque on est plus susceptible, moins résistant, et la température est encore trop variable. S'il fait chaud au soleil, au milieu du jour, la nuit, le soir, et le matin il fait humide et froid.

Règle générale, il ne faut guère se débarrasser tout à fait des vêtements d'hiver qu'après la mi-mai.

III.

De la simplicité des vêtements.

Les vêtements des ouvriers doivent être *simples*, dépourvus des ornements et des superfluités du luxe. Cette belle simplicité doit se retrouver dans les habits des dimanches et des jours de fête : le linge blanc et la propreté en font tout le mérite. Il faut laisser aux classes riches les beaux habits, le velours, la soie et les dentelles ; à elles seules il appartient de dépenser, avec mesure toutefois, pour favoriser le commerce et l'industrie, et par suite entretenir le travail de l'atelier.

Il n'en est malheureusement pas ainsi : le luxe des vêtements a pénétré dans toutes les classes de la société, particulièrement pour les femmes. Dans les grandes villes, on ne distingue plus à l'habillement une ouvrière d'une grande dame. Dans les campagnes même on voit, le dimanche, au village, des filles de petits cultivateurs qui portent des coiffes garnies de rubans et des robes de soie.

Ces habitudes de toilette ne sont pas seulement désastreuses pour la bourse peu garnie de l'ouvrier, elles nuisent en même temps à ses mœurs et à sa santé : à ses mœurs, car le luxe conduit les jeunes filles de la campagne aux danses et aux divertissements dangereux des assemblées ou fêtes patronales des villages d'alentour ; celles de la ville, aux parties de plaisir et aux orgies de la barrière.

Enfin la santé s'en ressent, car ces divertissements sont aussi dangereux pour le corps que pour le cœur ; l'un et l'autre s'y perdent. Combien d'ouvriers et d'ouvrières économisent sur leur nécessaire, quelquefois même sur leur nourriture pour se procurer de la toilette. Tel a la poitrine délicate, et aurait grand besoin d'un gilet de flanelle, c'est le fils d'un ouvrier devenu commis de magasin par exemple, il préfère acheter une cravate ou un foulard de soie. C'est ainsi que généralement on songe peu à sa santé ; on sacrifie ce qui ne se voit pas à ce qui brille à l'extérieur : *Habit de velours et ventre de son!* comme dit le proverbe.

En résumé, — l'ordre, la propreté et la simplicité dans l'habillement : telles sont les qualités extérieures qui profitent à la santé de chacun, et servent à nous rendre recommandables aux yeux de tout le monde.

IV.

Des vêtements pendant le sommeil. — Du lit.

Le soir, avant de se coucher, on doit se débarrasser de ses vêtements extérieurs pour ne conserver que le linge de corps.

Durant l'été, la chemise et un simple bonnet pour les hommes, une camisole légère et un fichu, en sus, pour les femmes, sont les seuls vêtements qu'on doive conserver pendant la nuit.

En hiver, on trouve dans le gilet de tricot de laine un supplément indispensable, même pour ceux qui ne le portent pas durant le jour.

Composition du lit. — Le meilleur lit est celui qui est composé : d'un *sommier* fait avec cette herbe fine, rubanée qu'on appelle *guinche*, ou avec la paille de maïs, et de deux *matelas* séparés par une *couette*. Mais il s'en faut que l'on trouve dans tous les ménages des lits aussi bien conditionnés. Un seul matelas, une seule couette, souvent même une simple *ballière* sur une *paillasse* : telle est leur composition habituelle. En tout cas, le matelas de laine ou de crin, la ballière elle-même, souvent renouvelée, sont préférables à la couette.

Le *lit de plume*, en effet, échauffe trop le corps, l'entretient dans une certaine moiteur qui l'attendrit, le rend plus impressionnable au froid; le matelas, plus ferme, n'amollit pas autant.

Le *traversin* et l'*oreiller* doivent être fermes et assez pleins pour que la tête ne s'y enfonce pas trop.

En été, le *drap* seul, ou par-dessus une simple *couverture* de laine ou de coton, en hiver, un *couvre-pieds* en sus, sont bien suffisants pour abriter le corps pendant le sommeil.

Règle générale, il faut se coucher les pieds secs et chauds, la tête haute et légèrement couverte d'un serre-tête de toile, d'un foulard, ou si l'on veut, du *bonnet de coton* simple ou double, coiffure très-commode, adoptée partout, mais à laquelle on peut reprocher d'être un peu chaude, au moins lorsque c'est un bonnet double. Il faut bien se garder de se couvrir de calottes de laine, de s'entourer de plusieurs mouchoirs : cette habitude n'est propre qu'à attirer le sang et la chaleur vers la tête.

On ne doit pas, même en hiver, se coucher avec les bas et le caleçon; c'est le moyen de se rendre *douillet*, comme l'on dit, pendant la nuit, comme pendant le jour. Il ne faut pas non plus, pour s'échauffer durant le froid, charger son lit de hardes et de doubles couvertures.

Les enfants, les vieillards, les personnes délicates ou convalescentes peuvent seules se coucher avec des chaussons de laine et se couvrir davantage. Quelquefois il est utile de bassiner leur lit, ou de leur mettre aux pieds une bouteille d'eau chaude enveloppée d'un linge.

En toute circonstance, il faut bassiner avec soin un lit humide dans lequel on n'a pas couché depuis longtemps.

Le matin, quand on est en transpiration, il faut

attendre pour se lever que cette sueur soit passée. Pour cela on change doucement de place dans le lit, quand on est seulement en moiteur, et si la chemise est toute mouillée, on a soin de la remplacer.

On doit s'habiller et se déshabiller promptement. Dans l'un et l'autre cas, le matin surtout au sortir du lit, il faut éviter d'ouvrir la fenêtre, et de s'y présenter en chemise, le cou nu; on s'expose ainsi à l'impression dangereuse de l'air froid.

Au milieu de la nuit, lorsqu'on est obligé de se lever et de sortir dehors, il faut se couvrir avec le plus grand soin pour passer de son lit dans l'air extérieur. On est alors beaucoup plus susceptible, tant à cause du froid de la nuit, qu'à raison de l'état de repos et d'affaissement des forces qui résulte d'un réveil souvent subit, d'un sommeil profond trop tôt interrompu.

CHAPITRE IV.

DE LA PROPRETÉ. — DES LOTIONS ET DES BAINS.

I.

De la Propreté [1].

I.

LA PROPRETÉ, EXEMPTE DES RECHERCHES ET DES RAFFINEMENTS DU LUXE ET DE LA VANITÉ, EST UNE VERTU.

En débarrassant notre corps de toute souillure matérielle, elle l'embellit et devient l'emblème de la pureté et de la beauté de notre âme.

Il est rare que ceux qui aiment une propreté simple, qui ont soin de leur corps avec convenance et modestie, ne soient pas doués en même temps de précieuses qualités morales et exempts des souillures de l'âme.

N'est-il pas vrai qu'on respecte et qu'on admire généralement une personne qui se présente à nous avec un extérieur de propreté parfaite et sans apprêt, qu'on se sent malgré soi attiré vers elle, et disposé à lui être favorable.

Quel est celui qui n'a éprouvé ce sentiment en voyant le dimanche entrer à l'église du village une

1 Dans les deux chapitres précédents, en traitant des habitations et des vêtements, nous avons parlé de la *propreté extérieure* qui les concerne spécialement; ici, nous devons nous occuper exclusivement des soins de propreté du corps.

simple et honnête ménagère, avec son teint fleuri, sous sa coiffe blanche et ses habits de fête bien repassés et bien ajustés? Mieux encore, qui n'a admiré ces saintes filles de Saint-Vincent-de-Paul, que l'on rencontre à toute heure du jour dans les faubourgs populeux des grandes villes, où elles montent à la mansarde de l'ouvrier indigent et malade. On reconnaît en elles les vraies sœurs de la charité chrétienne, les envoyées de la Providence rien qu'à la blancheur éclatante de leurs grandes coiffures, à la propreté exquise de leur habillement?

Enfin, ce qui fait notre admiration pour l'armée, cet élan qui nous emporte à la vue d'un régiment le jour d'une grande revue, n'est-ce pas la bonne tenue des soldats, la propreté des habits et le brillant éclat des armes? Un soldat malpropre et négligé est immédiatement jugé par tous comme indiscipliné, comme un mauvais défenseur de la patrie.

La propreté est donc obligatoire comme un devoir, honorée comme une qualité précieuse.

II.

LA PROPRETÉ EST UN BESOIN DU CORPS.

La propreté ne doit pas exister chez nous seulement en apparence, dans les vêtements, dans tout ce qui nous entoure et sert à nos besoins journaliers. Combien de personnes cependant, surtout dans la classe ouvrière, s'en tiennent à ces apparences, *à ce qui se voit au dehors!* Quand elles se sont lavé les mains et la figure, elles se croient parfaitement propres; elles négligent tout le reste : elles n'ont jamais pris de grands bains et elles ne prennent que très-rarement des bains de pieds.

La propreté de tout le corps est cependant nécessaire à notre santé, à l'intégrité et à l'accomplissement de nos fonctions : elle est en particulier la conséquence de notre *besoin de sécrétion et d'excrétion.*

L'enveloppe de notre corps, la peau, est le siége de la sueur. Dans les mouvements, cette humeur réunie en gouttelettes attire et retient les débris des vêtements, les particules très-fines de poussière qui les pénètrent, les traversent du dehors. Il faut ajouter à cela l'exfoliation de l'épiderme, les pellicules ou *petites peaux* qui se détachent et s'amassent, en particulier dans les régions garnies de cheveux ou de poils. Chez les gens peu soigneux, qui n'ont pas l'habitude de se laver assidûment le corps, toutes ces particules réunies forment la *crasse.* Elle s'entretient surtout dans certains points où il existe une sécrétion odorante plus abondante, comme le creux de l'aisselle, etc., au fond des plis ou sillons de la peau, plus profonds chez les personnes grasses que chez celles qui ont peu d'embonpoint.

Cette malpropreté nuit aux fonctions de la peau; elle bouche les pores de la sueur et elle empêche l'air de pénétrer par les pertuis absorbants. Or la transpiration insensible du corps est indispensable à notre santé. En enduisant un animal, un chien, un lapin par exemple avec un vernis imperméable, on arrête la sueur et on ne tarde pas à le faire périr : la *crasse* agit en petit et à la longue d'une manière analogue sur notre corps.

C'est ainsi encore qu'une plante conservée dans un appartement que l'on balaie chaque jour, où il se fait beaucoup de poussière, languit et dépérit au bout de très-peu de temps malgré la chaleur et le jour convenables, malgré tous les arrosements nécessaires. Les feuilles couvertes de poussière ne tardent pas à jaunir et à tomber; il en est de même des boutons de fleurs. La plante est malade, elle languit parce que l'air n'est plus aspiré par les pores de ses feuilles; *elle ne respire plus*.

Les jardiniers habiles ont grand soin dans les serres de nettoyer, de laver et d'essuyer les feuilles pour que la poussière ne vienne pas gêner leurs fonctions : l'absorption et l'exhalation indispensables à la vie de la plante.

Comment ne ferions-nous donc pas pour la santé de notre corps ce que les jardiniers font avec tant de soin pour la vigueur et la beauté de leurs plantes?

La propreté est indispensable, non-seulement pour le bien-être et la santé générale du corps, elle peut encore prévenir un grand nombre d'incommodités, d'indispositions ou de maladies, citons entre autres : diverses *éruptions de peau* telles que la *gale*, les *démangeaisons*, les *dartres*, les *boutons*, les *échauffements* qui surviennent chez les personnes grasses surtout en été; les *affections croûteuses* et *teigneuses de la tête*; les *poux*, les *puces* et les *punaises*; certaines *maladies* d'*yeux*, la *surdité passagère*, les *gerçures, excoriations* ou *rougeurs*, de l'entrée des narines et des angles des lèvres; la carie des *dents*, les *crevasses* des mains, les *panaris*; enfin un état général de *pâleur*, le *mauvais teint* et la *bouffissure de la face*, l'*enflure aux jambes*, etc., etc.; voilà autant d'accidents qui sont, la plupart du temps, le produit de l'incurie et de la malpropreté des différentes parties du corps. Ils ne sont pas seulement incommodes par eux-mêmes, ils disposent à des maladies plus graves qu'ils compliquent et dont ils rendent la guérison plus difficile.

Il n'est pas une seule partie du corps qui ne réclame des soins assidus de propreté. Faisons une revue rapide de ces diverses régions.

1° *De la tête.*

De la chevelure et de la barbe.

Pour entretenir la propreté de la tête, les hommes doivent porter les cheveux assez courts, les démêler et les peigner chaque jour, précaution surtout indispensable chez les jeunes enfants qui sont plus disposés à contracter des poux. A l'aide du peigne, et au besoin des lotions avec l'eau de savon, on nettoie ainsi le *cuir chevelu*, qui est le siége d'une sécrétion huileuse abondante.

Les femmes, avec leurs longs cheveux, ont encore plus grand besoin que les hommes de ces soins de propreté.

On doit se *faire la barbe* régulièrement et fréquemment, et ne jamais se servir que de rasoirs très-propres. Ceux qui portent la barbe longue sont obligés de l'entretenir comme les cheveux, à l'aide du peigne et des lotions à l'eau de savon.

Des oreilles.

Il faut se nettoyer, se curer régulièrement les oreilles, à défaut d'un cure-oreilles, avec une pointe mousse et arrondie que l'on recouvre avec son mouchoir de poche ou avec un linge. Sans cette précaution, la matière jaunâtre (*cérumen*) qui se forme dans le conduit auditif s'accumule de manière à gêner la perception des sons. Il n'est pas rare de rencontrer des individus pris de surdité que l'on guérit instantanément en débarrassant leurs oreilles des matières qui les encombrent par suite de leur négligence.

Du nez ou des narines.

Est-il besoin de recommander de se servir d'un mouchoir chaque fois que le besoin s'en fait sentir! Nous n'y songerions pas, si nous n'avions vu bien souvent des ouvriers y suppléer d'une manière plus ou moins malpropre et dégoûtante. S'ils préfèrent leur poing ou leur manche à un mouchoir, c'est bien certainement par incurie plutôt que par indigence, que par l'impossibilité où ils sont de s'en procurer.

Il faut apprendre de bonne heure aux jeunes enfants à se moucher eux-mêmes, en leur donnant les premières leçons de propreté. On leur épargne ainsi ces excoriations, ces traces rouges qu'on voit souvent à la lèvre supérieure de ceux que l'on rencontre toujours reniflant, *la morve au nez.*

De la bouche.

Il ne faut pas négliger les soins de la bouche si l'on veut avoir une bonne haleine et conserver ses dents.

Après chaque repas, il faut s'essuyer exactement l'angle des lèvres, pour y prévenir le séjour des matières alimentaires, qui occasionnent des rougeurs, quelquefois des gerçures ou fissures longues à guérir.

On doit, sinon après chaque repas, au moins tous les matins, se rincer la bouche avec de l'eau fraîche, en se frottant les dents et les gencives avec le doigt, à défaut d'une brosse garnie d'une éponge ou de poil ni trop dur ni trop mou.

C'est à l'aide de ces soins qu'on prévient l'accumulation du *tartre* au collet des dents, et par suite leur carie, et souvent aussi le déchaussement, le ramollissement et l'ulcération des gencives.

Aussitôt que l'on souffre d'une dent, soit en mangeant, soit à la moindre impression de froid ou de chaud, soit enfin en aspirant l'air extérieur, il faut soupçonner un commencement de carie, et on doit se hâter de consulter un dentiste habile pour y remédier.

2° *Du corps.*

C'est à l'aide des lotions et des bains que l'on entretient la propreté du corps, comme nous le verrons tout à l'heure.

3° *Des mains et des pieds.*

Le soin et l'entretien de la propreté des mains sont très-importants, à cause des substances malpropres ou insalubres qu'on est exposé à prendre et à manier. Sous ce rapport, certains ouvriers ont de grandes précautions à prendre, ceux par exemple qui travaillent le *cuivre*, le *plomb*, le *mercure*, etc.; les *corroyeurs*, les *mégissiers*, les *teinturiers*, les *épiciers*, les *médecins*, les *pharmaciens* et les *droguistes* sont encore dans le même cas.

Les individus exposés à toucher toutes sortes de substances doivent se couper les ongles convenablement; le luxe ridicule des ongles démesurément longs n'est bon que pour les oisifs qui ne touchent à rien, ou qui n'ont autre chose à faire que de se les nettoyer.

La malpropreté des pieds a de grands inconvénients; sans parler de l'odeur repoussante qu'elle répand quand il fait chaud, elle donne à la sueur de l'âcreté, et par suite amène des ramollissements ou *échauffements* de la peau, naturellement tendre entre les orteils. Les orteils étant ainsi échauffés, la marche devient très-pénible sinon impossible.

Les ongles doivent se couper comme à la main, avec cette différence, importante surtout pour le gros orteil, c'est qu'au lieu d'arrondir de chaque côté l'ongle coupé, il faut le rogner *carrément*, pour éviter que les angles logés sous le rebord formé par la peau *n'entrent dans les chairs.*

III.

DE QUELQUES SOINS AUTRES QUE CEUX DE PROPRETÉ.

Les conseils qui précèdent, relatifs à la propreté, se rapportent avant tout à l'entretien des fonctions de la peau ou à notre besoin de transpiration. Les autres sécrétions extérieures réclament en outre quelques soins dont nous devons parler ici.

De la salive, des urines et des garde-robes. — La production de la *salive* doit être réservée, ménagée pour le temps des repas, où elle est nécessaire au broiement et à la digestion des aliments. C'est donc une mauvaise habitude que de *cracher souvent* en s'efforçant, par des mouvements répétés des lèvres, de la langue et des joues, de faire affluer la salive dans la bouche. On voit des jeunes gens, et même des hommes mûrs, qui crachent ainsi presque continuellement, soit qu'ils obéissent à une manie, ou qu'ils soient embarrassés de leur contenance. Comme nous le dirons en son lieu, la déperdition considérable de salive occasionnée par la pipe est un de ses principaux inconvénients.

On doit *uriner* aussitôt qu'un besoin tant soit peu pressant se fait sentir. En se retenant longtemps et habituellement, on s'expose à des *rétentions,* des *irritations de la vessie*, des *dilatations avec épaississement de ses parois,* etc., accidents accompagnés de cruelles souffrances, et souvent terminés d'une manière funeste.

Ces conseils s'adressent surtout aux hommes de cabinet, aux employés de bureau, etc., qui ne sont pas libres de quitter leur poste.

S'il ne faut pas retenir longtemps ses urines, d'un autre côté il est bon de ne pas satisfaire le besoin trop souvent, à la moindre envie d'uriner.

Se tenir journellement le ventre libre : c'est une condition de bonne santé passée en proverbe. Lorsque les digestions se font bien et que les repas sont réglés, le besoin des garde-robes se fait sentir à des intervalles à peu près égaux. C'est le matin après le lever, autant que possible, qu'il faut se rendre aux latrines; entre autres avantages, on a celui d'être mieux disposé pour les repas, pour les occupations diverses de la journée que l'on n'est plus obligé d'interrompre. Enfin par ces habitudes régulières on peut prévenir la constipation, souvent due à la négligence, chez les femmes en particulier.

II.

Des Lotions.

C'est par les *lotions*, les frottements et les lavages avec l'eau pure ou l'eau savonneuse froide ou tiède, que l'on entretient la propreté du corps. On se sert de préférence de l'eau de pluie, de fontaine ou de rivière.

Les lotions se pratiquent à l'aide d'une éponge, d'un linge imprégnés d'eau, ou seulement avec la main.

Le matin en se levant, on ne doit jamais négliger de se laver la figure et le cou avec l'eau fraîche ou froide, en toute saison. Ces lotions ont l'avantage de donner du ton, de l'énergie, de la fermeté à la peau, sans avoir l'inconvénient de la faire gercer comme l'eau chaude, qui rend d'ailleurs plus impressionnable au froid.

Ce lavage à grande eau ne doit pas se faire en *deux tours de main ;* il faut passer en revue toutes les ouvertures de la tête, les yeux dont on nettoie les cils souvent collés le matin par de la *chassie* accumulée à l'angle interne des paupières, l'entrée des narines, les oreilles enfin avec leur conduit et leurs nombreuses sinuosités.

Le nettoyage de la face chez les hommes est favorisé par la présence du savon qui a servi à se faire la barbe. Combien il est peu d'ouvriers, surtout dans les campagnes, à moins qu'ils ne soient d'anciens soldats, qui prennent le soin de se nettoyer la face souvent et comme il faut. Ils ne se lavent d'ordinaire qu'une fois par semaine, le samedi soir ou le dimanche matin, lorsqu'ils vont *au bourg* se faire raser chez le barbier; et encore ne se lavent-ils tout juste que les parties où le savon et le rasoir ont passé ; tout le reste est négligé : c'est précisément le plus important!

Dans la saison chaude, on peut se laver la tête et les cheveux. En même temps qu'on se nettoie, on se rafraîchit et on se fortifie, en se frictionnant fortement, en se lotionnant largement à l'eau fraîche le cou, la partie supérieure de la poitrine et les bras.

En hiver, ces grands lavages doivent se pratiquer à l'eau tiède, et avec des précautions particulières, surtout pour les personnes qui ont la poitrine délicate, et qui sont sujettes aux refroidissements.

Pour le reste du corps et les membres inférieurs, on se sert *des bains.*

Quant aux *mains,* on doit se les laver non-seulement

le matin, mais avant chaque repas, et généralement toutes les fois qu'on vient de toucher à des objets ou des matières malpropres, insalubres ou malfaisantes.

Les *pieds* et les *jambes* doivent être lavés souvent, au moins une fois par semaine en hiver, et plusieurs fois, sinon tous les jours, en été. Cela dépend d'ailleurs de la marche et des occupations, des personnes qui transpirent plus ou moins.

Règle générale, les lotions doivent être plus répétées dans la saison d'été, tant à cause des sueurs plus abondantes, que pour rafraîchir la peau et lui donner du ton.

Les vieillards et les jeunes enfants doivent se servir d'eau tiède. Chez les premiers, la transpiration moins abondante rend le besoin des lotions moins pressant.

Quant aux femmes, les lotions fréquentes avec l'eau tiède leur sont particulièrement utiles, et elles ne doivent pas céder à des préjugés dénués de raison et de bon sens.

III.

Des Bains.

I.

DES BAINS FRAIS ET DES BAINS FROIDS.

Des bains frais.

Les *bains frais*[1] ont pour effet de resserrer les pores de la peau, de lui donner du ton et de la fermeté; de

[1] Un bain est *frais* lorsqu'il marque au thermomètre de 15° à 25° *centigrades*.

reposer les forces et de donner de l'énergie, de la vigueur aux membres.

L'impression modérée du froid produit en même temps un effet avantageux pour la santé générale : c'est un *coup de fouet* qui ranime l'action des organes internes et stimule toutes les fonctions, telles que la digestion et la circulation du sang.

Les bains frais ne se prennent en général que dans l'été. Ils conviennent surtout aux personnes à constitution molle, lymphatique, aux sanguins et aux bilieux ; aux individus qui ont des engorgements de glandes ou des tumeurs chroniques.

Les personnes délicates sujettes à la toux, les enfants, les vieillards, les femmes doivent en user rarement ; chez ces dernières surtout il faut apporter dans leur emploi beaucoup de circonspection et d'opportunité.

Les *bains frais* sont *artificiels* ou *naturels*, suivant qu'ils se prennent dans une baignoire ou dans une eau courante naturelle. Il ne s'agit ici que de ces derniers, qui comprennent les *bains de rivière* et les *bains de mer*.

Des bains de rivière.

Les *bains de rivière* sont les bains frais ordinaires, à la portée de tout le monde, au moins dans les pays où il existe des cours d'eau considérables. Les bains qu'on prend dans des étangs, des bassins d'eaux stagnantes ou dans des ruisseaux peu profonds, remplis de vase et d'herbiers, ne sont pas convenables comme ceux que l'on prend dans les eaux courantes et limpides d'une rivière assez profonde dont le lit est sablonneux.

Il faut choisir pour se baigner un endroit de la rivière bien connu, à fond de sable et où l'on puisse *avoir pied partout*. On ne peut, sous ce rapport, user de trop de prudence, car il ne se passe pas d'été sans qu'on entende parler de baigneurs noyés, victimes de leur témérité, qu'ils soient bons ou mauvais nageurs.

Une autre règle de prudence, c'est de ne jamais aller à la rivière seul, mais, autant que possible, en compagnie d'un ou de plusieurs nageurs. S'il survient pendant le bain une crampe, un éblouissement, une faiblesse, on peut ainsi recevoir immédiatement des secours.

Quand on va prendre un bain de rivière, il faut être à jeun ou n'avoir pas pris d'aliments solides depuis trois heures au moins. Avant d'entrer dans l'eau, il est bon de marcher, de se donner du mouvement, pour s'échauffer doucement, se porter le sang à la peau; mais il ne faut pas s'agiter ou courir de manière à se mettre en sueur.

Si l'on arrive sur le bord de l'eau ayant sa chemise mouillée, il faut, avant de se baigner, attendre quelques instants, se promener lentement jusqu'à ce que la transpiration ait cessé.

Après s'être promptement déshabillé, on se met dans l'eau en se plongeant tout de suite et à plusieurs reprises le corps tout entier. De cette manière, la première impression de froid et de *chair de poule* est bientôt passée, et on trouve l'*eau bonne*, comme disent les baigneurs.

Pendant le bain, on ne doit pas rester inactif dans l'eau, mais s'agiter et s'ébattre, lorsqu'on ne nage pas.

La *natation* employée avec mesure est un exercice excellent. Elle n'est pas seulement pour le baigneur une sécurité et un agrément, elle lui fournit encore un moyen de *gymnastique* salutaire.

Au sortir du bain, qui ne doit pas durer plus d'une heure, il faut se frictionner fortement le corps et les membres, de manière à se faire rougir la peau, ensuite on s'essuie et on s'habille rapidement.

Après le bain, il est bon de marcher un peu; on se sent vigoureux, et l'on est en général disposé à l'appétit; la digestion se fait bien et promptement.

Les bains de rivière se prennent, en général, de la mi-juin à la mi-septembre. Dans certains départements, le rouissage du chanvre corrompt l'eau des rivières, fait périr le poisson dont les cadavres en putréfaction ajoutent encore à l'impureté et à l'insalubrité de l'eau : ces circonstances forcent à suspendre les bains.

Des bains de mer.

Les *bains de mer* sont à la disposition des habitants des départements situés sur les côtes, des localités voisines ou peu éloignées de la mer. Ailleurs la plupart des individus, les ouvriers en particulier, n'ont ni le temps ni l'aisance nécessaires pour aller prendre les bains de mer.

L'effet de ces bains se rapproche beaucoup de celui

des bains frais, avec cette différence qu'ils exercent sur la surface du corps une impression et une stimulation plus marquées, dues à la sensation plus vive de froid qu'ils occasionnent, au choc et au mouvement des vagues, enfin aux qualités toniques et excitantes de l'*eau salée*.

Les bains de mer sont utiles à la plupart des personnes débilitées, pourvu qu'elles n'aient pas d'affections de poitrine; aux lymphatiques, aux scrofuleux, etc.

La saison ordinaire des bains de mer s'étend du 15 juillet au 1er septembre, de 7 heures du matin à 3 heures de l'après-midi. Le milieu du jour convient mieux aux personnes affaiblies. Quant à la durée du bain, elle ne doit jamais être prolongée; elle varie suivant la force et l'impressionnabilité des individus, depuis une ou deux immersions ou une à cinq minutes jusqu'à dix à vingt minutes, rarement une demi-heure.

Des bains froids[1].

Les *bains froids* ne sont pas employés d'ordinaire, mais seulement dans certains cas particuliers, où ils sont conseillés et dirigés par le médecin.

Il est en général dangereux de se plonger dans une eau froide, surtout durant les grandes chaleurs.

[1] Au dessous de 15° *centigrades*.

II.

DES BAINS TIÈDES ET DES BAINS CHAUDS.

Des bains tièdes.

Les *bains tièdes artificiels* [1] ont pour effet d'assouplir, de gonfler, de dilater la peau. En même temps, ils ramollissent et délaient toutes les malpropretés et impuretés qui sont à la surface du corps ; ils en facilitent le nettoyage ; de sorte qu'ils constituent véritablement les *bains de propreté*, destinés à suppléer ou à compléter les soins et les lotions dont nous avons parlé précédemment.

Ces bains se prennent habituellement à une température [2] telle qu'ils ne fassent éprouver la sensation ni de froid ni de chaud, ou bien à une chaleur douce qui s'accorde avec celle de notre corps, à la *chaleur du sang* enfin, comme on le dit communément.

La précaution de n'entrer dans le bain tiède qu'à jeun ou après la digestion terminée (au moins trois à quatre heures après le repas), est encore plus indispensable que pour les bains frais. On doit y demeurer sans mouvement et plongé jusqu'au cou, pendant une demi-heure ou trois quarts d'heure.

Il est certaines personnes qui ont l'habitude de prendre des aliments, un potage par exemple durant le bain : c'est une imprudence qui peut être fatale. Dans

[1] Nous ne parlerons pas ici des bains tièdes naturels ou bains d'*eaux thermales*.

[2] De 25 à 30° *centigrades*.

un cas semblable nous avons été témoin d'une mort subite amenée par une lésion grave de l'estomac [1].

Avant de sortir du bain, il faut se frotter tout le corps, et se nettoyer parfaitement.

Après s'être promptement essuyé avec du linge chaud et habillé, il est bon de se coucher lorsqu'on est chez soi, ou de se promener quelque temps dans les appartements avant de sortir à l'air. Cette précaution est surtout indispensable durant la saison froide.

Les bains tièdes sont bons pour tout le monde comme moyen de propreté. Il serait à désirer que les ouvriers comprissent mieux la nécessité de ces bains. Dans les grandes villes, c'est chose si facile pour eux d'en prendre; là, on se procure aisément une baignoire; et il existe d'ailleurs de nombreux établissements où l'on trouve à toute heure du jour des bains à des prix réduits, à la portée de toutes les bourses. La modique somme de 75 centimes ou de 1 franc, consacrée de temps en temps à cet usage, profiterait à l'ouvrier et aux membres de sa famille, tandis que les divertissements du lundi et la fréquentation du cabaret ruinent sa bourse en même temps que sa santé. Dans les campagnes, les occasions ne sont pas aussi faciles, mais à défaut d'une baignoire on peut se servir d'un cuvier, d'un tonneau, d'une barrique de dimension convenable.

[1] A l'ouverture du corps, on trouva de nombreux caillots de sang épanchés dans l'épaisseur des parois de l'estomac, *une véritable apoplexie*.

Les bains tièdes sont utiles en particulier aux personnes nerveuses, à constitution sèche et serrée; aux rhumatisants, aux individus courbaturés, fatigués par de pénibles travaux manuels ou une longue marche; à ceux qui souffrent de coliques, de douleurs dans le bas-ventre; enfin, ils trouvent surtout leur application dans diverses éruptions de peau, telles que les dartres, les boutons, les démangeaisons, etc.

D'une manière générale ces bains doivent être pris avec précaution par toutes les personnes qui ont la poitrine faible, et qui toussent. A une douce température, ils conviennent bien aux vieillards et aux enfants.

On doit baigner les jeunes enfants une ou deux fois par semaine, en été, et au moins une fois par mois, en hiver. La durée du bain ne doit être que de dix minutes ou un quart d'heure.

Des bains chauds [1].

Les *bains chauds* prolongés sont nuisibles aux sanguins qu'ils peuvent disposer aux étourdissements, à l'apoplexie; aux lymphatiques, aux personnes délicates qu'ils affaiblissent outre mesure. Ces bains doivent être réservés pour certains cas de maladie; en santé, on ne doit jamais s'en servir.

[1] Au delà de 30° *centigrades*.

CHAPITRE V.

DE LA NOURRITURE.

La *nourriture* est destinée à réparer les pertes continuelles de notre corps, à pourvoir à notre entretien et à notre accroissement; elle comprend : 1° les *aliments;* 2° les *assaisonnements;* 3° les *boissons;* 4° les *repas.*

I.

Des Aliments.

Les *aliments*, très-nombreux et très-variables dans leur nature, peuvent se classer ainsi qu'il suit : 1° le *pain* et les *pâtisseries;* 2° les *aliments gras;* 3° les *aliments maigres.*

I.

DU PAIN ET DES PATISSERIES.

Nous commençons l'étude des aliments par celle du *pain.* Il n'appartient en quelque sorte à aucune classe particulière; il se retrouve à tous les repas, *trempé*, dans les soupes; ou *sec,* pris avec les aliments gras ou maigres.

Nous verrons ensuite les *pâtisseries,* dont l'importance pour la nourriture est très-secondaire.

1° *Du pain.*

Le *pain* est la partie essentielle, la plus importante de notre alimentation, celle à laquelle il nous serait le plus facile de nous réduire exclusivement. Cette vérité est généralement sentie : en effet, on prend souvent le pain pour la nourriure tout entière; c'est ainsi que l'on dit : *gagner son pain*, au lieu de travailler à sa subsistance; et en parlant de l'aisance de quelqu'un, qu'il n'est pas à plaindre, qu'il est assuré de ne pas manquer de pain.

Des qualités du pain.

En général, pour que le pain soit bon, nourrissant et facile à digérer, il doit présenter les conditions suivantes :

1° Être composé de *farines de bonne qualité*, non gâtées ou avariées, non mélangées ou fraudées, à l'aide de substances étrangères.

2° Il doit être *bien levé*, *bien boulangé*, et *cuit à point*;

3° Enfin il doit être *récent*, *un peu rassis*; ni trop frais, ni trop sec;

4° Il ne doit pas être *trop léger*, *trop blanc*, composé avec des farines trop blutées ou épurées.

— 1° Les *farines* peuvent être altérées de diverses manières :

Par la *mauvaise qualité des grains*, qui sont petits et mal nourris, comme il arrive dans les années de grande sécheresse, ou bien gonflés et demi-germés, dans les années humides, ou lorsque les moissons *versent* peu de temps avant la maturité, ou enfin toutes les fois qu'ils ont mouillé soit dans les greniers, soit ailleurs. Le blé peut être altéré par le *charençon*, par son mélange avec d'autres graines ou produits étrangers, tels que l'*ivraie*; il peut être *foudré*. Le seigle est souvent mélangé d'*ergot*.

Les farines elles-mêmes peuvent être gâtées par l'humidité, par une sorte de fermentation et de moisissure.

Dans tous les cas, le pain fabriqué avec ces farines est désagréable au goût; il est lourd, indigeste, et peut même quelquefois produire de véritables accidents d'empoisonnement. Le pain confectionné avec le seigle mélangé d'*ergot* est dangereux; il occasionne des vertiges, des étourdissements, des faiblesses, et son usage prolongé peut amener des accidents très-graves, tels que le dépérissement et la gangrène des membres.

Une spéculation coupable peut encore altérer les farines par leur mélange avec d'autres farines de mauvaise qualité, avec des *farines de fèves, de haricots*; avec du *plâtre*, de la *craie*, etc.

Étrangers aux épreuves de la *chimie*, les particuliers ne peuvent reconnaître la nature de ces fraudes. Il est bon cependant qu'ils en soient avertis, afin de ne pas continuer l'usage du pain qui leur paraîtrait suspect.

— 2° Le pain *trop cuit, desséché* ou *brûlé, saisi* par le four, est indigeste. Il en est ainsi du pain *compacte, lourd, sans yeux*, produit d'une pâte mal levée ou imparfaitement cuite.

— 3° Le pain *trop frais, chaud* et *sortant du four*, est généralement difficile à digérer, même pour les bons estomacs. On doit lui préférer le pain *rassis*, qui convient surtout aux personnes délicates, aux femmes, aux enfants et aux vieillards. Le pain *trop sec* et *trop dur* n'est plus bon que pour la soupe; *trop vieux, moisi* ou *altéré*, il est malsain et capable de produire des accidents d'empoisonnement.

— 4° Enfin, dans les villes, c'est bien à tort qu'on donne toujours la préférence au pain *le plus blanc*, le plus léger et le plus pur. Ce pain est moins nourrissant que celui qui est confectionné dans les ménages avec des farines de bonne qualité, mais moins *blutées*, qui contiennent encore des *particules très-fines de son*. Ces parties, que l'on considère comme impures, donnent au contraire au pain des qualités nourrissantes; il a en outre l'avantage d'être moins resserrant.

Des différentes espèces de pain.

Ce sont : le *pain blanc* ou *pain de froment;* le *pain bis;* le *pain de seigle;* le *pain d'orge;* le *pain d'avoine;* le *pain de maïs;* enfin le *pain de sarrasin.*

Du pain de froment. — Le pain de froment ou *pain blanc, pain michard*, est de tous le plus agréable au goût, et en même temps le plus nourrissant, le mieux approprié à nos besoins. Ajoutons qu'il est plus léger, qu'il se digère plus facilement que les autres.

L'usage du pain de froment tend à se généraliser de plus en plus; dans beaucoup de départements, la culture du blé remplace aujourd'hui avec profit celle du sarrasin.

Le pain blanc convient à tous les individus, et en particulier aux enfants et aux vieillards, aux personnes mal portantes, faibles et délicates, aux convalescents, etc.

Du pain bis. — Le pain bis est généralement composé avec la farine de froment moins épurée, et avec des farines de blé et de seigle (*méteil*), ou de blé et d'orge (*mouture*) mélangées dans une proportion qui n'est pas toujours la même. Ce pain est celui qui est habituellement consommé par les ouvriers. Il est d'une qualité très-variable, quelquefois assez blanc comme du pain de froment, d'autre fois brun comme du pain d'orge.

Il convient aux individus robustes, mais non aux personnes délicates affectées de maux d'estomac habituels.

Des autres espèces de pain. — La *farine de seigle* est souvent associée en petite quantité à la farine de froment dans le *pain de ménage;* ce mélange a l'avantage de le rendre plus frais. Elle est rarement employée pure.

Il en est de même du *pain d'orge,* dans lequel il entre ordinairement une certaine quantité de farine de froment. Le pain de farine d'orge pure n'est guère consommé que dans les campagnes; il est lourd, compacte et grossier.

On peut en dire autant du *pain de maïs*, et en particulier du *pain de sarrasin*, qui est de tous le plus lourd, le plus difficile à digérer et le moins nourrissant.

Quant au *pain d'avoine,* il est grossier mais sain, et il peut être rangé pour ses qualités à côté du pain de froment. Il est d'un usage très-rare.

On fait quelquefois entrer dans le pain une certaine

quantité de *pommes de terre* réduites en farine, ou mieux, simplement cuites et écrasées. Cette addition, faite avec mesure, rend le pain plus frais mais plus compacte. Un excès de pommes de terre rendrait le pain pâteux, gras et massif, et par suite indigeste.

En résumé, le *pain blanc*, uniquement composé de farine de froment, de bonne qualité, médiocrement blutée, bien levé et bien cuit, est le meilleur de tous les pains, le mieux approprié à la santé. Il est à désirer qu'il puisse se répandre et devenir facilement accessible à toutes les classes d'individus.

Après le pain blanc, vient le *pain bis* ou le pain composé avec les farines de seigle, d'orge, de maïs, associées à la farine de froment, qui devrait toujours être en proportion plus considérable. Ce pain, d'un prix moins élevé, est à la portée de toutes les bourses. Il est moins délicat que le pain blanc, mais il est substantiel et *tient au corps*, comme on le dit dans les campagnes. Il convient mieux que ce dernier pour les ouvriers robustes, qui travaillent tout le jour en plein air et au soleil.

2° *Des pâtisseries.*

Les *pâtisseries* se font avec les farines ou fécules, les œufs, le beurre, la graisse, le lait, la crème, le sucre associés en proportions très-variables. On doit les distinguer en plusieurs catégories.

1° Les pâtisseries *dures, sèches* et *compactes*, où il n'entre que *très-peu de beurre*, *pressées* et *foulées* de manière à les réduire en gâteaux durs, minces et piqués, auxquels on donne le nom d'*échaudés* dans certaines localités. Ces gâteaux sont difficiles à mâcher, et par suite d'une digestion pénible pour ceux qui n'ont pas de bonnes dents.

2° Les pâtisseries où il entre *beaucoup de beurre* que l'on dispose souvent par couches en pétrissant. Ce sont : les *pâtés* et les *gâteaux de ménage*, les *brioches*, les *vol-au-vent*, les *tourtes grasses* ou *tourtes aux fruits, aux confitures*, enfin tous les *feuilletés*. Ces pâtisseries sont généralement lourdes; mangées fraîches et en grande quantité, elles occasionnent souvent des indigestions. Les personnes délicates doivent s'en abstenir; et, en fait de *friandises*, ce sont celles qui conviennent le moins aux enfants; on ne devrait jamais les leur accorder.

3° Les pâtisseries où il entre *beaucoup de jaune d'œuf*, comme les *choux*. Celles-ci sont moins lourdes que les *feuilletés;* mais comme elles se mangent toujours très-fraîches, leur nature grasse et compacte les rend encore d'une digestion assez difficile.

4° Les pâtisseries désignées vulgairement sous le nom de *petit four*. Elles sont presque exclusivement composées de sucre, blanc d'œuf, pâte d'amandes, lait et crème, différemment associés aux fécules. Sèches et cassantes sous la dent, elles s'humectent facilement. De ce nombre sont les *macarons*, les *boutons*, les *croquettes*, les *gaufres*, etc.

5° Enfin les pâtisseries où il n'entre que des œufs, et particulièrement des *blancs d'œufs battus avec du sucre en poudre et un peu de fécule*, de sorte qu'après la cuisson, elles sont légères, souples et poreuses. Ce sont : les *biscuits*, les *gâteaux de Savoie*, les *méringues*, etc.

Ces pâtisseries et les précédentes sont faciles à digérer. On ne devrait jamais en donner d'autres aux enfants.

II.

DES ALIMENTS GRAS.

Les *aliments gras* comprennent : 1° les *bouillons* et *potages gras*; 2° les *viandes* ou *aliments gras proprement dits*.

1° *Des bouillons et potages gras.*

Il n'est pas d'aliments plus importants, mieux appropriés en général à nos besoins de nourriture que les bouillons et les potages gras, ou le *pot au feu*, composé avec la *viande de bœuf* (la *culotte* ou la *poitrine*), un peu de jarret de veau, des légumes (*carottes, choux-pommes, navets, poireaux*), enfin quelques carottes ou oignons brûlés, du caramel, destinés à donner au bouillon du ton et de la couleur.

Le *bouillon gras* ainsi préparé, bien consommé, de manière à s'épaissir en gelée lorsqu'il est froid, constitue un aliment agréable, excellent pour tout le monde, mais particulièrement utile aux personnes délicates affectées de maux d'estomac, aux convalescents, etc. Le matin, en attendant le déjeuner ou premier repas principal, un bon potage gras est un des meilleurs accessoires auxquels on puisse recourir; et, en tout cas, il est essentiel et indispensable au dîner.

Le *bouillon de veau* pur et simple est un aliment léger et rafraîchissant, un peu laxatif. Il convient au début de la convalescence des longues maladies, de celles surtout dans lesquelles l'estomac et les intestins ont été violemment affectés.

Le *bouillon de poulet* offre à peu près les mêmes qualités que le bouillon de veau, si ce n'est qu'il est plus agréable et plus savoureux. On l'associe souvent à ce dernier pour les personnes délicates ou convalescentes.

Les *gelées de viande* ne sont que des bouillons de bœuf et de veau très-consommés et plus substantiels.

Enfin la *soupe au lard* est la soupe grasse ordinaire des ouvriers, particulièrement dans les campagnes. Préparée avec du *lard salé* seul, sans addition de bœuf, elle constitue un aliment bien inférieur au bouillon fait avec cette dernière viande. Elle ne convient qu'aux personnes robustes adonnées à des travaux corporels actifs. Elle est nuisible aux individus qui ont l'estomac délicat, des digestions pénibles, à ceux qui sont habituellement échauffés.

Les potages gras faits avec d'*autres viandes*, telles que le *mouton*, le *corbeau*, sont peu employés, tant à cause de leur goût que de leur qualité.

2° *Des viandes ou aliments gras proprement dits.*

Des différents modes de préparation des viandes.

Des viandes simplement apprêtées.

Des viandes bouillies. — Les viandes bouillies, comme le bœuf ou *bouilli* et la *poule au pot*, se digèrent assez facilement. Au dîner, elles viennent naturellement après le potage gras qu'elles ont servi à préparer. Ces viandes bien cuites, souples et faciles à broyer, conviennent particulièrement aux jeunes enfants qui ont besoin d'une nourriture molle et peu stimulante, et aux vieillards qui n'ont plus de dents pour mâcher les aliments fermes et tenaces.

Le *porc salé* bouilli ou cuit dans la soupe forme la partie essentielle de la nourriture des ouvriers des campagnes. C'est un aliment nourrissant qui stimule l'appétit et fait manger beaucoup de pain, mais trop gras, ou dur et difficile à broyer, il est lourd et indigeste. Mangé avec le pain bis ou le pain d'orge, le lard bouilli ne peut être supporté que par les fortes constitutions, par les robustes travailleurs des champs, toujours au grand air et au soleil.

Des viandes grillées ou rôties. — Les viandes *sèches* grillées sur les charbons ardents ou rôties devant le feu et au four, sont de toutes les plus simples à faire cuire, les plus saines et les plus nourrissantes.

Les premières, réduites en tranches minces, bien pénétrées par la cuisson et *rissolées* sur leurs deux faces, sont généralement les plus digestibles.

Viennent ensuite les rôtis à l'air renouvelé devant le feu, et enfin les rôtis au four.

Ainsi apprêtées, les viandes et notamment les *viandes noires* sont très-stimulantes. Elles sont destinées aux individus dans la force de l'âge qui sont soumis à des fatigues répétées, à des travaux assidus, à ceux qui sont doués d'un bon appétit, qui ont de bonnes dents et un bon estomac. On les conseille en particulier, et d'une manière exclusive, aux personnes débilitées dont le sang est appauvri, aux jeunes filles de 15 à 18 ans, qui ont les *pâles couleurs*.

Elles sont contraires aux personnes excitables et très-nerveuses, aux sanguins surtout, sujets à des pesanteurs de tête, à des étourdissements. Les viandes *blanches* rôties, le veau ou le poulet leur conviennent mieux, ainsi qu'à ceux qui souffrent habituellement du ventre, qui ont de la constipation et des coliques.

Des viandes cuites dans leur jus. — Les viandes cuites dans leur jus, sont celles que l'on fait cuire lentement et à l'*étouffée*, avec addition d'un peu d'eau et de beurre. Ces viandes, dorées dans la casserole, ont à peu près les qualités de celles qui sont rôties au four. Servies presque sèches, ou avec du *jus*, comme le *fricandeau*, elles sont généralement bien digérées.

Des viandes apprêtées à des sauces plus ou moins composées; des ragoûts; etc.

Sous cette dénomination nous comprenons : 1° les *sauces blanches* ou à peine rousses et peu épicées, comme la *fricassée de poulet*, la *blanquette*, la *gibelotte*, etc.; 2° les *sauces piquantes* fortement assaisonnées, vinaigrées et épicées; 3° les *ragoûts proprement dits*, *sauces noires* ou au *beurre noir*, comme le *civet de lièvre*, etc.; 4° les *salmis* dans lesquels il entre une certaine quantité de vin blanc, les *salmis d'oie*, *de canard*, par exemple.

Les viandes apprêtées à ces différentes sauces sont en général lourdes et indigestes; longtemps continuées elles amèneraient une irritation de l'estomac avec des aigreurs, des *rapports*. On a presque constamment des rapports après les salmis. Toutes les personnes délicates ou convalescentes, les enfants et les vieillards doivent éviter l'usage des ragoûts; ces mets ne peuvent être supportés sans inconvénient que par les individus bien portants dont les occupations sont actives. Il faut établir ici une distinction en faveur des viandes apprêtées au *blanc* ou à la *sauce blanche;* moins épicées, elles sont plus faciles à digérer que les autres, et bien préférables, surtout pour les personnes auxquelles conviennent les viandes blanches.

Des différentes espèces de viandes.

On divise habituellement les viandes en *viandes noires* et *viandes blanches*. Les premières comprennent : le *bœuf*, le *mouton*, le *chevreuil*, le *lièvre*, etc. ; elles sont très-nourrissantes, toniques et stimulantes; rôties et grillées, elles conviennent aux constitutions affaiblies.

Les secondes, le *veau*, le *poulet*, la *dinde*, etc., plus douces, moins excitantes, plus tendres et plus digestibles, sont bonnes pour tous les individus, et en particulier, comme nous l'avons déjà dit à propos des viandes rôties, pour les vieillards, les femmes et les enfants, etc.

— On distingue encore les viandes : en *viandes légères* ou de *facile digestion*, et en *viandes lourdes* ou *indigestes*. Aux premières correspondent les viandes simplement apprêtées, et surtout les viandes blanches. Aux secondes se rapportent la *viande de porc*, les *rognons de mouton*, le *foie de veau*, l'*oie* et le *canard*, etc. — Enfin on peut classer les viandes ainsi qu'il suit : 1° les *viandes de boucherie* ; 2° les *viandes de petite boucherie* ; 3° les *viandes de charcuterie* ; 4° les *viandes de basse-cour* ; 5° les *viandes de gibier* ; 6° enfin les *viandes conservées*. C'est l'ordre que nous allons suivre pour les passer en revue.

Des viandes de boucherie.

Ce sont les viandes de *bœuf*, de *mouton*, d'*agneau*, de *veau*, de *porc frais*.

De la viande de bœuf. — C'est elle qui sert essentiellement pour le pot au feu, comme nous l'avons dit. Grillé sur les charbons ardents, le filet de bœuf, coupé par tranches et mariné, constitue le *bifteck* ; un morceau de bœuf rôti forme le *rosbif* ; ces deux mets sont en grande réputation parmi les Anglais. Cuit dans son jus, sur le fourneau ou au four, avec un peu de beurre et quelques légumes, tels que des carottes, le bœuf désigné dans cet état sous le nom de *bœuf à la mode* est une préparation très-usitée dans les classes ouvrières. Qu'elle soit rôtie, grillée ou cuite dans son jus, la viande de bœuf forme un mets très-nourrissant, bon pour les personnes adonnées à des travaux pénibles, pour celles qui sont débilitées.

Nous pouvons en dire autant du *mouton*, à l'état de *côtelettes* ou de *gigot rôti*.

Les *viandes* d'*agneau* et de *veau* rôties ou cuites dans

leur jus sont plus douces et plus digestibles; elles sont utiles, en général, aux personnes sanguines, bilieuses ou nerveuses, tandis que les précédentes conviennent mieux aux lympathiques.

Le *maigre de porc frais,* comme le filet de porc rôti, la grillade simple, constitue un aliment succulent, agréable et assez facile à digérer; il n'en est pas ainsi lorsque le lard est associé au maigre. Dans cet état, rôti et mangé chaud, le porc est très-indigeste.

Des viandes de petite boucherie.

On désigne sous le nom de *petite boucherie* ou de *triperie,* les entrailles ou viscères, tels que les *poumons* ou le *mou*, le *cœur* et le *foie*, etc., à l'ensemble desquels on donne vulgairement le nom de *courée.* Il faut y ajouter : la *cervelle,* les *riz de veau,* la *rate,* les *rognons,* l'estomac du veau ou *gras double*, les intestins ou *boyaux*, etc.

A l'exception de la cervelle et des riz de veau, toutes ces viandes, d'ailleurs nourrissantes, sont en général lourdes et indigestes. Elles sont compactes, dures ou difficiles à broyer, et on les apprête d'ordinaire à des sauces piquantes, relevées de goût et épicées. Elles ne peuvent convenir qu'aux personnes bien portantes.

Des viandes de charcuterie.

La *charcuterie* se compose essentiellement de viande de porc sous toutes les formes : *boudin, saucisses, andouilles, jambon, pâté, rillettes, patins,* etc.

Ces mets, en général salés et épicés, stimulent l'appétit et sont très-recherchés par les ouvriers, dans les grandes villes, en particulier. Destinés uniquement à former un repas, ces aliments, naturellement lourds et échauffants, constituent une mauvaise nourriture, qui ne profite pas à la santé comme celle que l'on compose avec les viandes de boucherie simplement apprêtées.

Des viandes de basse-cour.

Les *viandes* de *basse-cour* ou de *volailles* sont : la *poule*, la *dinde*, l'*oie*, le *canard*, etc. Les premières appartiennent aux viandes blanches et constituent des aliments légers et agréables, bons pour les personnes délicates ou convalescentes; les dernières sont des viandes noires, lourdes et indigestes, surtout à l'état de *salmis*.

Des viandes de gibier.

Le *chevreuil*, le *sanglier*, le *lièvre*, le *lapin*, les *perdrix*, la *caille*, etc., fournissent des aliments de qualités différentes : la viande des premiers est noire, dure et résistante ; pour être attendrie, elle a besoin d'être conservée au *crochet* et de mariner dans l'huile ou le vinaigre ; elle est nourrissante et tonique. Tout en ayant la qualité des viandes blanches, les autres possèdent en outre une propriété stimulante, un peu échauffante, inhérente au gibier ou à la *venaison*.

Des conserves d'aliments gras.

Les *viandes conservées*, desséchées, fumées ou salées, enfermées dans l'huile ou dans des boîtes métalliques bien soudées, etc., forment des aliments un peu échauffants et toujours assez difficiles à digérer. Elles ne peuvent remplacer qu'imparfaitement les viandes fraîches.

A l'exception du *lard salé* et de différents produits de la viande de porc (jambon, rillettes, etc.), dont l'utilité est bien reconnue dans les ménages, la conservation des aliments gras, celle des viandes, par exemple, qu'on peut se procurer fraîches à toutes les époques de l'année, n'intéresse pas les particuliers ; il en est de même des bouillons, potages, etc. Ces conserves en grand sont particulièrement destinées à la marine, pour les grandes embarcations et les voyages de long cours.

III.

DES ALIMENTS MAIGRES.

Les *aliments maigres* sont très-nombreux ; les uns fournis par les animaux, les autres par les plantes. On peut les classer de la manière suivante : 1° les *soupes maigres ;* 2° le *lait* et ses dérivés ; 3° le *poisson ;* 4° les *œufs ;* 5° les *légumes ;* 6° les *fruits ;* 7° enfin les *conserves*.

1° *Des bouillons et potages maigres.*

Les bouillons et les soupes maigres se préparent avec l'eau douce et potable, assaisonnée de beurre ou d'huile (*panade simple*), ou dans laquelle on fait cuire en sus différentes espèces de légumes dont ils conservent le nom (*soupes aux choux, à l'oseille, etc.*), ou enfin avec le lait (*soupe au lait*). Le pain et les pâtes alimentaires, telles que le vermicelle, la semouille, etc., sont indifféremment employés dans la composition des potages maigres comme dans celle des potages gras.

De la Panade.

Le potage maigre le plus simple de tous est la *panade à l'eau* et *au sucre,* qu'on donne comme premier aliment aux enfants à la mamelle; c'est en même temps le plus léger, le moins nourrissant. En remplaçant le sucre par le beurre et une certaine quantité de sel, on a la *panade simple ordinaire,* qui constitue un bon aliment lorsqu'elle est bien préparée. Les panades composées sont celles que l'on fait avec le lait, et les différents légumes.

Des gruaux. — A la suite de la panade, nous devons mentionner ici les potages que l'on obtient en faisant cuire au beurre, le *riz*, la *semouille*, le *vermicelle*, etc., et auxquels on donne le nom de *gruaux au beurre.* Ainsi préparés, ils sont légers, rafraîchissants, bons pour les convalescents ou les personnes échauffées.

Ces préparations ne sont pas assez répandues, on leur préfère souvent à tort les *gruaux au lait,* qui sont moins faciles à digérer.

Des gaudes. — On donne ce nom à des espèces de bouillies composées avec les farines de sarrasin, de maïs, et qui dans beaucoup de départements servent à la nourriture des ouvriers, dans les campagnes en particulier. Ces bouillies, apprêtées à l'eau simple ou à l'eau et au sucre, au beurre, et plus ordinairement au lait, sont échauffantes et indigestes; elles ne peuvent convenir qu'aux personnes fortes et bien portantes, qui se livrent à de grands travaux. Elles sont plus légères au beurre et surtout au sucre. En tout cas, au moment de les manger, on verse dessus du lait froid qui remplace le bouillon dans cette sorte de potage.

On peut faire griller les *gaudes* ou les faire cuire sur une plaque en fonte, placée sur le feu à une chaleur convenable : c'est ainsi qu'on prépare les *galettes de sarrasin.* Minces, trouées et bien cuites, dorées et rissolées sur leurs deux faces, graissées avec du beurre au sortir de la *galetoire*, ces galettes sont un aliment agréable et en général bien digéré. Dans certains départements de la France, notamment la Mayenne, l'on mange beaucoup de galettes de sarrasin; celles-ci, épaisses et consistantes comme un tourteau, sont cassées par morceaux et trempées dans du lait, en guise de soupe.

Des Soupes aux légumes.

On peut les partager en 3 groupes : 1° celles que l'on fait avec les *feuilles* ou les *parties vertes* des plantes; 2° celles où on n'emploie que les *racines* ou les *tubercules;* 3° enfin les soupes composées avec les *fruits mûrs* ou les *graines sèches.*

Ces différentes soupes sont agréables, d'une digestion facile, en général plus ou moins nourrissantes, et elles ont l'avantage de pouvoir se varier beaucoup.

Les plus légères sont celles que l'on fait avec les parties vertes : avec les différentes *espèces de choux* (*chou vert, chou de Milan, chou-pomme*, etc.); avec l'*oseille*, le *cerfeuil* et le *poireau* (*soupe aux herbes*); enfin avec les *haricots verts*, les *petits pois*, etc.

Les premières sont un peu venteuses, quant à la seconde, elle est rafraîchissante et légèrement laxative; les troisièmes sont douces et saines pour tout le monde.

Les *soupes aux racines* préparées avec les pommes de terre, les carottes, les navets, etc., sont les plus nourrissantes, celles qui rendent le plus de services dans les classes ouvrières, pendant l'hiver.

La *soupe à l'oignon*, si souvent employée à défaut de toute autre et pour plus d'expédition, n'est pas mal supportée par les personnes bien portantes, mais elle est venteuse et indigeste pour les estomacs délicats.

Enfin, les *soupes à la courge* ou *au potiron*, aux *haricots secs*, aux *lentilles*, etc., sont d'un usage fréquent. Les premières sont adoucissantes et rafraîchissantes, bonnes pour les personnes nerveuses, toujours excitées. Les *soupes aux haricots*, etc., sont plus nourrissantes et conviennent mieux aux ouvriers qui supportent de grandes fatigues : elles ont l'inconvénient d'être venteuses.

Dépourvues de leur enveloppe (qui les rend indigestes, comme les haricots, pour certaines personnes), et réduites en purée, les *lentilles* servent encore à préparer une sorte de potage, la *purée aux croutons*.

Des Potages au lait.

Comme nous l'avons vu, le lait est souvent ajouté en certaine quantité aux différentes soupes ou panades; employé seul au lieu d'eau, il forme la *soupe au lait*. Si au lieu de pain on se sert de riz, de vermicelle, de semouille, etc., on obtient les *gruaux au lait*, dont nous avons parlé.

Enfin, si on remplace les gruaux par les farines ou fécules, telles que les farines de froment, d'orge, de pommes de terre, etc., on a les *bouillies* proprement dites, bonnes pour les personnes délicates, pour les nourrices, et avant tout, pour l'alimentation des jeunes enfants.

Tous ces potages au lait sont nourrissants et adoucissants; ils conviennent aux personnes nerveuses, sédentaires, à celles qui ont la poitrine faible, aux enfants; mais ils ne constituent pas une nourriture assez forte pour les ouvriers et les artisans.

Du chocolat. — Le chocolat à l'eau ou au lait est d'un usage très-répandu; il est légèrement tonique et très-nourrissant. Il convient en particulier aux personnes sédentaires, à tous ceux qui sont d'un tempérament mou, aux vieillards. Les jeunes gens et les enfants doivent en user modérément. Avec les potages gras, il n'est en général rien qui soutienne mieux les forces qu'un bon potage au chocolat, préparé avec le lait.

Le breuvage au lait que l'on fait dans les classes peu aisées avec l'enveloppe ou l'*écorce du cacao*, est peu nourrissant ; il est sain d'ailleurs, mais un peu resserrant.

Du café au lait. — Le potage composé avec le café au lait, est d'un usage général dans les villes, parmi les ouvriers eux-mêmes, et surtout parmi les femmes de toutes les conditions. C'est un aliment léger et de facile digestion, mais relâchant et moins nourrissant que le chocolat. Son abus, contre lequel on doit s'élever, est préjudiciable aux personnes lymphatiques, aux filles qui ont des *pâles couleurs*, aux femmes qui sont affectées de *pertes blanches*, etc.

Il peut être bon pour les individus à constitution frêle et sèche, qui sont habituellement constipés. Il est quelquefois utile aux vieillards ; on voit des femmes très-âgées, qui ne prennent pas d'autre nourriture que du café au lait, et qui se soutiennent ainsi depuis plusieurs années.

2° *Du lait.*

Les différentes espèces de *lait*, celui de vache en particulier, sont précieuses pour l'alimentation.

Le lait pur bouilli et sucré est un aliment doux et pectoral, plus facile à digérer que lorsqu'il est pris froid ou à peine chaud.

Comme nous l'avons dit, en parlant des potages, le laitage convient en général aux personnes nerveuses, à constitution sèche, aux individus maigres dont la poitrine est délicate, aux enfants, etc. Il est contraire aux personnes grasses, à chair molle, à celles qui sont affaiblies; aux ouvriers qui se livrent à des travaux manuels très-actifs.

C'est avec le lait qu'on obtient la *crème*, le *beurre* et les *fromages*.

De la crème.

La crème est un aliment agréable, mais un peu indigeste, habituellement employé comme assaisonnement.

Du beurre.

Le beurre frais est plus facile à digérer que le beurre salé ; mangé avec le pain, c'est un bon aliment maigre pour les personnes robustes; mais il devient indigeste, surtout en tartines rôties, pour les personnes délicates ou souffrantes.

Des fromages.

Les fromages sont de deux sortes : les uns, *fermentés*, comme le *fromage de ménage* ou *fromage fort*, ceux de *Gruyère*, de *Rocfort*, de *Brie*, de *Chester*, d'*Alençon*, de *Marol*, etc. ; les autres, tels que le *fromage à la crème*, le *fromage blanc*, le *fromage de Neufchâtel*, etc., ne sont pas fermentés.

Les premiers, chauds et excitants, sont irritants et indigestes pour les femmes, les enfants, et les personnes naturellement délicates ou nerveuses. Pris à titre d'accessoires, à la fin du repas, ils facilitent et activent la digestion : de là, le proverbe qui fait du fromage le *balai de l'estomac*. En général, les *fromages fermentés* ne peuvent convenir, comme aliment principal d'un repas, qu'aux ouvriers robustes qui travaillent au grand air et qui mangent beaucoup de pain.

Les *fromages non fermentés* ont des qualités opposées aux précédents. De nature froide, ils sont bons pour les tempéraments vifs, sanguins ou bilieux, chez lesquels toutes les fonctions s'accomplissent facilement.

3° *Du poisson.*

La chair des *poissons* est moins nourrissante que celle des autres animaux; elle est aussi, en général, plus difficile à digérer pour les personnes délicates ou convalescentes, et d'autant plus qu'elle est plus compacte, plus grasse et plus gélatineuse, que les poissons sont plus gros.

On les divise en *poissons d'eau douce* et en *poissons de mer.*

Les poissons d'eau douce les plus estimés sont : la *Truite,* le *Brochet,* l'*Anguille,* etc., dont la chair est d'une digestion moins facile, la *Perche,* la *Carpe,* le *Gougeon,* etc., qui sont plus légers.

Parmi les poissons de mer, on doit aussi établir une distinction. Le *Merlan,* la *Limande,* la *Sole,* la *Raie,* la *Morue fraîche, non salée,* ou *Cabillaud,* etc.,sont légers, plus faciles à digérer même que le poisson d'eau douce; les autres, de nature indigeste, sont : le *Saumon,* le *Thon,* le *Maquereau,* etc.

Les poissons de mer *salés,* tels que les *Harengs,* les *Sardines,* les *Maquereaux,* la *Morue,* etc., ont la chair dure et dense, et par suite sont difficiles à digérer.

Les poissons cuits sur le gril, ou grillés, sont les meilleurs; viennent ensuite ceux qu'on fait cuire dans l'eau, avec un peu de sel et des assaisonnements aromatiques, *thym*, *sarriette*, *persil*, etc. La friture est toujours plus ou moins indigeste. Les matelottes et court-bouillons où il entre du vin sont aussi plus ou moins lourds.

Des poissons il faut rapprocher les *Huîtres cuites* et les *Huîtres fraîches*, les *Moules*, les *Langoustes*, les *Homards*, les *Crevettes*, les *Écrevisses*, etc. Les huîtres cuites sont très-indigestes; il n'en est pas de même des huîtres fraîches, elles sont faciles à digérer. On peut en manger en assez grande quantité sans être incommodé. Les moules sont de mauvais aliments; dans certaines conditions, ils déterminent un véritable empoisonnement. Enfin les homards, les écrevisses, etc., ont une chair rouge, dure, dense et serrée, susceptible d'occasionner des indigestions.

4° *Des œufs.*

Les *œufs* forment une partie très-importante de la nourriture maigre. Ils sont d'autant meilleurs qu'ils sont plus frais. En les plongeant dans l'eau bouillante pendant trois minutes, on obtient les *œufs à la coque, laiteux;* c'est une préparation prompte et saine qui peut convenir aux personnes délicates ou convalescentes. Viennent ensuite les *œufs sur le plat* avec du beurre frais, et cuits de manière à ne pas être durs.

Les *œufs pochés* ou au *jus* constituent un aliment bon et nourrissant.

Les *omelettes* simples et les *œufs brouillés* sont assez faciles à digérer. Quant aux *œufs frits* ou au *beurre noir*, ils sont indigestes comme les fritures.

Les *œufs durs* apprêtés à différentes sauces, à la sauce blanche, à l'oseille, en vinaigrette, les *œufs à la tripe*, etc., sont tous plus ou moins échauffants, mais une fois digérés ils apaisent la faim pour longtemps. Ils ne peuvent convenir aux personnes délicates ou convalescentes.

Les *œufs au lait* et les *crèmes sucrées* sont en général bien digérés par les personnes fortes et bien portantes; ils sont lourds et indigestes pour ceux qui sont sujets aux coliques ou relâchements du ventre. On ne doit les accorder aux convalescents qu'avec beaucoup de réserve.

5° *Des plantes potagères ou des légumes.*

Des légumes qui se mangent ordinairement cuits.

Les légumes de ce genre sont : des *herbes potagères*, ou parties vertes, herbacées, telles que des *jeunes tiges* ou *pousses*, des *feuilles*, des *fleurs* et des *fruits verts*; des *racines* et des *tubercules*; des *fruits mûrs* et des *graines ou grains secs*; enfin des *champignons*.

Des herbes ou parties herbacées.

Les légumes herbacés sont peu nourrissants, mais en général faciles à digérer et susceptibles d'être donnés aux convalescents, lorsqu'ils sont simplement apprêtés. Ils peuvent se partager en deux sections : ceux qui sont constitués par les feuilles, les tiges vertes et les fleurs, et ceux qui sont fournis par les fruits ou grains verts, encore herbacés.

—Les premiers sont : l'*oseille*, l'*épinard*, les *choux*, l'*asperge;* ajoutons le *céleri*, l'*artichaut*, la *chicorée*, la *laitue*, etc., qui se mangent tout à la fois cuits et crus.

L'*oseille* est rafraîchissante et relâchante; elle est habituellement employée comme garniture des mets gras ou maigres. Elle est nuisible aux personnes sujettes aux aigreurs, aux coliques, à celles qui ont la pierre ou la gravelle, aux nourrices.

L'*épinard* apprêté au sucre est un aliment très-léger, qu'on peut donner sans inconvénient aux convalescents.

Les *différentes espèces de choux* (*chou-vert*, *chou de Milan*, *chou de Bruxelles*, *chou-pomme*. *chou-fleur*, etc.) ne sont de bons aliments que pour les personnes robustes; ils sont indigestes et très-venteux. Il faut cependant en excepter le *chou-fleur*, qui se digère très-vite, mais qui est peu nourrissant.

On prépare avec les choux la *choucroute*, fort goûtée dans le nord de la France. C'est un mauvais aliment, peu nourrissant, lourd et irritant.

L'*asperge* est un aliment sain et facile à digérer; mangée à la sauce blanche, on la permet aux convalescents.

Le *cardon cuit* est un aliment agréable, plus facile à digérer que le *céleri cuit*.

L'*artichaut cuit* est doux et bon pour les convalescents. Enfin la *chicorée* et la *laitue cuites* sont peu nourrissantes, mais faciles à digérer.

—Les légumes herbacés de la seconde section appartiennent pour la plupart aux *herbes légumineuses*, ce sont: les *pois verts* ou *petits pois*, les *haricots verts* ou *en aiguilles*, les *haricots en grain jeunes et tendres*, enfin les *fèves nouvelles*.

Tous ces légumes sont un peu venteux, mais d'ailleurs excellents, nourrissant bien et se digérant assez facilement, lorsqu'ils sont convenablement apprêtés.

Nous devons encore mentionner ici le *concombre*, qui est mangé avant sa maturité, vert ou blanchi, cuit ou cru; dans ce dernier état il est froid et indigeste; c'est un très-mauvais aliment qu'on ne devrait jamais employer.

Des racines et des tubercules.

Ce sont: la *rave*, le *navet*, la *carotte*, la *betterave*, le *scorsonnère* et le *salsifix*, le *radis*, l'*oignon*, la *pomme de terre* et le *topinambour*.

La *rave*, le *navet*, la *carotte* et la *betterave*, qui se mangent toujours cuits, ne sont des légumes faciles à digérer que lorsqu'ils sont jeunes et tendres. La carotte et la betterave, douces et sucrées, sont assez digestibles, surtout la première, lorsqu'elle est réduite en purée. Les carottes et les navets sont employés dans la préparation des bouillons de veau ou *bouillons pectoraux*.

Le *scorsonnère* et le *salsifix* sont un peu venteux, mais d'ailleurs doux et assez faciles à digérer.

Les *radis* et les *petites raves* se mangent crus; ces dernières sont lourdes et échauffantes, moins cependant que le *radis* et le *raifort*.

L'*oignon*, le *poireau*, l'*ail*, etc., mangés crus, sont très-indigestes. Dans le midi de la France, on fait un grand usage de l'*ail* comme stimulant; cuits, les *oignons* sont venteux et donnent des renvois.

Enfin de tous ces légumes, le plus précieux, le tubercule par excellence, c'est la *pomme de terre*. Agréable et nourrissante, elle peut se manger seule, cuite simplement au four, sous la cendre ou dans la marmite avec très-peu d'eau; ou bien fricassée au lait, sautée au beurre ou frite; enfin, en garniture ou associée aux aliments gras, dont elle modère les qualités stimulantes, pour les personnes sanguines.

La pomme de terre *frite* est, comme les fritures, indigeste et un peu échauffante.

La pomme de terre est une précieuse ressource pour les campagnes. Dans les années de disette, on peut en faire du pain avec une certaine quantité de farine de froment.

Le *topinambour*, qui se rapproche pour le goût du cul d'artichaut, est un mêts peu agréable et pourtant facile à digérer.

Des fruits mûrs et des grains secs.

Ce sont : la *courge* et le *potiron*, le *melon*, les *haricots secs* ou *en grain*, les *lentilles*, les *fèves*, etc.

La *courge* et le *potiron* se mangent en soupe ou fricassés; ils sont faciles à digérer, et rafraîchissants durant les chaleurs de la fin de l'été. Ils sont contraires aux personnes disposées aux vents et au dévoiement.

Le *melon* dont nous parlons ici, bien qu'il appartienne peut-être davantage aux fruits qu'aux légumes, est un aliment agréable et rafraîchissant, lorsqu'il est sucré et fondant, comme le *cantaloup de Paris* ou le *prescott*. Il apaise la soif et convient dans les grandes chaleurs. Il est contraire aux personnes dont les digestions sont lentes et difficiles, dont le ventre est facile à relâcher.

L'abus des melons est préjudiciable; il peut amener ou favoriser le développement de la diarrhée et de la dysenterie. Seuls ils ne peuvent servir à composer les repas, au moins les repas principaux, comme cela se pratique si souvent dans la classe ouvrière.

Les *haricots secs*, les *lentilles* et les *fèves*, sont des mets nourrissants, mais indigestes et très-venteux. Ils ne sont bons que pour les individus qui ont des occupations actives au grand air. Les *fèves* sont un peu resserrantes. Dépouillés de leur enveloppe, et réduits en purée, comme la purée de lentilles, ces grains sont d'une digestion beaucoup plus facile.

Des champignons.

Parmi les *champignons* ceux qui ne sont pas un poison sont lourds et indigestes. La *morille*, facile à reconnaître par tout le monde, peut seule être mangée communément. Quant aux autres, le moyen le plus sûr est de n'employer que le champignon cultivé sur *couche*, ou *agaric comestible*.

Dans le cas où on aurait mangé des champignons suspects, il faudrait se hâter de remédier aux premiers accidents d'empoisonnement.

Des légumes qui se mangent habituellement crus, ou des salades.

Nous avons déjà mentionné quelques légumes de cette catégorie, tels que les *artichauts*, le *céleri*, la *laitue*, la *chicorée*, etc.; ajoutons ici les autres herbes potagères, qui se mangent communément en *salade*; ce sont : l'*escarole*, le *pissenlit*, le *cresson*, le *pourpier*, la *mâche* ou *bourcette*, etc.

Les salades de *laitue* et de *bourcette* sont les plus légères; celles de *chicorée* et de *pissenlit*, un peu amères, sont rafraîchissantes. Les salades de *cresson* et de *pourpier* sont également rafraîchissantes, mais assez difficiles à digérer. Celle de *céleri* est échauffante et indigeste.

Les salades peuvent encore être composées avec quelques-uns des légumes cuits dont nous avons parlé, tels que les *haricots*, la *pomme de terre*, la *betterave*, etc. Enfin, on fait aussi avec les viandes bouillies, le veau, le bœuf ou *bouilli*, des espèces de salades ou de *vinaigrettes*.

Les salades sont en général plus ou moins indigestes, et ne conviennent bien qu'aux personnes robustes, qu'aux jeunes gens, aux sanguins et aux bilieux, à tous ceux enfin qui ont un tempérament chaud, qui ont besoin de rafraîchissants. Les convalescents et les personnes délicates ne doivent pas en user.

6° *Des fruits.*

Les *fruits* sont, en général, des aliments peu nourrissants, mais agréables au goût, désaltérants et rafraîchissants. Ils sont ordinairement employés aux repas comme accessoires, comme dessert, dans les classes aisées; les ouvriers s'en servent quelquefois uniquement pour manger avec le pain, et composer au moins en partie leur nourriture.

Nous les diviserons simplement en *fruits crus* et *fruits cuits*.

Des fruits crus.

Les fruits crus se distinguent en *fruits charnus* et *fruits secs*.

Des fruits charnus.

Les fruits charnus se rapportent à trois catégories : 1° les *fruits acides* (*oranges, citrons, cerises, groseilles*, etc.); 2° les *fruits de nature froide* (*fraises, framboises, pêches, prunes, abricots, poires, raisins, melons*, etc.); 3° les *fruits âpres, astringents* ou *resserrants* (*nèfles, cormes* ou *sorbes, coings*, etc.).

1° Les *fruits acides*, bien mûrs, sont peu nourrissants, mais désaltérants et rafraîchissants; ils font beaucoup uriner. Bons, durant la saison chaude, à toutes les personnes bien portantes, sanguines ou bilieuses, ils sont contraires aux vieillards, à ceux qui ont des coliques, qui toussent. Ils servent à préparer des limonades, ou boissons acidules agréables, des conserves, des gelées ou confitures; la gelée de groseilles, en particulier, est la plus répandue; on la donne souvent sans inconvénient aux convalescents.

2° Les *fruits de nature froide* sont les plus recherchés pour leur goût et leur parfum; ils sont nourrissants et rafraîchissants, mais pris en grande quantité, ils peuvent occasionner des indigestions. Plus encore que les précédents, ils sont nuisibles aux vieillards et aux individus dont l'estomac est froid et les digestions lentes. Ces observations s'appliquent surtout aux *melons*.

Les *raisins* font exception aux qualités de cette classe de fruits ; ils sont plutôt chauds et toniques que froids, et à ce titre ils conviennent aux convalescents et aux vieillards. On en fait aussi des conserves.

3° Les *fruits acerbes* ou *astringents* ne conviennent pas aux personnes constipées naturellement ; ils peuvent être utiles au contraire, en quantité modérée, à ceux qui ont le ventre relâché.

Des fruits secs.

Les *fruits secs* sont huileux ou farineux ; ce sont : les *noix*, les *noisettes*, les *amandes*, d'une part ; et de l'autre, les *châtaignes*, les *marrons*, etc.

Les premiers doivent être mangés en petite quantité, autrement ils seraient lourds et irritants.

Quant aux marrons, leur farine sucrée les rend très-nourrissants, et, dans certaines années de dissette de grains, ils peuvent, avec la pomme de terre, remplacer en partie le pain. Mais ils ont l'inconvénient d'être lourds et venteux, surtout pour les personnes qui ont l'estomac faible.

Des fruits cuits.

Les fruits desséchés au soleil ou cuits au four sont plus sucrés que les fruits crus, mais en général moins rafraîchissants.

Les *pommes cuites* sont un peu relâchantes, un peu

moins digestibles que les *poires cuites*. Les unes et les autres peuvent être données aux convalescents.

Les *pruneaux* relâchent beaucoup le ventre ; c'est pour cela qu'ils conviennent aux personnes resserrées.

7° *Des conserves d'aliments maigres.*

Si la conservation des aliments gras est très-restreinte dans les ménages, et se réduit à peu près à celle de la viande de porc, il n'en est pas de même des aliments maigres, dont un grand nombre sont d'un usage continuel, et plus ou moins difficiles à se procurer frais dans certaines saisons de l'année, tels que le *beurre*, les *œufs*, etc.

L'usage de conserver le *beurre* en le salant, est général et reconnu indispensable. Les *fromages* fermentés ou salés se conservent aisément.

Après le beurre, viennent les *œufs*, suivant l'ordre d'importance dans la nourriture maigre. Le meilleur moyen de les conserver, est de les disposer avec soin dans des vases remplis d'*un lait de chaux récemment éteinte*. On pratique cette opération dans le temps de l'année où les œufs sont le plus communs et le moins chers.

Les *légumes d'été*, tels que les *petits pois*, sont des conserves agréables et précieuses au milieu de l'hiver. On les enferme cuits et assaisonnés d'avance, dans des boîtes de fer blanc bien soudées, et plongées ensuite, pendant un certain temps, dans de l'eau que l'on porte doucement à l'ébullition.

Les conserves de fruits sont les plus nombreuses et

les plus usitées. La cuisson et la dessiccation lentes, au soleil et plus ordinairement au four, sont les procédés les plus simples pour les *figues* et les *raisins*, les *pruneaux* et les *poires tapées*, etc., qui sont l'objet d'une véritable industrie dans plusieurs de nos départements.

D'autres fruits, tels que les *cerises*, les *fraises*, etc., se cuisent et se confisent au sucre.

Enfin les conserves de fruits les plus répandues dans les ménages, sont les *confitures*, les *gelées*, les *marmelades*, le *raisiné* ou *confiture de raisin*, etc. Elles sont toutes agréables et précieuses, durant la mauvaise saison; mangées avec modération, elles sont saines pour les personnes bien portantes. Si on en abusait, elles deviendraient échauffantes, comme les aliments où domine le sucre. Les gelées de *pommes*, de *groseilles* sont les plus légères; on peut les donner sans inconvénient aux convalescents. La gelée de *coings* est utile à ceux qui ont le ventre relâché [1].

En résumé, les conserves alimentaires de bonne qualité peuvent rendre de grands services dans la nourriture; l'hygiène, d'accord avec l'économie domestique, doit donc recommander dans les ménages la fabrication et l'emploi de celles qui sont réellement utiles.

[1] En Normandie, on fait bouillir pendant vingt-quatre heures, sans interruption, à petit feu, dans du cidre nouveau de bonne qualité, des poires et des coings (parfois avec quelques carottes, faute de mieux). Cette espèce de conservé se nomme *mascapié;* c'est un aliment fort agréable et de grande ressource en hiver.

II.

Des assaisonnements.

Les *assaisonnements* ou *condiments* sont nombreux; on peut les partager en six groupes : 1° le *sucre* et les *assaisonnements sucrés ;* 2° le *sel* et les *assaisonnements salés;* 3° le *vinaigre* et les *assaisonnements acides;* 4° l'*huile* et les *assaisonnements gras, huileux;* 5° le *poivre* et la *moutarde* ou les *assaisonnements âcres et irritants;* 6° la *muscade* et la *vanille* ou les *assaisonnements stimulants et aromatiques.*

I.

DU SUCRE ET DES ASSAISONNEMENTS SUCRÉS.

Le *sucre* entre journellement dans la composition d'un grand nombre d'aliments; on peut le considérer comme formant une partie importante de la nourriture, à tous les âges et dans toutes les conditions, dans l'état de santé et surtout dans l'état de maladie; associé à l'eau et aux boissons aqueuses, il devient alors vraiment indispensable.

Pris en quantité modérée, le sucre ne peut être qu'utile à tous les individus. Agréable au goût, il excite l'appétit, et facilite la digestion en stimulant l'estomac; il active la respiration et réchauffe le corps. Il est particulièrement avantageux aux personnes lymphatiques, dont la constitution est molle et le ventre habituellement relâché, aux personnes grasses et aux vieillards.

L'abus du sucre est nuisible aux personnes nerveuses ou bilieuses, dont la constitution est sèche et irritable;

il agace et fatigue l'estomac, émousse l'appétit, échauffe et resserre le ventre; il est surtout mauvais pour les enfants : s'il n'amène pas toujours la carie précoce et la perte des dents, comme on le croit généralement, il est au moins démontré qu'il pervertit le goût, altère les digestions, fait maigrir et dépérir.

Ce que nous disons ici du sucre peut s'appliquer, d'une manière générale, à toutes les sucreries ou *bonbons* sucrés, dont les enfants font si souvent un énorme abus.

Le sucre qui provient de la *canne à sucre* ou de la *betterave,* est le seul qui soit en usage. Il en existe une autre espèce dans le miel, le raisin et presque tous les fruits : c'est le *sucre de raisin*, qui est plus facile à digérer que le sucre de canne, mais il *sucre* beaucoup moins. Le *gros sucre* ou la *cassonade* est d'une digestion plus facile que le *sucre fin*, très-blanc et très-dur.

La *mélasse* ou la partie du sucre qui ne peut se cristalliser, est un peu indigeste, relâchante et irritante.

Le *miel*, moins agréable au goût que le sucre, varie dans sa composition et surtout dans ses qualités aromatiques, suivant les pays, et selon les fleurs qui ont servi à la nourriture des abeilles. C'est un aliment sain qui entretient la liberté du ventre, mais qui ne peut être facilement digéré que par les personnes dont l'estomac est en bon état. Beaucoup d'individus ne peuvent le supporter; il leur occasionne des vents et des coliques. Pris en petite quantité, il peut être utile aux vieillards et aux personnes habituellement resserrées.

La *glucose* (*sucre d'amidon, sucre de bois*) est une matière sucrée qu'on obtient en traitant l'*amidon* et les substances ligneuses, le *bois*, par exemple, par l'*acide sulfurique* (*huile de vitriol*). Ce sucre, un peu âcre et acerbe, est moins agréable au goût que le sucre ordinaire. Il coûte moitié moins cher que ce dernier, mais aussi, il sucre moitié moins bien; il n'offre donc pas d'avantages. Il n'est guère employé d'ailleurs que pour composer des sirops où il constitue une véritable fraude, quand ces derniers sont livrés aux consommateurs comme des sirops ordinaires. Il faut se tenir en garde contre cette supercherie.

II.

DU SEL ET DES ASSAISONNEMENTS SALÉS.

Si le sucre occupe le premier rang parmi les assaisonnements, le second appartient bien certainement au *sel*.

Le *sel marin* (*sel commun, sel de cuisine*) est d'un emploi continuel dans l'alimentation, et sa présence y est essentielle et nécessaire. En outre de ses qualités nourrissantes, le sel, associé aux aliments en quantité convenable, les rend stimulants et d'une digestion plus facile; il est particulièrement utile lorsque les substances alimentaires sont de nature grasse, lourde et indigeste, comme le lard et la viande de porc, par exemple.

L'usage immodéré du sel est nuisible à la santé, il excite l'estomac, amène de la chaleur à la gorge et provoque la soif; il produit à la longue des irritations d'entrailles, et dispose aux dartres et autres affections de peau.

Le sel rend d'immenses services par la vertu qu'il a de conserver les matières animales et végétales, le lard et le beurre, par exemple, qui sont si précieux pour la nourriture, dans les campagnes, en particulier.

III.

DU VINAIGRE ET DES ASSAISONNEMENTS ACIDES.

Les assaisonnements dont nous allons actuellement nous occuper sont beaucoup moins indispensables que les deux précédents.

Le *vinaigre de vin* est de tous le meilleur, vient ensuite le *vinaigre de cidre*, et en dernier lieu, le *vinaigre de bois*.

Celui-ci doit être rejeté de l'alimentation; il n'est pas sans inconvénient, alors même qu'il est à l'état de mélange, comme cela se pratique, par fraude, dans les vinaigres du commerce.

Le meilleur vinaigre est, sans contredit, celui que l'on prépare soi-même dans les ménages, avec des restes de vin et de cidre mélangés, ou avec le cidre seul.

Associé aux aliments, en petite quantité, dans les sauces, les salades, etc., le bon vinaigre en relève le goût, stimule l'appétit, et aide à la digestion. Dans la saison des chaleurs, en particulier, il agit comme tempérant et rafraîchissant, il convient aux personnes sanguines ou bilieuses, à celles qui ont beaucoup d'embonpoint, aux jeunes gens, et à ceux qui sont robustes et d'un tempérament chaud.

Ce que nous disons du vinaigre, nous pouvons l'appliquer au *jus de citron*, au *verjus*, et autres assaisonnements acides, comme les *cornichons*, les *câpres*, etc.

L'abus du vinaigre et des condiments acides pervertit le goût, éteint l'appétit, amène des irritations d'estomac et d'entrailles, et par suite *fait promptement maigrir et dépérir*.

Malheur aux femmes et aux jeunes filles qui, dans le but de diminuer un embonpoint disgracieux, contractent la malheureuse habitude de boire du vinaigre ! Si elles parviennent à se faire maigrir, ce n'est qu'aux dépens de leur santé ; leur vie sera abrégée, ou au moins à jamais empoisonnée, par d'interminables maladies de l'estomac.

Les acides en général, ceux en particulier qui sont de nature plus froide, comme le *suc de citron*, sont contraires aux vieillards, aux nourrices, à ceux qui toussent, qui ont la poitrine délicate ; enfin, aux personnes faibles et excitables, qui ont des irritations du ventre, des coliques, du dévoiement.

IV.

DE L'HUILE ET DES ASSAISONNEMENTS GRAS, HUILEUX.

Les huiles et les assaisonnements gras sont par eux-mêmes de nature indigeste ; ils ne conviennent que lorsqu'ils sont associés, en petite quantité, à des aliments ou des condiments stimulants.

L'*huile* sert à adoucir et à tempérer l'action du vinaigre, avec lequel on la mélange habituellement dans les salades et les sauces à la *vinaigrette*.

Dans les départements méridionaux de la France, dans la Provence, par exemple, l'huile devient un condiment essentiel qui peut remplacer le beurre dans la cuisine.

Les huiles de table sont : l'*huile d'olive*, qui est la meilleure de toutes et la plus agréable au goût ; puis les *huiles d'œillette* (de *pavot*), de *noix*, etc., qui sont d'un prix moins élevé, mais un peu âcres, inférieures à la première.

Le *beurre*, dont nous avons déjà parlé comme aliment, entre en qualité d'assaisonnement dans une foule de mets, dont il facilite la cuisson en les pénétrant et les ramollissant.

Frais, le *beurre* est agréable au goût et plus facile à digérer que lorsqu'il est vieux et salé. Il est également plus digestible lorsqu'il est simplement fondu, ou *blond*, que lorsqu'il est roux ou noir; dans ce dernier cas, il devient irritant et échauffant, comme nous l'avons dit en parlant des fritures.

Après le beurre, vient la graisse qui, dans certains pays, le remplace dans la préparation des aliments. La *graisse de porc*, bien préférable à toutes les autres, est celle qui est généralement employée. Les mets préparés à la graisse sont moins faciles à digérer que ceux qui le sont au beurre.

En résumé, les *assaisonnements gras* de bonne qualité, employés modérément, sont utiles pour adoucir l'action des *acides*, faciliter la cuisson et attendrir les substances alimentaires, résultat que la simple cuisson dans l'eau ne pourrait effectuer. Leur usage abondant est nuisible à tous les individus, surtout à ceux qui ont un excès d'embonpoint, ou dont le tempérament est lymphatique, mou et froid.

V.

DU POIVRE ET DE LA MOUTARDE, OU DES ASSAISONNEMENTS ACRES ET IRRITANTS.

Le *poivre*, le *piment*, la *moutarde*, etc., ne peuvent être employés qu'avec les plus grands ménagements. S'ils sont quelquefois utiles pour les estomacs paresseux, et pour faciliter la digestion de certains aliments; d'un autre côté, ils agissent comme irritants, et peuvent amener des inflammations d'estomac; leur abus devient ainsi très-dangereux.

VI.

DE LA MUSCADE ET DE LA VANILLE OU DES ASSAISONNEMENTS STIMULANTS ET AROMATIQUES.

La *noix muscade*, le *clou de girofle*, la *cannelle*, etc., sont des condiments stimulants qui activent la digestion; mais qui, bien que moins irritants que les précédents, doivent s'employer avec beaucoup de discrétion et de réserve.

Quant aux *assaisonnements aromatiques*, tels que la *vanille*, la *menthe*, la fleur *d'oranger*, l'*orange*, le *citron*, etc., ils sont agréables, légers, et peuvent être employés sans inconvénient.

III.

Des boissons.

Le besoin de boire ou le sentiment de la soif ne se fait pas sentir au même degré chez tous les individus ; les uns sont obligés de boire en mangeant en quelque sorte à chaque bouchée ; d'autres, en plus petit nombre, peuvent s'en abstenir durant plusieurs repas, quelquefois même pendant plusieurs jours. Mais, en général, on a besoin, à chaque repas, d'un ou plusieurs verres d'une boisson aqueuse, et, en tous cas, il est bon de boire selon sa soif, aussitôt que l'envie s'en fait sentir ; c'est le meilleur moyen de faciliter la digestion.

Les boissons sont nombreuses et variées. Les unes, qu'on peut appeler *aqueuses*, parce que l'eau en constitue la plus forte partie, se prennent dans le cours des repas.

Les autres, pures et plus ou moins *stimulantes*, sont réservées habituellement pour la fin des repas; on les distingue en *boissons stimulantes fermentées* ou *alcooliques*, et *boissons stimulantes non fermentées*.

I.

DES BOISSONS AQUEUSES.

Les *boissons aqueuses* sont particulièrement destinées à satisfaire la soif, précisément parce qu'elles contiennent beaucoup d'eau, et qu'on peut sans inconvénient en user largement; ce sont : l'*eau pure*, l'*eau vineuse*, le *petit cidre*, la *petite bière*, etc.

De l'eau.

L'eau bonne à boire ou potable est celle qui est limpide et bien aérée, comme l'eau des sources qui viennent s'ouvrir à la surface du sol, et qui y forment des fontaines intarissables, ou encore celle des puits peu profonds, dans les terrains sablonneux plutôt que marneux, ou calcaires et crayeux. L'eau de rivière, bien filtrée, n'est pas non plus de mauvaise qualité, bien qu'elle soit inférieure aux précédentes.

L'eau de mer, les eaux de pluie, les eaux d'étangs, bourbeuses ou marécageuses, celle des puits très-profonds, etc., ne sont pas bonnes. Ces dernières sont souvent dures et crues, elles ne peuvent cuire les légumes et dissoudre le savon, qualités qui sont dues à la présence de sels de chaux, comme le plâtre (sulfate de chaux), si abondant dans l'eau des puits de Paris, par exemple.

L'*eau*, dit-on souvent, *ne fait jamais de mal.* C'est vrai ; en général, il n'est pas de boisson dont l'abus soit moins redoutable ; mais il faut ajouter qu'il n'en est pas dont on abuse moins.

Les personnes robustes, sanguines, disposées aux étourdissements, les individus nerveux très-excitables, peuvent avec avantage adopter l'eau comme boisson ordinaire. Beaucoup de femmes, en particulier, s'en trouvent bien.

D'un autre côté, l'eau pure est nuisible aux lymphatiques, aux personnes faibles, pâles et délicates, chez lesquelles la digestion se fait péniblement ; elle est contraire également aux vieillards, aux convalescents, etc.

Nous venons de dire qu'on abuse rarement de l'eau; c'est vrai durant les repas, mais, dans leur intervalle, cette boisson est souvent l'occasion de grandes imprudences, surtout durant l'été, chez les ouvriers qui travaillent en plein soleil, ou qui se livrent à une longue marche, etc.

Lorsqu'on est en sueur, si l'on avale successivement plusieurs verres d'eau très-fraîche, on s'expose à des accidents graves, tels que *crampes d'estomac, coliques, dysenterie, rhumatismes,* etc. En pareil cas, on ne doit pas satisfaire sa soif d'une manière inconsidérée; au lieu d'engloutir tout d'un coup plusieurs verres, il vaut mieux boire doucement et par petites gorgées. Lorsqu'on le peut, il est bon d'avaler en même temps quelques bouchées de pain. Ce que nous disons ici des dangers de l'ingestion subite d'une grande quantité d'eau fraîche, s'applique aux autres boissons aqueuses, en particulier à celles qu'on prend à la glace.

De l'eau vineuse, du petit cidre, de la petite bière, etc.

L'effet de ces boissons est analogue à celui de l'eau pure, il est de plus légèrement stimulant ou fortifiant. Elles sont appropriées au plus grand nombre des individus.

La plus saine de toutes et la plus convenable, en général, c'est l'*eau vineuse*, l'*eau rougie* ou coupée avec une petite quantité de bon *vin rouge*. Comme boisson ordinaire, le *petit vin blanc*, dont on use assez souvent dans les pays vignobles, ne vaut pas l'*eau rougie*.

Le *raisinet* ou *piquette* que l'on prépare en versant de l'eau sur du raisin, où du marc frais plus ou moins pressuré, constitue une boisson rafraîchissante et agréable, pourvu toutefois que le raisin soit bien mûr, et que le raisin noir domine. Par son âpreté, ce dernier rend le *raisinet* susceptible de se conserver plus longtemps. Cette boisson est précieuse, surtout dans les pays où l'on boit habituellement du cidre; elle le remplace avantageusement, à une époque où l'on ne peut encore boire de cidre nouveau.

Les boissons vineuses sont mauvaises, lorsque le vin est cru et vert, comme il arrive dans les années froides et pluvieuses, où le raisin mûrit très-imparfaitement. Dans ces conditions, elles peuvent occasionner des digestions pénibles, des aigreurs, des coliques, de la diarrhée, etc.

Le *petit cidre* ou le cidre pur *baptisé*, coupé avec de l'eau, constitue une boisson saine, généralement employée dans la grande majorité de la classe ouvrière, exclusivement même dans certaines provinces, notamment en Normandie. Pour être convenable il faut que le cidre soit limpide et légèrement piquant, qu'il soit *fait*, en un mot, comme l'on dit vulgairement. Nouveau encore, trouble et doux, il est lourd, il donne des pesanteurs d'estomac, des coliques, des dérangements de corps.

Le cidre en tonneau qui a plus de deux années, est exposé à devenir aigre, surtout lorsque les fûts sont en vidange ; c'est l'état dans lequel on trouve généralement, la seconde année, le cidre dans les campagnes. Ce cidre est économique parce qu'il supporte beaucoup d'eau, et en effet ce n'est qu'en le *baptisant* largement qu'on en fait une boisson supportable; mais son usage prolongé peut déranger et irriter l'estomac, surtout lorsqu'il est presque à l'état de vinaigre.

La *petite bière* est la boisson ordinaire, dans certains départements. Lorsqu'elle est de bonne qualité et qu'on a l'habitude d'en user, on s'en trouve bien, et en pareil cas, il y aurait même inconvénient à changer de boisson; c'est ce que l'on observe chez les nourrices flamandes; leur lait diminue lorsqu'on cesse de leur donner de la bière qui est leur boisson accoutumée.

Il est encore d'autres boissons, particulièrement d'usage dans les classes ouvrières, telles que celles que l'on prépare avec les *fruits cuits,* les *cormes cuites,* avec la *racine de Réglisse* ou *bois doux* (c'est le *coco* des ouvriers de Paris), enfin, avec l'eau et le miel (*hydromel*) soumis à une légère fermentation. Toutes ces boissons ne sont pas de mauvaise qualité; elles sont peu agréables, mais certainement bien supérieures au cidre aigre, étendu d'eau.

Dans l'été, on cherche à se désaltérer avec certaines boissons rafraîchissantes, telles que la *limonade au citron*, la boisson avec le *jus,* le *sirop* ou la *gelée de groseilles*, *l'eau aiguisée avec un peu de bon vinaigre.*

Ces boissons, prises modérément durant les chaleurs, sont tempérantes et utiles.

Il en est une dernière qui désaltère bien et qui peut

être précieuse, ainsi que nous l'avons dit ailleurs, pour les ouvriers qui travaillent au mois de juillet, en plein soleil, comme les moissonneurs : c'est de l'*eau à laquelle on ajoute un peu d'eau-de-vie* (30 *grammes* environ par litre). Cette liqueur est tout à la fois désaltérante et fortifiante, pourvu toutefois qu'on en use avec modération.

En résumé : l'*eau pure*, l'*eau rougie*, le *petit cidre*, etc., sont les meilleures boissons que l'on puisse prendre à l'ordinaire, en mangeant ; il faut donc se les procurer de bonne qualité.

On entretient la pureté de l'eau des puits et des fontaines, en ayant soin d'en fermer l'ouverture de manière à prévenir la chute et la décomposition dans leur intérieur de matières végétales ou animales, sans s'opposer toutefois à l'aération de la surface de l'eau. On empêche ainsi les chats de tomber dans les puits ; le séjour dans l'eau de ces animaux noyés peut la corrompre et la rendre malsaine. On doit, en général, creuser les puits assez loin des latrines, citernes, ou puisards, etc., pour les mettre à l'abri des infiltrations qui peuvent se produire au travers du sol, lorsque ces cloaques sont mal construits. Enfin ils doivent être curés de temps en temps pour fournir de l'eau pure et limpide.

Les eaux de rivière ont constamment besoin d'être filtrées, pour être potables.

Quant aux autres boissons aqueuses, la maturité des raisins, la propreté et le soin des tonneaux, qu'on doit toujours tenir pleins ; les caves profondes et fraîches, au lieu des mauvais celliers des campagnes, ordinairement de niveau ou à peu près avec le sol environnant, souvent exposés en plein midi ou placés dans le voisinage d'un four, d'une cheminée : voilà autant de conditions qu'on doit chercher à remplir pour conserver le *vin* et le *cidre*, etc., et les avoir de bonne qualité. En tout cas, mieux vaut boire de bonne eau que des liqueurs mauvaises ou altérées, douées d'âcreté, d'acidité ou de verdeur.

II.

DES BOISSONS FERMENTÉES OU ALCOOLIQUES.

Ces boissons contiennent toutes une proportion plus ou moins considérable d'alcool ou esprit de vin; elles lui doivent leur propriété excitante. Prises en certaine quantité, elles produisent l'ivresse. Les principales sont : le *vin*, le *cidre*, la *bière*, l'*eau-de-vie* et les *liqueurs fortes*.

Du vin.

Le vin pur est une boisson stimulante, tonique et fortifiante, généralement salutaire, lorsqu'il est pris en petite quantité, à la fin du repas. Il convient particulièrement aux personnes lymphatiques, aux individus affaiblis ou convalescents. Dans la convalescence des longues maladies, on donne de préférence quelques cuillerées des vins généreux du midi, tout à la fois doux et alcooliques, tels que les vins de *Frontignan*, de *Lunel*, de *Malaga*, d'*Alicante*, etc. Le vin est encore utile aux hommes d'un âge mur adonnés à des occupations très-actives, qui réclament beaucoup d'exercice, aux vieillards dont la constitution est froide, dont les mouvements sont engourdis. Il faut en excepter toutefois ceux qui auraient des dispositions sanguines ou apoplectiques.

D'un autre côté, l'usage du vin est nuisible aux tempéraments sanguins et nerveux, à tous les individus excitables dont les fonctions s'exécutent rapidement. Il doit être sinon défendu, au moins accordé avec une grande réserve aux femmes et aux enfants, à ces derniers surtout, qui jouissent d'un surcroît de mouvement et de vie.

Jusqu'ici nous n'avons parlé que de l'usage du vin aux repas, et ce que nous venons de dire se rapporte principalement aux *vins rouges*, tels que les *vins de Bordeaux*, de *Bourgogne*, de *Champigny*, etc., qui sont moins alcooliques que les vins blancs, moins excitants, mais plus toniques. Quant à la consommation du vin en dehors des repas, c'est une autre chose.

L'usage du vin à jeun, ou hors le temps de la digestion, est, en général, contraire à la santé, et au moins inutile. Or il n'est pas de boisson dont on abuse davantage de cette manière. Cet abus est une conséquence de la vie oisive, de la fréquentation habituelle des cafés, cabarets, ou maisons de jeu; il accompagne souvent l'inconduite et le libertinage.

Un grand nombre d'ouvriers, surtout dans les villes, attendent le dimanche et le lundi, pour boire et dissiper le fruit de leur travail de la semaine; trop heureux quand ce n'est pas au détriment de la femme et des enfants qui manquent de pain! Dans les campagnes, on vient le dimanche au chef-lieu de la commune, souvent pour fréquenter le cabaret plutôt que pour assister à la messe paroissiale. Mais c'est surtout aux foires et aux marchés, lorsqu'ils ont des bestiaux ou des produits à vendre, que les habitants des campagnes trouvent l'occasion d'abuser du vin et des autres boissons excitantes. Aucune transaction, aucun traité ne peuvent être conclus, s'ils ne sont accompagnés d'une bouteille de vin ou d'une tasse de café. C'est un usage déplorable, non pas seulement au point de vue de la bourse, mais avant tout pour la conservation et l'entretien de la santé. Dans certains genres de commerce, en particulier, l'usage presque continuel des boissons alcooliques amène l'affaiblissement de l'esprit, des infirmités et une vieillesse précoce. Ajoutons que l'amour du vin devient une habitude; pour le cabaret, on néglige tout, et il s'ensuit de mauvaises affaires : c'est l'histoire habituelle de l'ivrognerie avec toutes ses conséquences.

Les vins livrés à la consommation peuvent être de mauvaise qualité, altérés ou frelatés. Les *vins verts*, les vins *tournés* ou *montés en feu*, les *vins aigres* doivent être abandonnés; leur usage pourrait être préjudiciable à la santé. Il faut en dire autant des *vins apprêtés* ou *corrigés* avec certaines substances de nature vénéneuse, comme la *litharge*, dont on se sert pour sucrer des vins inférieurs et les conserver. La colique de plomb et tous les accidents qui s'y rattachent, seraient la suite de l'usage de ces vins, réellement empoisonnés.

Du cidre et de la bière.

Le *cidre pur* ou sans eau et la *bière* sont d'un usage très-commun et même habituel dans un grand nombre de départements. Le cidre de Normandie a des propriétés plus excitantes qu'ailleurs, tant à cause de la qualité des pommes que par suite du mode de préparation et de conservation. Les effets de cette liqueur ne sont pas comparables à ceux du vin, ils peuvent cependant se traduire par l'ivresse.

La bière usitée dans les départements du nord et de l'est de la France, peut aussi amener des accidents divers et une certaine ivresse, lorsqu'elle est prise en trop grande quantité.

De l'eau-de-vie et des liqueurs fortes.

L'*eau-de-vie* et les *liqueurs fortes* telles que le *rhum*, le *kirsch*, l'*absinthe*, le *curaçao*, le *cassis*, etc., ne peuvent être utiles que lorsqu'on les prend en petite quantité à la fin du repas, ou lorsqu'on a bien chaud, qu'on est en sueur et qu'on craint de refroidir. L'usage et surtout l'abus de l'eau-de-vie, dans le courant du jour, et particulièrement le matin à jeun, a toujours été signalé comme une habitude pernicieuse : c'est d'ailleurs la croyance populaire. Les ivrognes d'eau-de-vie n'en sont pas moins très-communs ; on les voit tous les jours périr misérablement, et à un âge peu avancé.

III.

DES BOISSONS STIMULANTES NON FERMENTÉES.

Le *café* et le *thé* sont les deux boissons de ce genre le plus généralement usitées, et les seules dont nous devions parler ici.

Du café.

Louis XIV, nous dit l'histoire, est le premier qui ait *pris le café* en France. Pourrait-on compter le nombre de tasses qui y ont été avalées depuis le jour où il eut cet insigne et royal privilége!

Malgré son prix élevé, l'usage du café s'est depuis longtemps généralisé dans toutes les classes de la société. L'ouvrier peu aisé qui vit à grand'peine au jour le jour, avec le fruit de son travail, comme le riche oisif qui vit de ses rentes, sans s'inquiéter du lendemain, tous prennent le café, à titre de régal, de boisson agréable plutôt qu'autrement.

Des effets du café. — Le *bon café,* c'est-à-dire *vieux conservé, frais grillé, frais moulu,* et *frais infusé* est une boisson très-active dont l'effet est d'exciter le cerveau, de monter l'intelligence et de faciliter le travail d'esprit, de donner, à défaut de forces musculaires fixes et résistantes, de la vivacité et de la mobilité dans les membres. Mais l'action la plus marquée est l'insomnie ou la perte de sommeil, plus ou moins prononcée en raison de l'habitude, et susceptible de se produire longtemps après l'ingestion d'une petite quantité de café. Ce trouble du sommeil est pour quelques individus un motif suffisant pour renoncer à l'usage du café. Pour le plus grand nombre des consommateurs habitués, cet effet est nul; après le café, ils ne ressentent que du bien-être, du ton et une certaine excitation passagère, dont ils ont besoin pour vaquer à leurs occupations, à leurs travaux d'esprit, à leurs veilles prolongées, en particulier. Le jour où ils n'ont pas pris leur breuvage favori, ils ont la tête lourde et l'esprit obtus, ils sont apathiques, toujours sur le point de dormir.

Le café peut être utilement conseillé aux personnes indolentes et flegmatiques, dont toutes les fonctions internes s'exécutent lentement et péniblement; pris à la fin du repas, il a l'avantage de faciliter la digestion.

Il est nuisible aux individus sanguins et nerveux, et dans les autres cas, il est d'ordinaire au moins inutile. Un des plus grands inconvénients de l'usage du café, c'est l'habitude. A l'aide de cette boisson on se donne une excitation factice dont on ne peut bientôt plus se passer. Cette excitation n'est jamais plus nuisible que lorsqu'on y a recours pour travailler la nuit, au détriment du temps si précieux réservé à un sommeil bienfaisant et réparateur.

Si le café a sur le vin cet avantage qu'il n'enivre pas de manière à faire perdre la raison, son abus peut amener à la longue un état nerveux général, des digestions pénibles, et un état de faiblesse qui est la conséquence de la perte de l'appétit et de la privation du sommeil.

Enfin, si le café n'est pas favorable à la santé, il ne l'est pas davantage à la bourse. Pour faire de bon café, il faut non-seulement l'acheter cher chez l'épicier, il faut encore se procurer du bois et du sucre ; ce sont, comme on le voit, de sérieux inconvénients pour l'ouvrier qui souvent manque de pain.

Nous avons parlé précédemment de l'abus du vin, de la part des ouvriers des campagnes, qui fréquentent les foires et les marchés; on peut en dire tout autant du café. Il en est qui en prennent plusieurs tasses, cinq ou six quelquefois dans la même journée, et encore y ajoutent-ils habituellement de l'eau-de-vie, qui lui donne en plus les propriétés excitantes que le mélange de chicorée tempérait avantageusement.

Les femmes plus que les hommes ont l'habitude du café, et en particulier, du *café au lait*. C'est dans cet état surtout que la consommation en est énorme, pris le matin à titre de potage; comme nous l'avons dit ailleurs, il s'en faut qu'il nourrisse, en pareil cas, comme le chocolat; quand on le prend seul, et qu'on a besoin de se livrer dans la matinée à une certaine activité, on s'aperçoit bientôt que ce potage ne soutient pas. On ne doit pas donner de café aux enfants qui sont déjà naturellement trop excités. On doit le refuser également aux personnes convalescentes.

En résumé, si le café est une boisson agréable, qui peut être utile dans certains cas, d'un autre côté, il est quelquefois nuisible et presque toujours inutile et sans profit.

On cherche à imiter et à contrefaire le café avec la chicorée brûlée, les graines de lupin, l'orge et le seigle torréfiés et réduits en poudre.

On obtient avec ces substances des boissons qui ne peuvent simuler que bien imparfaitement l'arome du café ; mais elles ont l'avantage de l'illusion, et leur usage n'offre pas le moindre inconvénient. Coupées avec du lait, elles sont aussi nourrissantes que le café; on peut les donner aux enfants.

Du thé.

Ce que nous venons de dire des effets du *café*, peut s'appliquer aux effets du *thé*, qui sont analogues, bien que moins marqués. Il n'est pas répandu dans les classes ouvrières; il est réservé aux classes aisées, où l'on en abuse souvent.

Dans certains cas particuliers, le *thé* peut être très-utile pour faciliter la digestion. Lorsqu'on y ajoute un peu d'eau-de-vie ou de rhum, il réchauffe, favorise la chaleur de la peau et les sueurs, avantage dont on profite dans plusieurs indispositions, notamment dans les refroidissements, les rhumes, etc.

IV.

Des repas ou du régime alimentaire.

Le régime alimentaire est relatif à la quantité et à la qualité des aliments dont on peut faire usage.

I.

DE LA QUANTITÉ D'ALIMENTS QU'IL CONVIENT DE PRENDRE POUR SE BIEN NOURRIR.

On peut dire, d'une manière générale, que la nourriture doit être prise en quantité telle qu'elle apaise *suffisamment* les besoins de la faim et de la soif, sans occasionner de gêne ou de plénitude, et de manière à réparer, à soutenir les forces convenablement, durant l'intervalle de temps qui sépare un repas de celui qui suit.

Il faut manger pour vivre, et non pas vivre pour manger! Vieux précepte de sobriété qui est malheureusement souvent oublié. Au lieu de régler toujours la quantité de nos aliments sur le besoin réel et légitime d'entretenir la santé et la vigueur de notre corps, nous envisageons d'ordinaire notre satisfaction et notre agrément, mangeant sans modération, et d'autant plus que les mets sont de notre goût, nous laissant aller à l'exemple et à l'invitation des personnes assises à la même table. Il en résulte que nous consommons habituellement plus de nourriture qu'il ne nous en faut pour vivre et bien nous porter.

De la diète et du régime insuffisant.

La *diète* ou la privation absolue d'aliments ne tarderait pas à nous épuiser et à nous faire *mourir de faim* ou *d'inanition*, lorsque nous sommes en santé; mais, dans les maladies, et surtout les maladies aiguës, avec fièvre, elle devient une condition indispensable d'amélioration et de guérison.

Le *régime insuffisant* exerce ses fâcheuses conséquences, dans les années de disette, sur les classes malheureuses qui, dans ces temps de calamité, n'ont pas d'autres ressources que celles de la charité publique, et par-dessus tout, de la charité chrétienne et privée, qui monte sans bruit et sans éclat à la mansarde ignorée du pauvre honteux.

La pâleur, la faiblesse et l'amaigrissement, les hydropisies, le scorbut, les scrofules, les maladies de poitrine, etc., peuvent être la conséquence de l'insuffisance de la nourriture.

De la nourriture surabondante.

Si le régime insuffisant exerce quelquefois parmi les populations ses funestes effets, cela n'arrive que rarement et accidentellement, aujourd'hui qu'il existe partout une organisation bienfaisante de secours publics, vigilants et promptement administrés. On a bien plus souvent à déplorer l'abus et l'excès, que le défaut du régime. La *surabondance* de nourriture est chaque jour, parmi nous, la cause de nombreux accidents, d'altérations considérables de la santé, quelquefois même, l'occasion d'une mort subite et prématurée. L'*embonpoint excessif*, l'*état sanguin exagéré* avec le *coup de sang* et l'*apoplexie*, les *maladies du foie*, de l'*estomac* et des *intestins*, l'*hydropisie*, la *goutte* et la *gravelle*, etc., etc., sont des conséquences de la gourmandise, ou de l'excès dans le boire et le manger.

L'effet le plus ordinaire et le plus commun d'un repas trop copieux, est l'*indigestion*, souvent provoquée en même temps par la qualité des aliments. Nous dirons ailleurs comment il faut se traiter en pareil cas.

C'est ici le lieu de parler des graves inconvénients pour la santé, qui résultent des *repas* ou *dîners d'invitation* et autres réunions gastronomiques, qui sont d'un usage si général, durant l'hiver, depuis le *premier jour de l'an* jusqu'au *carnaval.*

Sans méconnaître tout ce que ces réunions peuvent avoir d'utile, au point de vue des convenances et des relations sociales, nous pensons qu'on en abuse souvent ou que l'on oublie leur véritable but. C'est dans les dîners, qui commencent à la fin du jour pour se terminer fort tard, que l'on s'écarte plus particulièrement des règles d'une bonne hygiène alimentaire. L'habitude où l'on est de manger de toutes sortes de mets, ordinairement apprêtés à des sauces composées, irritantes et échauffantes; de prendre à doses répétées des boissons stimulantes, vins, café, thé, liqueurs, etc.; ajoutons à cela les conversations animées, le séjour prolongé dans des salles plus ou moins chauffées, où l'air est encore raréfié par les nombreux convives; enfin, l'obligation où l'on se trouve, à l'issue du repas, de prendre place à une table de jeu : voilà autant de circonstances qui, en se reproduisant souvent, ne peuvent manquer d'être suivies de funestes effets, d'être la source d'un grand nombre d'altérations de la santé, notamment des maladies et infirmités qui sont la conséquence de l'excès de la nourriture ou de la bonne chère, sans parler de l'influence fâcheuse exercée par ces habitudes sur l'intelligence, qui finit par s'allanguir faute d'exercice et d'application. (*Voyez* Des passions.)

L'excès, comme le défaut de nourriture, est ainsi également funeste à notre bien-être et à notre santé; il faut donc s'attacher uniquement au nécessaire.

Mais comment régler ce nécessaire, établir cette sage mesure?

On ne peut, sous ce rapport, comme nous l'avons exprimé en commençant, poser de règle invariable et absolue; tout ce qu'on peut dire, c'est que :

1° On a d'autant plus besoin d'aliments, qu'on est plus fort et plus robuste;

2° Que la saison ou le climat sont moins chauds. Il faut manger pour faire de la chaleur; c'est pour cela qu'on prend plus d'aliments, qu'on a plus d'appétit en hiver qu'en été, dans les pays froids que dans les pays chauds.

3° Les jeunes gens ont besoin d'une nourriture plus abondante que les vieillards, dont les repas doivent être légers et peu copieux, s'ils ne veulent s'exposer à des indigestions graves. Chez les enfants à la mamelle, les nouveau-nés surtout, la surabondance de nourriture n'a pas d'inconvénient sérieux. Si, en effet, après les avoir fait têter suffisamment, on les gorge encore de bouillie, comme cela arrive bien souvent dans les campagnes, ils ne tardent pas à *rejeter*, leur estomac ayant l'instinct de se débarrasser du trop plein.

4° Enfin, la quantité de nourriture prise chaque jour doit être d'autant plus considérable que nous travaillons davantage, que nous avons plus d'exercice, des occupations plus actives, au grand air. C'est pour cela, dans ce cas, que les ouvriers des campagnes ont besoin de faire des repas plus nombreux et plus copieux que les ouvriers sédentaires des villes, et, en particulier, que les individus des classes aisées, oisifs, ou adonnés aux travaux de cabinet.

II.

DE LA COMPOSITION DES REPAS EN GÉNÉRAL, OU DU RÉGIME LE MIEUX APPROPRIÉ A NOS BESOINS.

Les différentes espèces de régime alimentaire sont : 1° le *régime animal;* 2° le *régime végétal;* 3° le *régime gras;* 4° le *régime maigre;* 5° le *régime mixte.*

1° *Du régime animal.*

Le *régime animal* est celui qui est exclusivement composé de viandes ou d'aliments provenant des animaux. Il a pour effet d'augmenter la soif, de resserrer le ventre, d'entretenir la chaleur de la peau et la vivacité du pouls; son usage exclusif ferait plutôt maigrir qu'engraisser. Ce régime ne peut être bon que pour les habitants des pays froids, qui se livrent à de grands exercices et qui ont besoin de faire beaucoup de chaleur. Dans notre climat tempéré, le régime animal doit être rejeté comme mauvais, il aurait pour effet de disposer à certaines maladies, notamment aux *inflammations*, etc.

2° *Du régime végétal.*

Le *régime végétal,* exclusivement composé de légumes, fruits ou aliments provenant des plantes, serait peut-être moins nuisible que le précédent. Il rend les digestions lentes et pénibles, favorise la diarrhée et le développement des vents, entretient mal la chaleur du corps et diminue les forces. Bon pour les habitants des pays chauds, oisifs et sédentaires, le régime végétal exclusif doit être rejeté parmi nous ; son usage prolongé engendre les vers intestinaux, les maladies du ventre, enfin il amène l'appauvrissement de la constitution et par suite l'*hydropisie,* le *scorbut,* etc.

3° *Du régime gras.*

Le *régime gras* n'est autre que le régime ordinaire ou *mixte* dont nous parlerons plus loin.

4° *Du régime maigre.*

Le *régime maigre* est composé des végétaux, légumes et fruits, et de quelques produits animaux tels que le lait, le beurre, le poisson, les œufs, etc. Ce régime est bon en lui-même et peut convenir au plus grand nombre des individus. Il est, en général, plus sain et moins échauffant que le régime gras, pour les personnes sédentaires, qui ont des habitudes bien réglées, qui ne sont pas soumises à de vives impressions, à de grandes agitations morales. C'est le régime habituel des couvents, des religieux de divers ordres, qui peuvent, quoi qu'on en dise, conserver dans ces conditions leur santé primitive, et vivre jusqu'à un âge avancé.

Dans la religion catholique, l'abstinence ou le régime maigre sont observés le vendredi et le samedi de chaque semaine, l'abstinence et le jeûne sont prescrits au printemps, durant le *carême,* et dans le courant de l'année aux *quatre-temps* et la *veille des grandes fêtes,* etc.

Ces prescriptions religieuses ne peuvent en aucune façon être condamnées par l'hygiène; l'abstinence du carême en particulier, conseillée au printemps, à une époque où le *sang travaille*, comme l'on dit, où l'on est plus disposé aux inflammations et à tous les accidents dont il est la source, doit être approuvée comme une mesure utile et bienfaisante pour le plus grand nombre des individus.

Quant au jeûne, ou à l'abstinence réduite à deux repas par jour, au principal (dîner), et un accessoire (collation), s'il est supporté sans inconvénient par beaucoup de personnes, il en est d'autres, telles que les femmes, les vieillards, les personnes faibles, délicates ou convalescentes, les individus adonnés à des travaux actifs et pénibles, comme les ouvriers, qui ne peuvent jeûner sans inconvénient, ni même assez souvent se réduire au régime maigre exclusif.

Pour toutes ces personnes, la religion est indulgente; elle exempte de l'abstinence et du jeûne tous ceux qui, par leurs occupations, leurs fatigues légitimes et indispensables, ou par l'état de leur santé, sont incommodés par ces privations corporelles.

5° *Du régime mixte.*

Le régime qui convient à l'immense majorité des individus, à tous ceux qui sont robustes et forts ou au moins doués d'une bonne constitution et d'une bonne santé habituelle, est celui qui est composé en même temps des aliments gras et des aliments maigres, dans des proportions convenables : c'est le *régime mixte*.

On le répète souvent, surtout aux enfants difficiles : *Il faut s'accoutumer à manger de tout*. Ce précepte est vrai, on doit sans exclusion manger de tout ce qui est bon et sain, de tout ce que l'on peut digérer facilement.

Il est cependant pour tout le monde quelques règles générales de régime qu'il est toujours utile d'observer dans les repas ; ce sont les suivantes :

1° Il est certains aliments lourds, indigestes, ou réputés mauvais, dont il faut toujours s'abstenir, tels que les moules, à certaines époques de l'année, les concombres crus en salade, les fruits verts, etc.

2° Dans la préparation des aliments, il faut, autant que possible, s'en tenir aux mets simples, par exemple, aux viandes rôties, grillées ou simplement apprêtées. Les ragoûts composés, les épices, et tous les raffinements de la cuisine constituent, en général, une mauvaise alimentation.

3° Dans les repas, c'est une détestable habitude que de varier outre mesure la nourriture, de goûter à toutes sortes de mets ; il vaut mieux s'en tenir à quelques-uns simples, bons et sains.

III.

DU NOMBRE ET DE LA DISTRIBUTION DES REPAS.

Pour se bien porter, il est indispensable que les repas soient bien réglés, à des heures fixes et déterminées. L'omission ou la négligence de ce précepte est souvent la cause de maladies d'estomac, notamment chez les commerçants, les marchands qui suivent les marchés, les voyageurs, etc., individus qui tous mangent à des heures très-diverses, sans aucune régularité.

En principe, il ne faut pas pour un homme dans la force de l'âge, plus de cinq heures d'intervalle et pas moins de quatre entre chacun des repas qui ont lieu dans le cours d'une journée.

Un autre précepte qui concerne surtout les personnes délicates, les vieillards, etc., est celui-ci : le principal repas doit, autant que possible, être placé à la fin de la première moitié du jour. Dans cette supposition, les trois repas habituellement nécessaires sont ainsi disposés : 1° le matin au lever, un bouillon ou potage : c'est un premier repas accessoire, une espèce d'à-compte; 2° le repas principal (appelé *déjeuner* ou *dîner*, comme l'on voudra); il doit avoir lieu de 11 heures à midi, après les occupations et l'exercice de la matinée, qui ont développé l'appétit; ce repas doit être succulent, composé de viandes et des aliments les plus nourrissants; 3° le soir, de 5 à 6 heures, un troisième repas, léger, exclusivement composé d'un potage, d'œufs frais, légumes, fruits cuits, etc. Il doit autant que possible être séparé du coucher par un intervalle de 3 à 4 heures.

Cette disposition des repas est encore la plus convenable pour toutes les personnes sédentaires dont les habitudes sont régulières, les travaux corporels modérés.

Dans la classe aisée des villes, le dîner ou repas principal a généralement lieu le soir, de 5 à 6 heures.

Cette coutume peut être bonne pour les individus qui sont sédentaires dans la matinée, et dont l'activité s'exerce dans l'après-midi, pour ceux enfin qui ne se couchent que tard ou fort avant dans la nuit, comme cela arrive souvent chez les personnes du monde, qui fréquentent les spectacles, les bals et les soirées.

Quoi qu'il en soit de ces exigences particulières, on peut dire, d'une manière générale, qu'il y a plus d'avantage à faire le principal repas au milieu du jour.

Quant aux ouvriers et à ceux qui se livrent à de grands travaux manuels, surtout en plein air, comme les cultivateurs, etc., ils ont besoin de faire au moins quatre repas : 1° le matin au lever, de 4 à 7 heures; 2° de 9 à 10 heures du matin; 3° de 2 à 3 heures de l'après-midi; 4° enfin de 6 à 8 heures du soir. C'est l'ordre habituel observé par les ouvriers des villes.

Dans les campagnes, on fait souvent cinq repas : le principal se fait de midi à une heure, et entre celui-ci et ceux du matin et du soir, on fait les *dix heures*, et la *collation* à 4 heures.

—Pour tirer des aliments le meilleur profit, il faut, autant qu'on le peut, remplir les conditions suivantes, au moins pour le principal repas :

1° *Avant de se mettre à table,* prendre un léger exercice, faire une petite promenade en plein air, quand on n'a pas d'occupations actives.

Attendre un peu et se reposer, lorsque l'exercice a été très-violent, prendre même un peu de sommeil, lorsque la fatigue est très-grande.

Avoir soin de satisfaire tous les besoins du corps.

S'abstenir de manger, ou ne prendre que des aliments très-légers, lorsqu'on vient d'éprouver une grande douleur, une émotion morale vive.

2° *Durant les repas*, il faut prendre le temps nécessaire pour bien mâcher et bien humecter de salive les aliments.

Il faut boire en mangeant, aussitôt que le besoin se fait sentir, sinon presque à chaque bouchée, comme certains individus, au moins de temps en temps, de manière à entremêler les liquides avec les aliments solides.

Éviter de s'échauffer dans une conversation ou discussion trop animée.

Enfin, ne jamais sortir de table complétement rassasié, *rester toujours un peu en appétit*.

3° *Après les repas*, il est mauvais de s'appliquer tout de suite à un travail captivant, surtout à un travail d'esprit ou de cabinet.

Il faut se reposer, converser doucement, ou se promener en plein air. Il faut s'abstenir de la course et des exercices violents.

Les ouvriers qui sont forcés de reprendre immédiatement leurs travaux ont besoin de s'y livrer modérément, au moins durant la première heure qui suit le repas.

IV.

DU CHOIX DES ALIMENTS OU DES DIVERSES APPLICATIONS DU RÉGIME ALIMENTAIRE.

Si l'on doit, en général, user sans distinction de toutes sortes d'aliments, il est des exceptions nombreuses à cette règle. Beaucoup ont besoin de choisir leur nourriture ou de suivre un régime particulier. Ces modifications du régime sont dues aux conditions ou circonstances suivantes : 1° l'âge ; 2° le sexe; 3° la force ou la constitution ; 4° les saisons; 5° les professions; 6° les habitudes.

1° *Age.* —Le lait est la première nourriture de l'enfant naissant, et durant les premiers mois de sa vie on ne peut y ajouter que des aliments légers, sucrés et féculents, tels que les bouillies, les panades, etc. (Voyez *De l'allaitement.*)

Les vieillards ont besoin d'une nourriture modérée, composée essentiellement de viandes facilement digestibles, telles que les viandes blanches, etc. L'usage des vins généreux, pris en petite quantité, leur est utile. On doit les engager à prendre un léger exercice avant et après le repas.

2° *Sexe.* — Les femmes, plus sédentaires que les hommes, doivent manger moins, et elles peuvent se contenter d'une nourriture moins succulente.

3° *Force* ou *constitution.* — Nous l'avons déjà dit plusieurs fois, les personnes faibles et délicates, les *convalescents,* en particulier, ont besoin de mets choisis, légers et faciles à digérer, tels que bouillons et potages gras, œufs frais, épinards, fruits cuits, etc.

4° *Saisons.* — Durant l'été ou la saison chaude, l'appétit est moins vif; on doit insister de préférence sur les aliments maigres, les légumes, etc., les boissons aqueuses, rafraîchissantes et acidules. En hiver, pour faire de la chaleur, on a besoin d'une nourriture abondante et animalisée, du régime gras et des viandes; des boissons alcooliques et stimulantes, vin, thé, café, etc.

5° *Professions.* — Les professions font varier considérablement le régime, depuis les professions tout à fait sédentaires jusqu'à celles qui réclament l'exercice et les travaux les plus violents.

6° *Habitudes.* — Enfin, il faut respecter les habitudes; quand on se trouve bien d'un régime ancien et habituel, il ne faut pas le changer légèrement et sans motif.

CHAPITRE VI.

DES EXERCICES DU CORPS.

Les *exercices du corps* comprennent les mouvements et les actes extérieurs qui dépendent de notre volonté.

Il faut distinguer l'*exercice libre, proprement dit*, de l'*exercice professionnel* ou *du travail*.

I.

Des exercices proprement dits.

I.

DE L'EXERCICE EN GÉNÉRAL, DE LA PROMENADE, DE LA RÉCRÉATION.

On ne peut se passer d'exercice corporel; on a besoin de voir, d'entendre, de parler, besoin surtout de se donner du mouvement, de marcher en plein air et au grand jour, autrement de *se promener*.

La promenade a pour effet de délasser, de reposer notre corps, en particulier ceux de nos organes qui ont été soumis à une application prolongée; il faut en excepter toutefois les agents eux-mêmes du mouvement, nos membres, nos bras et nos jambes fatigués par des occupations manuelles, ou une marche trop longue.

L'exercice récréatif est surtout bienfaisant pour les individus dont les occupations sont sédentaires, qui sont adonnés à des travaux qui captivent l'intelligence et les sens, ou à ceux qui travaillent dans des ateliers, des lieux malsains, privés d'air et de soleil, comme il arrive si souvent dans les grandes villes. Il est encore très-utile aux femmes qui sont habituellement renfermées à la maison, retenues par les soins du ménage. Elles trouvent l'occasion de sortir pour promener les jeunes enfants, auxquels l'exercice est encore plus indispensable qu'à elles.

Les personnes dont le tempéramment est sanguin ou nerveux ont plus grand besoin d'exercice que les lymphatiques et les bilieux : les premières, pour dépenser leur surcroît de vie et de force, pour mettre leur sang en circulation, le *faire descendre de la tête aux jambes*, comme on le dit; les secondes, pour se distraire, pour détendre leur imagination exaltée.

Nous avons vu que la conversation ou une petite promenade, après le repas, facilitaient la digestion. C'est aussi le moyen de seconder les autres fonctions du ventre, de prévenir les coliques venteuses, la constipation, de favoriser le cours des urines. L'exercice amène à la peau une douce transpiration nécessaire à l'entretien de sa souplesse et à l'intégrité de toutes ses fonctions. Enfin, nous l'avons déjà dit, le mouvement au grand air et au soleil active la circulation du sang et en même temps la respiration ; il en résulte pour notre corps une production de chaleur naturelle si utile pour nous prémunir contre le froid. Durant l'été, la sueur provoquée par l'exercice sert à nous rafraîchir par son évaporation insensible à la surface du corps.

— L'étude et la collection des objets d'histoire naturelle (insectes, plantes, fossiles, etc.), qui exigent des recherches et des excursions au grand air, des herborisations à travers la campagne, constituent un exercice récréatif et salutaire. La botanique, en particulier, offre à ceux qui la cultivent une source féconde de douces satisfactions.

Mais ces connaissances ne sont pas accessibles à tout

le monde, parce qu'elles exigent de l'aptitude et un certain degré d'instruction.

Il est une occupation qui est à la portée de tous, je veux parler de l'*horticulture*.

Le développement et les progrès de cet art indiquent assez qu'il est devenu aujourd'hui un véritable besoin, dans toutes les classes de la société. Il n'est bientôt plus en France un seul département qui ne possède sa société d'horticulture, chargée de préparer chaque année une ou plusieurs expositions de plantes. Ce goût du jardinage, qu'il s'adresse aux fruits, aux légumes ou aux fleurs, n'est pas seulement un exercice excellent pour la santé, une occupation utile et agréable, c'est encore un délassement honnête et moralisateur, puisqu'il détourne des lieux fréquentés par les mauvaises passions, comme les cabarets, les maisons de jeux, etc.

L'horticulteur est, en général, un homme paisible, étranger aux rêves de l'ambition et aux préoccupations de la politique; ses habitudes sont régulières, il se lève matin et se couche tôt, et il se plaît dans son intérieur au milieu des siens, loin des vains plaisirs du monde.

L'hygiène, de concert avec la morale, doit donc inviter à rechercher l'exercice et la récréation dans l'étude des objets d'histoire naturelle, et en particulier, dans l'horticulture, qui est une occupation utile et agréable autant que facile. Il n'est personne, en effet, qui ne puisse se procurer un jardin, si petit qu'il soit, fût-il réduit à un balcon, au devant d'une fenêtre. Il ne s'agit ici que de l'horticulture raisonnable, et non de cette passion ruineuse qui court aveuglément après ce qui est cher, rare et nouveau, qui se flatte, avant tout, de posséder ce que les autres n'ont pas : c'est là la folie du jardinage, l'abus qu'on ne saurait trop condamner.

II.

DES DIFFÉRENTES ESPÈCES D'EXERCICE, EN PARTICULIER.

Ces exercices sont : la *marche ;* l'*exercice en voiture ;* l'*équitation ;* la *natation ;* la *course*, le *saut* et la *danse ;* enfin la *gymnastique.*

De la marche.

La *marche* est l'exercice le plus naturel, le plus salutaire de tous ; c'est à lui que se rapporte principalement ce que nous avons dit dans le paragraphe précédent.

De l'exercice en voiture.

Le *déplacement dans une voiture* constitue un exercice à peu près passif ; il est le seul dont puissent jouir les infirmes, les rhumatisants, les goutteux, les convalescents, etc., pour lesquels la marche est souvent difficile ou impossible. Durant l'hiver, le séjour dans les voitures et surtout les voitures découvertes expose au froid, contre lequel on ne réagit pas comme si l'on prenait de l'exercice à pied.

De l'équitation.

L'*équitation* ou l'action de monter à cheval est, en général, un exercice bienfaisant. Pour monter comme pour se soutenir à cheval, on a besoin de mouvements et d'efforts qui constituent déjà une sorte de gymnastique. En second lieu, l'élévation au-dessus du sol souvent imprégné d'humidité et chargé d'émanations malfaisantes, l'exposition à l'air renouvelé, agité par les mouvements rapides du cheval, sont autant de circonstances favorables. Très-utile aux personnes lymphatiques, cet exercice est nuisible aux sanguins qui ont la face colorée, de la pesanteur de tête et des étourdissements; à ceux qui ont la poitrine délicate, qui ont facilement des palpitations de cœur, des crachements de sang, aux asthmatiques; enfin, il est dangereux pour ceux qui sont affectés de hernies ou descentes.

De la natation.

La *natation*, considérée comme exercice, est chose excellente; tout en se baignant on a l'avantage de faire de la gymnastique, les mouvements répétés du corps activent la respiration et entretiennent la chaleur naturelle, qui sans cela se perdrait promptement dans l'eau. Enfin, au point de vue de la sécurité, les baigneurs qui savent nager sont moins exposés à se noyer. Dans les périls d'une navigation quelconque, ils peuvent se sauver et même en sauver d'autres; cela ne prouve pas qu'ils puissent se passer de prudence: leur témérité est souvent punie.

De la course, du saut et de la danse.

Ces trois genres d'exercice sont à peu près analogues quant à leurs effets. Les deux premiers, plus ou moins violents, ne sont pas à la portée des personnes délicates ; ils réclament avant tout une bonne poitrine : il n'est rien qui *coupe les jambes* comme l'oppression ou les battements de cœur.

Quant à la *danse*, c'est une récréation bonne en elle-même, si elle est exécutée en plein air, et lorsqu'on s'y livre modérément ; mais on en a complétement dénaturé les avantages, depuis qu'elle est devenue une sorte de formalité et d'étiquette réservée dans le monde, pour les salons et les soirées, où l'on s'étiole à la lueur des bougies, en respirant l'air vicié par la réunion, dans le même appartement, d'un trop grand nombre de personnes.

Ajoutons qu'au point de vue de la santé et de la morale, la danse et surtout la valse sont trop souvent des occasions pernicieuses pour les jeunes garçons et les jeunes filles, qui vont puiser dans les bals des *chaumières* et des assemblées de village, dans les bals masqués du carnaval, etc., le relâchement, la licence et la dépravation des mœurs.

De la gymnastique.

La *gymnastique* proprement dite est l'art de diriger les mouvements et les exercices du corps, pour fortifier la santé générale et pour donner, en particulier, de la vigueur, de la souplesse et de l'agilité à tous les mouvements. A l'aide de certaines manœuvres et d'appareils convenables, on peut exercer et développer des membres faibles, redresser ou au moins améliorer des difformités, des déviations de la taille.

La gymnastique, particulièrement utile aux jeunes garçons et aux jeunes filles, doit toujours être pratiquée dans les colléges et les pensions. Elle constitue une partie importante de l'éducation physique et corporelle qu'il ne faut pas négliger, mais au contraire faire marcher de pair avec l'éducation intellectuelle : c'est le meilleur moyen de mettre la santé en harmonie avec les travaux fatigants de l'esprit.

— Ces divers exercices que nous venons de passer rapidement en revue ont besoin, pour être utiles, d'être employés en temps et lieu, appliqués avec mesure et régularité.

Les promenades à la campagne, au milieu des champs, des arbres et des haies revêtus de leurs feuilles, sont les plus salutaires, aux enfants et aux jeunes gens, en particulier.

Quant aux autres exercices, moins ordinaires, moins indispensables que la marche, on ne doit y avoir recours que d'une manière passagère et accidentelle. Toutes les fois qu'on le peut, il faut se servir de ses jambes : c'est le meilleur moyen de bien se porter.

Par suite des occupations sédentaires, d'une longue habitude de la voiture ou du cheval, on finit par ne plus pouvoir marcher ; les membres inférieurs non exercés s'affaiblissent : c'est ce qui arrive aux gens de bureau et de comptoir, aux cochers de fiacre et aux conducteurs de voitures, etc.; au bout d'un certain temps, ils *perdent les mollets,* tandis que les facteurs, les commissionnaires les ont très-développés.

L'équitation, la course, le saut, la danse et la gymnastique sont nuisibles immédiatement après les repas; avant de s'y livrer il est bon que la première digestion soit achevée ou au moins avancée, ce qui demande en général trois quarts d'heure ou une heure.

Quant à la natation, nous avons dit en parlant des bains de rivière qu'il faut, pour se mettre dans l'eau. être à jeun ou n'avoir pas mangé depuis deux à trois heures.

Tous ces mouvements du corps exposent à des accidents, à des chutes, des *fractures,* des *deboîtements* et autres violences extérieures. On doit prendre toutes les précautions possibles pour les éviter.

II.

De l'exercice professionnel ou des différentes professions.

Les *professions qui réclament l'exercice du corps* sont très-nombreuses. Il nous est impossible de les énumérer toutes ici; nous devons nous borner à les grouper en plusieurs séries, auxquelles sont applicables les mêmes préceptes et les mêmes conseils.

I.

DES PROFESSIONS QUI RÉCLAMENT L'EXERCICE DE TOUT LE CORPS.

A cette première catégorie appartiennent les *agriculteurs* ou *cultivateurs*, les *jardiniers*, les *charpentiers*, les *couvreurs*, les *maçons*, les *terrassiers*, les *portefaix*, les *tonneliers*, etc., etc. Tous ces individus travaillent en plein air, jouissent de tous les avantages de l'air renouvelé, mais, d'un autre côté, ils subissent toutes les conséquences de ses variations et de ses intempéries, exposés au froid et surtout au froid humide, à la pluie, au soleil ardent de l'été. Les efforts musculaires auxquels ils se livrent les rendent sujets à la courbature, aux lassitudes. Souvent en sueur, ils sont plus que d'autres exposés aux refroidissements, aux rhumatismes, aux pleurésies, aux fluxions de poitrine, aux catarrhes, etc. C'est souvent à la fin de leur journée, en rentrant à la maison, qu'ils s'enrhument, parce qu'ils négligent de reprendre, aussitôt après le travail, les vêtements dont ils s'étaient débarrassés pendant la chaleur du milieu du jour. Il en est quelques-uns, tels que les *horticulteurs* et *jardiniers fleuristes*, qui sont particulièrement sujets aux refroidissements, quand ils n'ont pas soin de prendre un supplément de vêtement en sortant d'une serre chaude.

Celle-ci doit toujours être construite de telle sorte qu'elle ne communique pas immédiatement avec l'air extérieur. La porte doit s'ouvrir dans un appartement voisin, une autre serre moins chaude, ou au moins une sorte d'antichambre ou avant-serre, où l'on doit laisser, avant d'entrer dans l'air chaud, le surcroît de vêtement qu'on reprend en sortant.

Les *charpentiers*, les *maçons*, les *couvreurs* travaillant à des hauteurs plus ou moins considérables, obligés de remuer ou de porter des objets plus ou moins lourds, ont particulièrement à redouter les chutes, les contusions, les fractures, etc. On ne saurait trop les engager à surveiller avec soin la solidité de leurs échafaudages, souvent élevés à la hâte et sans précaution, à prendre toutes les mesures de prudence dans les démolitions, etc. A chaque instant on a à déplorer de funestes accidents, par suite de l'oubli de la solidité qu'on doit donner aux échelles, par exemple.

Les *portefaix* et les *tonneliers*, qui se livrent à de grands efforts sont sujets aux douleurs de reins, ou au *lombago*.

II.

DES PROFESSIONS DANS LESQUELLES UNE PARTIE DU CORPS EST PARTICULIÈREMENT EXERCÉE OU MISE EN JEU.

Exercice de la vue.

Les *horlogers* et *bijoutiers*, les *libraires*, les *imprimeurs*, les *relieurs*, *brocheurs*, etc., qui regardent habituellement de petits objets; les *maréchaux*, les *serruriers*, tous ceux qui travaillent à la forge, sont exposés à des accidents du côté de la vue, les premiers par la fatigue qui résulte d'un examen prolongé et minutieux, les seconds, par l'impression vive, et sans cesse répétée, exercée sur l'œil par le feu. Les individus adonnés à ces professions ont besoin de ne pas rester appliqués à leur travail trop longtemps de suite, de porter des conserves, si leur vue devient sensible et impressionnable. Les derniers, toujours exposés au feu, sont sujets aux brûlures, aux refroidissements, etc. Ils ne doivent pas sortir et quitter leur travail, surtout le soir, sans se vêtir convenablement.

Exercice de l'odorat.

Les *distillateurs*, les *parfumeurs*, les *tanneurs*, etc., se ressentent peu, en général, de l'usage qu'ils font de l'odorat.

Exercice du goût.

Les *cuisiniers*, les *traiteurs*, les *pâtissiers*, les *confiseurs* et *liquoristes*, les *marchands de vin* et *d'eau-de-vie*, etc., obligés à *déguster* continuellement, exposés aux émananions de leurs préparations, ont ordinairement peu d'appétit.

Les *cuisiniers* ont en particulier à redouter les effets de la chaleur vive et concentrée des fourneaux, l'inspiration de l'air altéré par les vapeurs du charbon. Ils ne doivent pas rester trop longtemps enfermés sans sortir en plein air, sous peine d'avoir des maux de tête avec étourdissement. En tout cas, l'appartement où brûle le charbon ne doit jamais être parfaitement clos.

Les *pâtissiers* sont, comme les *boulangers*, sujets aux refroidissements, par suite de la transpiration occasionnée par le four chaud. Enfin les *marchands de vin, d'eau-de-vie*, etc., forcés de déguster souvent leurs produits, doivent avoir soin de ne pas avaler chaque fois qu'ils goûtent, sous peine de s'enivrer promptement dans les caves et celliers, où ils sont d'ailleurs exposés aux émanations alcooliques.

Exercice du toucher.

Exercice des membres supérieurs, des bras.

Les professions dans lesquelles les bras sont particulièrement exercés sont extrêmement nombreuses; on les désigne sous le nom de *professions manuelles*, ce sont : les *menuisiers*, les *tourneurs*, les *forgerons*, les *serruriers*, les *ferblantiers*, les *casseurs de bois*, les *cordiers*, ceux *qui tournent la roue*, les *broyeurs*, les *chocolatiers*, les *pileurs de chanvre*, les *marbriers*, *etc.* Tous ces individus ont à redouter la courbature et les lassitudes des membres supérieurs, du dos et des épaules; leur travail doit avant tout être bien réglé, séparé par des intervalles de repos suffisants.

Exercice des membres inférieurs.

Les professions où il faut toujours rester debout, ou marcher continuellement, être toujours en chemin, sont celles de *facteur*, de *commissionnaire*, de *marchand de denrées*, dans les rues, etc., de *chasseur*, de *garde-champêtre*, de *gendarme*, etc.; ces professions disposent aux affections des membres inférieurs, aux enflures des jambes, aux foulures, aux entorses, aux varices, aux ulcères, etc. L'usage de chaussures convenables, souvent renouvelées, pour prévenir le froid humide, l'emploi des bas lacés, les soins de propreté, les bains de pieds fréquents sont les meilleurs auxiliaires des marches réitérées.

Exercice de la parole.

Les *chanteurs*, les *déclamateurs*, les *crieurs publics*, les *avocats*, etc., sont exposés aux maladies du larynx, aux enrouements et extinctions de voix. Ils doivent se prémunir avec soin contre le froid, se garnir exactement le cou et le devant de la poitrine, prendre souvent des boissons adoucissantes, etc.

III.

DES PROFESSIONS MALFAISANTES OU INSALUBRES.

Les *vignerons*, les *brasseurs*, les *puisiers*, les *vidangeurs*, les *égoutiers*, les *amidonniers*, les *chapeliers fabricants*, les *plombiers*, les *filassiers*, les *tanneurs*, les *meuniers*, les *potiers d'étain*, les *teinturiers*, les *droguistes*, ceux qui travaillent aux préparations de *plomb*, de *mercure*, de *cuivre*, etc., voilà autant d'individus dont les professions sont insalubres ou malfaisantes, les unes, à cause des émanations délétères auxquelles on est exposé, les autres, en raison des poussières répandues dans l'air ou des substances vénéneuses que les ouvriers emploient ou préparent, comme le plomb et le mercure. Les *chapeliers*, qui se servent, pour lisser leurs peaux, de *nitrate acide de mercure*, sont exposés à tous les accidents de la salivation, à l'ébranlement des dents et à l'état fongueux des gencives qui en sont la suite, etc.

Une grande propreté, de l'air renouvelé dans les ateliers, des intervalles de repos en plein air suffisamment longs, une alimentation saine et fortifiante, des boissons toniques et légèrement stimulantes : tels sont les moyens de se prémunir contre les dangereuses influences de ces professions.

IV.

DES PROFESSIONS SÉDENTAIRES.

De ce nombre sont, en général, les professions exercées par les femmes (les *lingères*, les *couturières*, les *repasseuses*, les *femmes de comptoir*, etc.); les *employés de bureau*, les *marchands en boutique*, les *tailleurs*, les *cordonniers*, les *coiffeurs*, etc., subissent aussi plus ou moins les conséquences de la vie sédentaire. Chez ces personnes, surtout dans les villes, les visages sont pâles, les membres étiolés, à cause de l'absence du grand air et du soleil.

Des promenades ou sorties régulières, des ateliers grands, bien aérés et bien éclairés, une nourriture composée essentiellement de viandes rôties ou simplement apprêtées : voilà les meilleurs moyens de se préserver des fâcheuses conséquences de la vie renfermée ou sédentaire.

V.

DES PROFESSIONS QUI RÉCLAMENT LE TRAVAIL EN COMMUN, DANS LES GRANDS ATELIERS, LES USINES, LES FABRIQUES, ETC.

Les *filatures de chanvre et de coton*, les *fabriques de draps, d'épingles, d'alumettes chimiques*, etc., etc., offrent l'inconvénient de l'air altéré par la réunion d'un trop grand nombre d'individus dans le même lieu; ajoutons-y tous les dangers de la confusion des sexes et du défaut de surveillance, de la licence et de la dépravation qui en sont la suite.

Apporter dans la construction des ateliers et des fabriques tous les éléments de salubrité, et en particulier de propreté et de renouvellement de l'air; séparer les hommes des femmes, les jeunes apprentis des ouvriers plus âgés; exercer une surveillance tout à la fois sévère et bienveillante : tels sont les conseils applicables à ces milliers d'individus employés dans les grandes industries, qui chaque jour deviennent plus nombreuses.

III.

Choix d'une profession ou d'un état.

Avant de passer aux exercices de l'intelligence, terminons ce que nous venons de dire des professions qui réclament l'exercice du corps, toujours les plus nombreuses, par une question qui n'est pas sans intérêt pour l'hygiène, je veux parler du choix d'une profession ou d'un état de vie.

Notre santé aussi bien que notre bonheur et notre bien-être moral ici-bas, dépendent de la position que nous sommes appelés à occuper dans la société. Il est donc bien important de songer de bonne heure à la vocation des jeunes gens.

Tout en leur laissant de la liberté sous ce rapport, en observant leurs goûts, leurs aptitudes et leurs inclinations, il faut les diriger, les éclairer par une bonne éducation, et suppléer ainsi à leur défaut d'expérience des choses de la vie.

Il est certains principes qu'il ne faut pas oublier dans le choix d'un état, nous nous bornerons à les signaler ici, ce sont les suivants :

1° Toutes les professions peuvent être honorables du moment où elles sont utiles à la société et approuvées par la morale. On le répète souvent :

Il n'est pas de sots métiers...

2° La plupart des individus doivent se contenter, dans la société, de la position et du sort qui leur sont assignés par la *naissance*. Il faut respecter et encourager les professions héréditaires. Au lieu d'ambitionner une position plus élevée, un emploi du gouvernement, le fils d'un cultivateur, par exemple, doit s'honorer de rester attaché à la terre, de travailler à l'entretien et à l'amélioration de la ferme que son père lui a laissée. Nous ne parlons pas ici de certaines vocations particulières, des carrières plus ou moins brillantes réservées au génie et aux grands talents.

3° On ne doit se préparer à une profession quelconque, que lorsqu'on a reçu le degré d'instruction générale, élémentaire, indispensable, dans une certaine mesure, à toutes les classes de la société.

Parmi les jeunes ouvriers, l'apprentissage ne doit commencer que lorsqu'ils ont reçu toute l'instruction religieuse nécessaire, lorsqu'ils ont fait en un mot leurs *premières communions*.

4° En toute circonstance, mais, en particulier, dans les professions qui réclament les grands exercices du corps, les apprentis doivent avoir atteint le degré de force et de développement que réclament leurs travaux; ils doivent, en général, être âgés de 15 à 18 ans.

5° Quant à l'époque de l'établissement définitif, de la prise de possession d'une position sociale, pour les hommes, cela n'est guère possible avant 25 ans : c'est l'âge où l'on a acquis, en général, les connaissances, l'expérience et le jugement nécessaires.

Chez les femmes, on doit suivre, pour l'apprentissage des jeunes ouvrières, les mêmes règles que pour les jeunes garçons.

Quant à l'établissement des femmes en général, il consiste dans le *mariage*. Dans l'immense majorité des cas, on ne doit pas marier les jeunes filles avant qu'elles aient atteint leur *vingtième année;* ce n'est, en effet, d'ordinaire qu'à cet âge qu'elles possèdent le développement physique, la maturité d'esprit et de caractère qui leur sont indispensables pour s'acquitter sûrement et convenablement de leurs devoirs de femmes de ménage et de mères de famille.

CHAPITRE VII.

DES EXERCICES DE L'INTELLIGENCE.

I.

De l'exercice intellectuel en général.

Dieu ne nous a donné l'intelligence avec ses brillantes et merveilleuses facultés, l'imagination, la mémoire, le jugement, etc., que pour la cultiver, la développer, l'exercer en un mot, par tous les moyens qu'il a mis en notre pouvoir.

La morale et la religion nous apprennent à nous servir, avant tout, de notre intelligence pour Dieu, pour notre perfectionnement spirituel : c'est pour cela que l'instruction religieuse et chrétienne est la première de toutes, la plus indispensable à l'enfant, comme à l'homme fait et au vieillard. L'hygiène et la morale sont parfaitement d'accord sur cette supériorité de l'enseignement religieux. Quel est en effet le but de cet enseignement? N'est-ce pas de nous apprendre nos devoirs : *devoirs envers Dieu, devoirs envers nous-mêmes, devoirs envers la société, la patrie, la famille*, etc. Or, l'accomplissement de nos devoirs ne peut en aucune façon contrarier la satisfaction de nos besoins légitimes, nuire à notre santé ; bien au contraire, les premiers sont la garantie, la sauvegarde des seconds. L'oubli des devoirs engendre les *passions*, et les passions, comme nous le verrons bientôt, sont les ennemis de notre santé, elles sont la ruine de la force et du bien-être de notre corps. C'est dans l'exercice vicieux de l'intelligence, dans les spectacles contraires aux mœurs, les lectures licencieuses, les romans dangereux, les mauvais almanachs, etc., etc., que les passions se forment et se développent. Il est donc aussi de l'intérêt d'une bonne et saine hygiène de condamner ces moyens de corruption, qui ruinent le corps après avoir perdu l'esprit et le cœur.

Après l'instruction religieuse proprement dite, ou la connaissance raisonnée du *catéchisme*, tout individu, à quelque classe de la société qu'il appartienne, doit posséder une instruction générale commune. Il doit savoir parler convenablement sa langue, lire, écrire et calculer. Il n'est pas d'individu, d'ouvrier, qui ne puisse trouver aujourd'hui les occasions les plus faciles pour apprendre ces éléments indispensables.

Quant à l'instruction agricole, industrielle ou artistique, le cultivateur et l'artisan apprennent, avant tout, en se mettant à l'œuvre, par l'expérience et une longue pratique, en un mot, par un bon apprentissage : *A force de forger, on devient forgeron!*

A d'autres classes de la société l'instruction supérieure, les sciences et les lettres, le droit ou la jurisprudence, la médecine, etc.

Revenons à notre sujet et concluons : que dans le double intérêt de notre santé et de notre perfectionnement moral, nous devons exercer convenablement notre intelligence : c'est le meilleur moyen d'arriver à régler sagement nos besoins et nos devoirs : *l'ignorance et la routine sont ennemies de tout progrès!*

En second lieu, le travail intellectuel, la lecture par exemple, est un exercice, un délassement salutaire, aussi utile à notre cerveau, à notre tête, que le travail corporel, les mouvements et la marche sont utiles à nos muscles et à nos membres.

Mais, si l'exercice modéré de l'intelligence est favorable à la santé, la tension de l'esprit, une application prolongée, surtout au détriment du sommeil, lui sont nuisibles, comme nous le dirons dans le chapitre suivant. Cette considération nous amène naturellement à parler des soins et des précautions que réclament ceux qui se livrent exclusivement aux travaux de l'esprit, qui appartiennent aux *professions intellectuelles*.

Les personnes adonnées aux travaux actifs de l'intelligence comme les *gens de lettres*, les *écrivains*, sont, en général, dans des conditions très-défavorables à la santé; voici les principales :

Dans la chaleur et la préoccupation de la composition, ils prolongent indéfiniment leur travail, et oublient leurs besoins les plus pressants, tels que l'appétit, le sommeil, l'envie d'uriner; attachés à la vie sédentaire, ils respirent sans cesse l'air malsain, non renouvelé de leur cabinet souvent étroit, quelquefois humide ou trop chaud. Ils négligent tous les soins de propreté; ils travaillent ou méditent pendant ou immédiatement après les repas. L'attitude de leur corps dans le travail de cabinet est nuisible à la digestion, à l'intégrité de la respiration et de la circulation. Enfin presque toujours isolés, ils n'ont pas de distractions, sont disposés à la concentration de l'esprit et aux affections morales tristes.

Les moyens propres à faire disparaître, ou au moins à atténuer les effets de ces circonstances fâcheuses, consistent : 1° à régler le travail intellectuel, à entrecouper ces préoccupations sédentaires par un exercice régulier, au grand air et en plein jour;

2° A satisfaire avec empressement les premiers besoins du corps, à ne jamais retenir ses évacuations, les urines en particulier, sous peine de se préparer pour l'avenir d'affreuses maladies, telles que la pierre et la gravelle, la rétention d'urine, etc.;

3° On doit se rendre aux heures de repas, et prendre le temps suffisant pour satifaire son appétit avec calme et sans préoccupation d'esprit. Éviter de travailler immédiatement après avoir mangé, durant la première digestion, avoir soin, au contraire, de se reposer, ou de se promener lentement en plein air.

A ceux qui se livrent activement aux travaux d'esprit, il faut, outre une grande régularité dans les repas, une nourriture saine et douce, non échauffante ni irritante; ils doivent s'abstenir des boissons alcooliques et stimulantes : c'est une habitude mauvaise que de prendre tous les jours de fortes doses de café pour se monter l'intelligence et éloigner l'envie de dormir.

4° Ne jamais prolonger les veilles au détriment du nombre d'heures de sommeil, qui sont habituellement indispensables pour bien réparer ses forces;

5° Diminuer les inconvénients de l'attitude assise et

penchée, nécessaire pour lire ou écrire, en se servant d'un pupître, d'un siége convenablement élevé, ni trop souple ni trop dur, frais plutôt que chaud;

6° Veiller régulièrement aux soins de propreté à l'aide des lotions et des bains;

7° Renouveler avec soin l'air de la chamdre de travail, qui ne doit pas être humide; en hiver, chauffer modérément, et éviter les inconvénients de la chaleur sèche du poêle, en laissant dessus un vase plein d'eau dont la vapeur se mêle à l'air et le rend ainsi plus doux, moins vif.

8° Les gens de lettres ne doivent pas toujours méditer sur le même sujet, ils doivent varier leurs idées. Ils ont besoin de faire trêve à leur isolement par la conversation, et par la fréquentation de personnes d'un naturel gai et agréable;

9° Enfin, ils doivent être de bonnes mœurs; le libertinage et la débauche les tuent promptement.

Ajoutons, pour compléter ces conseils, que les travaux intellectuels prolongés, supportés sans danger par l'homme adulte, seraient nuisibles aux enfants, aux jeunes gens et aux vieillards.

On ne doit pas instruire de trop bonne heure les enfants nerveux, sujets aux accidents cérébraux, aux convulsions, etc. En tout cas, il faut ménager beaucoup chez eux les premiers exercices de l'intelligence.

Les personnes convalescentes doivent s'abstenir de travaux intellectuels un peu importants.

Les individus d'un tempérament sanguin et surtout nerveux-sanguin, sont plus exposés que les autres aux conséquences fâcheuses des longues préoccupations de l'esprit.

Les études assidues sont dangereuses pour les personnes qui s'y livrent tout d'un coup, sans en avoir l'habitude, surtout lorsqu'elles commencent à un âge déjà avancé.

II.

Du travail intellectuel, en particulier, ou des différentes professions intellectuelles.

Les individus qui se livrent à ces professions ne sont pas dans des conditions identiques; on peut les rapporter aux groupes suivants :

1° Les *employés de bureau*, les commis divers qui font des écritures, qui ont un travail d'esprit peu captivant, dont ils s'acquittent mécaniquement par le fait d'une longue habitude;

2° Les *professions intellectuelles actives*, qui réclament beaucoup plus d'intelligence; elles comprennent : les officiers publics, les notaires, avoués, magistrats, avocats, prêtres, médecins, ingénieurs, etc.;

3° Les *artistes, peintres, musiciens, poëtes, acteurs*, etc., chez lesquels l'imagination travaille, avant tout;

4° Enfin, les *savants*, ou *gens de lettres* qui méditent sur des sujets très-ardus, qui cherchent la solution de problèmes très-difficiles, etc.

I.

Les individus appartenant à la *première catégorie*, ont une tension peu considérable de l'intelligence ; ils sont peu exposés aux fâcheux effets des travaux de l'esprit, qui, chez eux d'ailleurs, sont habituellement réglés et modérément prolongés.

II.

Il n'en est pas de même des professions *intellectuelles actives ;* les individus adonnés à ces professions subissent plus ou moins les conséquences fâcheuses qui s'y rattachent.

Parmi eux, il en est trois qui ont à remplir dans la société des missions élevées, chacun un *sacerdoce :* le premier s'occupe des intérêts de l'âme ou de la conscience, le second des soins du corps, et le troisième, enfin, de la culture et du développement de l'intelligence : on a déjà nommé le *prêtre,* le *médecin* et l'*instituteur*. En raison de leurs attributions spéciales, ces trois hommes sont dans des conditions hygiéniques particulières.

Le prêtre.

Voué à un ministère sacré qu'il tient de Dieu, gardien de la morale religieuse, qu'il a pour mission de faire respecter, autant par l'exemple de ses vertus privées, que par son intervention active, son enseignement et sa parole évangéliques, libre des liens et des préoccupations de la famille, dégagé des intérêts matériels, le *prêtre,* mieux que personne dans la société, doit comprendre l'utilité de l'hygiène et s'en appliquer les préceptes.

La lecture, la prédication, les confessions, etc., réclament de sa part des travaux intellectuels et des habitudes sédentaires.

D'un autre côté, les soins actifs de son ministère, les visites de jour et de nuit, aux infirmes, aux malades qui réclament les secours de la religion, sont pour lui l'occasion d'un exercice corporel souvent pénible.

Aux premières occupations se rapportent certaines dispositions morbides ou maladies, telles que les *affections cérébrales*, l'*embonpoint excessif*, un *état sanguin exagéré*, la *pierre*, la *gravelle*, la *rétention d'urine*, etc.

Les secondes engendrent les *rhumes*, les *rhumatismes*, etc.

Pour prévenir ces maladies, l'hygiène conseille aux prêtres :

1° De modérer le travail intellectuel, d'éviter les veilles prolongées ;

2° D'observer la sobriété, de prendre une nourriture saine, non échauffante ni irritante, de s'abstenir des excitants alcooliques ou autres ;

3° De ne pas rester trop longtemps de suite au confessionnal, sans s'absenter quelques instants pour vaquer aux premiers besoins ;

4° De porter des gilets de flanelle pour se prémunir contre les refroidissements auxquels ils sont exposés dans les églises, souvent froides et insalubres ;

5° Enfin, de prendre auprès des malades toutes les précautions convenables dans les épidémies, les maladies régnantes, etc.

Le médecin.

Le médecin, chargé d'une mission moins haute, parce qu'elle est toute humaine, est appelé à soigner les misères et les infirmités corporelles. Pour s'acquitter avec conscience des devoirs de sa profession, pour guérir son malade, il a besoin d'un dévouement éprouvé, d'une charité active qui lui fassent surmonter les fatigues et les répugnances qu'il rencontre. Les médecins, en général, sont bienfaisants et désintéressés, toujours à la disposition du pauvre et de l'ouvrier indigent. Dans les grandes épidémies, ils ne craignent pas d'exposer leur vie, ils ne quittent presque jamais leur poste.

Mais, s'il est, en particulier, une profession de labeur et de dévouement, c'est bien assurément celle du *médecin de campagne*. A toute heure du jour et de la nuit, par le froid, la neige, le vent ou la pluie, par un soleil ardent, il chevauche par monts et par vaux, dans les sentiers mal frayés de la forêt, dans des chemins boueux ou rocailleux, quelquefois impraticables. Il doit toujours être prêt à partir ; lorsqu'il se couche exténué de fatigues, il ne peut compter sur son sommeil : il est réveillé souvent dès la première heure.

Si les médecins ont l'avantage d'une vie active, de travaux intellectuels modérés, ils sont exposés en revanche à des causes nombreuses d'altération de leur santé, telles que : l'exposition aux maladies épidémiques et contagieuses, la perte du sommeil, le défaut de régularité dans les habitudes, dans les repas, l'inquiétude dans leurs maladies; les effets des intempéries, des variations du temps : les *refroidissements*, les *rhumatismes*, etc.

Le médecin doit donner l'exemple d'une bonne hygiène. Il doit avoir de bonnes mœurs, être religieux, sobre et tempérant, plein de sang-froid, etc.

Le médecin de campagne doit se prémunir, par des vêtements convenables, contre les variations atmosphériques.

L'instituteur.

A côté du prêtre et du médecin se place l'*instituteur*. Sous ce nom nous comprenons tous ceux qui sont spécialement chargés de l'instruction, depuis l'enseignement élémentaire qui s'adresse aux enfants, jusqu'à l'enseignement élevé de la jeunesse.

La mission de l'instituteur dans la société est de la plus haute importance, puisque c'est à lui qu'appartiennent la culture et la direction de l'intelligence, cette belle et noble faculté qui établit entre l'homme et les autres créatures visibles une distance infranchissable. Honneur donc et respect à ce précieux ministère, qui, s'appuyant sur les principes d'une saine et solide éducation, prépare au pays une génération d'hommes honnêtes et pieux autant qu'éclairés!

L'instituteur ne peut se séparer du prêtre et du médecin, parce que son enseignement n'est bon et vrai qu'à la condition d'être conforme à la morale du premier, et à l'hygiène du second. Je n'ai à m'occuper ici que de l'hygiène.

Si le prêtre et le médecin doivent donner l'exemple de la pratique d'une sage hygiène, l'instituteur n'y est pas moins obligé.

Il doit s'initier avec empressement à toutes les connaissances qui concernent l'entretien et le bien-être de notre corps; ne jamais négliger, d'un côté, les soins qu'exige sa santé personnelle, de l'autre, les conseils que réclame spécialement la santé de ses élèves.

Les occupations sédentaires des instituteurs, et l'exercice continuel de la parole, les disposent à certaines maladies, telles que les *maux de tête*, les *accidents cérébraux*, l'*état sanguin*, la *rétention d'urine*, les *affections de la gorge* et notamment *du larynx*, etc.

Dans le but de prévenir ces maladies, la régularité des habitudes doit s'étendre à tous les actes de leur vie. Les heures de travail et les heures d'enseignement doivent être suffisamment éloignées, et séparées par des intervalles de repos, par des sorties ou promenades au grand air.

Nous avons parlé ailleurs des avantages généraux offerts par l'horticulture; comme exercice et comme récréation, cette occupation peut être particulièrement utile aux instituteurs. Il n'est pas, surtout dans les campagnes, de distraction plus bienfaisante que celle que leur offre le jardinage.

Les instituteurs doivent être, avant tout, sobres et tempérants. Les moindres écarts, sous ce rapport, peuvent être préjudiciables à leur santé. Leur nourriture doit être saine, douce, non irritante, ni échauffante; ils doivent s'abstenir de boissons stimulantes, alcooliques ou autres; leurs repas doivent être parfaitement réglés.

Habitués à séjourner, surtout durant l'hiver, dans des salles plus ou moins chauffées, ils sont plus impressionnables que d'autres à l'air extérieur; ils doivent en conséquence se vêtir avec soin, et se prémunir contre les refroidissements et les suppressions de transpiration. Ceux qui ont la poitrine délicate doivent porter des gilets de flanelle.

Voués à l'enseignement, qu'ils ont à donner en toutes choses par l'exemple, les instituteurs, plus que les autres hommes, doivent veiller sur eux-mêmes, conserver en face de leurs élèves un maintien sérieux et digne, qui commande le respect, avoir une mise décente et convenable ; se préserver enfin des passions et des habitudes vicieuses : ainsi, ils doivent éviter de fréquenter le cabaret, de se mêler des affaires politiques, s'abstenir de l'usage du tabac, surtout du tabac à fumer. En un mot, ils doivent s'abstenir de tout ce qui pourrait compromettre la gravité de leur caractère, la pureté de leurs mœurs, et, avant tout, la pratique de leurs devoirs religieux.

— En s'appliquant ces préceptes d'hygiène qui les concernent personnellement, les instituteurs doivent en même temps songer aux soins que réclame la santé des enfants ou des jeunes gens qu'ils instruisent. Les conseils qu'ils doivent leur adresser ont spécialement trait aux vêtements et à la propreté, à l'exercice corporel et intellectuel, enfin, aux habitudes vicieuses dont ils doivent se préserver. Nous allons les rappeler ici en quelques mots.

1° Les élèves doivent trouver dans la classe toutes les conditions de salubrité; il faut veiller à ce qu'ils ne s'exposent pas à des refroidissements en arrivant dans l'école, ou en sortant;

2° Ils doivent être convenablement vêtus, de manière à être préservés, en particulier, du froid des pieds et de l'impression de l'air sur la gorge ou la poitrine;

3° Veiller à ce qu'ils observent tous les soins de propreté à l'aide de lotions fréquentes;

4° Exiger qu'ils prennent un exercice convenable, c'est-à-dire modéré durant les grandes chaleurs, et très-actif durant l'hiver, surtout par le temps froid et sec;

5° Régler le travail intellectuel d'après la capacité et les dispositions des enfants, ménager surtout ceux qui sont nerveux et irritables;

6° Enfin, veiller avec le plus grand soin à la décence et aux bonnes mœurs, prévenir ou corriger toutes les habitudes vicieuses, éloigner promptement un sujet perverti, qui pourrait transmettre la contagion du mal.

Tels sont les principaux points d'hygiène, dont l'observation est un devoir rigoureux imposé aux instituteurs dans leurs rapports avec les élèves.

III.

Les *artistes* sont particulièrement exposés aux *maladies nerveuses*, à la *folie* ou *aliénation mentale*. Souvent relâchés dans leurs mœurs, adonnés à la luxure, ils en subissent toutes les conséquences. On doit leur adresser les conseils suivants :

1° Apporter dans tous leurs actes plus de régularité, vivre avec plus d'ordre et d'économie ; au lieu de disperser dans un jour à de folles et inutiles dépenses le produit de leur talent et de leurs veilles, le réserver plutôt pour l'avenir, ou au moins, l'employer actuellement à soigner leur santé, et, dans ce but, se mieux loger et se vêtir plus convenablement, se procurer une nourriture plus saine, etc.

Mener, avant tout, une conduite irréprochable, exempte de tous les excès du libertinage.

IV.

Les *savants* ou *gens de lettres* sont, plus que tous les autres, exposés aux conséquences des travaux intellectuels exagérés et trop prolongés.

CHAPITRE VIII.

DE LA VEILLE ET DU SOMMEIL.

Après le travail le repos, et après le repos le travail ! Double alternative de notre existence, cercle perpétuel dans lequel nous tournons sans cesse sans jamais nous arrêter, jusqu'à ce que la mort vienne nous donner le signal d'un dernier repos, d'un repos éternel sans troubles et sans nuages : récompense décernée à ceux qui durant leur vie ont tout à la fois *bien travaillé* et *travaillé pour le bien !*

Dieu, qui a tout fait pour notre plus grand intérêt, nous a fourni les moyens de repos en même temps que les moyens de travail. Durant la *veille*, les heures du travail sont interrompues par des intervalles de repos, et à la fin de chaque semaine, nous avons le dimanche pour nous remettre de nos fatigues des six jours précédents.

Enfin, chaque soir, la nuit vient, et avec elle le *sommeil*, pour nous délasser complétement et nous donner de nouvelles forces pour le lendemain.

I.

De la veille.

I.

DU REPOS DE CHAQUE JOUR.

Les heures du jour sont naturellement partagées entre le travail, les repas, et le repos ou la récréation. Cette distribution du temps est différemment observée par les individus, suivant la classe de la société à laquelle ils appartiennent ; mais, quel que soit leur rang, ils ne doivent pas rester inutiles ou oisifs; devant Dieu, ils doivent compte de leur temps à la société ou à leurs semblables, à leurs familles, à eux-mêmes. Depuis l'ouvrier jusqu'à l'homme élevé bien haut par sa naissance, ses emplois ou sa fortune, chacun a sa mission d'utilité à remplir ici-bas. Si les uns sont voués aux travaux du corps, les autres sont adonnés aux exercices non moins pénibles de l'intelligence: tous ont donc besoin de récréation et de repos.

Ceux qui travaillent de l'esprit, comme les magistrats, les écrivains, les hommes de cabinet, les jeunes gens surtout, qui font leurs études dans les colléges et les pensions, ceux-là ont un besoin indispensable du repos de l'intelligence. Après s'être captivés deux ou trois heures de suite, il est urgent, pour se détendre la tête, qu'ils cherchent une bienfaisante diversion dans une promenade ou une récréation en plein air pendant une demi-heure ou une heure. Une fois par semaine en sus du dimanche, on donne dans les écoles un jour de congé; on conduit les élèves à la campagne, afin qu'ils retirent un plus grand profit de l'exercice et des jeux au grand air et au soleil.

Les très-jeunes enfants qui commencent à apprendre à lire, ne peuvent être soustraits à leurs jeux que pour quelques instants, une demi-heure ou trois quarts d'heure au plus, deux fois par jour. Pour ces jeunes intelligences si frêles et si mobiles, il vaut mieux répéter plus souvent les séances d'étude que de les allonger trop.

Quant aux ouvriers qui se livrent aux travaux du corps, il faut distinguer entre eux : d'une part, ceux qui, comme les *horlogers*, sont sédentaires et ont besoin d'une application minutieuse et soutenue, ceux qui sont enfermés dans des caves, comme les *tisserands*, ou dans des ateliers destinés à la fabrication de substances insalubres ou malsaines, comme les ouvriers qui travaillent les *préparations de plomb*, etc.; d'autre part enfin, ceux qui sont occupés en plein air, tels que les *cultivateurs*, les *charpentiers*, les *maçons*, les *terrassiers*, etc., individus qui exercent tous leurs membres, dans de bonnes conditions de salubrité.

Les premiers doivent se reposer en prenant un léger exercice en plein air, particulièrement après avoir mangé. Les seconds peuvent se contenter des heures de repas, et aussitôt après, reprendre sans grand inconvénient leur besogne, qu'ils ont d'ailleurs la liberté de continuer doucement, durant le premier temps de la digestion. Ajoutons, comme nous le verrons dans l'article suivant, que dans l'été, au milieu du jour, ils font souvent la *sieste* ou la *méridienne*. La durée du travail n'est pas la même pour tous; pour le plus grand nombre, il se termine en hiver avec le jour, et une ou deux heures plus tôt, en été.

Ce que nous disons ici des alternatives de travail et de repos de la journée des ouvriers, ne peut s'appliquer aux jeunes apprentis, à ceux, en particulier, qui sont employés dans les grandes fabriques. Les heures de repos et de récréation doivent être pour eux plus rapprochées et plus longues.

II.

DU REPOS DU DIMANCHE.

Après une forte journée de travail, la nuit vient à propos avec le sommeil pour rafraîchir notre esprit, et réparer nos forces. A la nuit, succède la lumière d'un nouveau jour; les rayons du soleil levant nous trouvent gais et dispos; nous quittons lestement notre lit pour reprendre nos occupations. Celles-ci finissent encore le soir pour recommencer le lendemain, et ainsi de suite, durant six jours. Le septième est le jour de Dieu, le jour solennel du repos.

Sans parler des obligations religieuses et morales qu'il impose dans la société chrétienne, considéré au seul point de vue de l'hygiène, le *dimanche* est une institution excellente, nécessaire à la santé, au bien-être de l'esprit et du corps. Le dimanche est particulièrement utile aux ouvriers; ils ont tant besoin de se reposer au bout d'une semaine entière de rudes et inévitables travaux! Combien en est-il cependant qui ne savent pas ou qui ne veulent pas en profiter. Les uns, pour ne pas perdre de temps, continuent leur travail au détriment de leur santé, et, ajoutons aussi, au détriment du travail lui-même, car, il est reconnu, d'après une expérience constante, que le travail de 25 jours, avec repos du dimanche, *rend* plus que le travail de 30 jours, sans interruption. Les autres, encore plus mal inspirés, se dédommagent le lendemain; ils font le dimanche le lundi, s'occupant bien peu de la véritable destination de ce jour du repos. Dans tous les cas, c'est dans les cabarets qu'ils vont passer leur temps; le vin, le jeu et tous les divertissements coupables ont bientôt ruiné leur bourse avec leur santé. Les économies de la semaine sont souvent ainsi absorbées en un jour; le lendemain, l'ouvrier qui s'était couché en état d'ivresse, se lève tout malade et fatigué de l'orgie de la veille; ses enfants crient à la faim, et il n'a pas de pain à leur donner.

L'ouvrier économe, intelligent et honnête se conduit bien autrement. Après avoir sanctifié le jour consacré à Dieu, il va réparer ses fatigues de la semaine, en se livrant à quelque récréation permise, en se promenant à la campagne avec sa femme et ses enfants. Ils profitent tous ensemble du bienfait du grand air et du soleil, dans cette sortie qui leur sert tout à la fois de délassement et de distraction. Celui-là se couche content, et, le lundi matin, il se lève fort et bien portant, tout prêt à reprendre son travail.

II.

Du Sommeil.

Le *sommeil* est la conséquence du travail, de notre activité, ou du double exercice de notre corps et de notre intelligence. Le repos momentané et les récréations du jour ne suffisent pas pour réparer les forces ; la nuit arrive, on a besoin du silence et du calme d'un long et profond sommeil. Personne ne peut se soustraire à ce besoin, mais il n'est pas également impérieux pour tous les individus. Il existe entre eux des différences qui dépendent de l'*âge*, du *sexe*, du *tempérament*, de la *force*, des *professions*, enfin de l'*état* ou du *degré* de la santé.

De l'âge. — L'homme atteint le maximum de sa force de 25 à 50 *ans ;* c'est durant cette période de la vie qu'il peut supporter plus impunément les grandes fatigues et les rudes travaux, s'abstenir plus longtemps du repos et résister à de longues veilles.

Le *jeune homme* (de 16 à 25 *ans*) est hardi, audacieux, entreprenant ; il ne doute de rien et il se livre sans hésiter aux plus violents exercices. Mais son ardeur ne tarde pas à s'attiédir, ses forces s'épuisent, il tombe anéanti ; s'il est contraint de reprendre et de continuer son travail exagéré, au bout de très-peu de temps sa santé s'altère, son corps s'amaigrit et s'use prématurément.

L'*enfant* est incapable d'aucun travail pénible ; toujours en agitation, son activité s'épuise promptement : il s'endort malgré lui d'un sommeil long et profond. L'enfant nouveau-né dort presque continuellement, durant les premiers jours de son existence, et, dans sa première année, on est encore obligé de le coucher au milieu du jour pour lui procurer un supplément de sommeil.

Les *vieillards* à la marche incertaine, aux membres tremblants, n'ont plus de force suffisante pour travailler; au delà de soixante ans, leur existence va sans cesse en déclinant. Mais, s'ils ont besoin d'un repos continuel ou d'un exercice très-léger, en revanche, ils peuvent supporter la perte du sommeil mieux qu'à un autre âge de la vie : ils font un long séjour au lit, mais ils dorment peu.

Du sexe.— Les femmes sont moins résistantes que les hommes. Vouées aux soins intérieurs, aux occupations paisibles du ménage, elles sont impropres aux grands travaux manuels, à tous les exercices violents. Mais, il existe sous ce rapport de grandes différences entre les femmes des grandes villes, au teint pâle, aux membres grêles, et les robustes femmes de campagne, dont les bras vigoureux, brunis au soleil, partagent avec les hommes les pénibles travaux des champs. Si, d'un côté, les femmes sont moins aptes que les hommes aux grandes fatigues corporelles, de l'autre, elles supportent mieux qu'eux les fatigues et les secousses morales. Douées d'une grande vivacité nerveuse, à la faveur de leur sentiment exalté, monté à un certain ton, elles résistent mieux aux longues veilles et à la perte du sommeil.

Du tempérament. — Les personnes lymphatiques

dont les chairs sont grasses et molles, ont plus besoin de repos et de sommeil que les sanguins, et ceux-ci plus que les personnes nerveuses. C'est parmi les premières que l'on rencontre le plus d'individus disposés à l'apathie et à l'oisiveté.

Les sanguins tiennent le milieu; c'est parmi eux qu'on trouve les *athlètes*, les *hercules;* si ces hommes sont capables de développer une force extraordinaire, en général, ils ne peuvent résister longtemps au besoin du sommeil.

Quant aux nerveux, la tête toujours en travail, l'imagination exaltée, souvent en proie à des douleurs, à des souffrances physiques et morales, ils sont incapables de violents efforts et sont bien vite énervés. Mais si, d'un côté, ils ont besoin de repos corporel, de l'autre, à cause de leur excitabilité, ils dorment modérément, et ils résistent assez bien à la perte du sommeil.

De la force. — Les personnes faibles et délicates sont obligées de rester inactives; elles ne peuvent supporter que de petits travaux, mais elles dorment souvent moins que les personnes fortes, tant à cause d'une moindre dépense d'activité durant le jour, que par suite des souffrances et des troubles divers auxquels elles sont plus exposées.

Des professions. — Les professions réclament des travaux plus ou moins pénibles, et par suite exigent un repos plus ou moins long. Les exercices du corps, ceux notamment qui s'exécutent en plein air, disposent particulièrement au sommeil; à cette catégorie se rapportent les travaux des ouvriers des campagnes, etc. Les professions sédentaires, comme celles d'horloger, de tailleur, etc., exigent moins de sommeil. Les exercices ou les travaux intellectuels sont les ennemis du sommeil : l'esprit et l'imagination, surexcités par de longues veilles, ne laissent au savant qu'un sommeil court, incomplet et agité.

Enfin, il est certaines professions, telles que celles de vidangeur, de boulanger, etc., qui obligent les ouvriers à se passer de sommeil durant la nuit; ils sont forcés de dormir le jour.

Des habitudes. — L'habitude a une grande influence sur le retour plus ou moins rapproché du besoin du sommeil. Par l'effet de veilles longtemps continuées, on finit par s'accoutumer, sinon à se passer de sommeil, au moins à dormir fort peu; les gardes-malades, les infirmiers sont dans ce cas. D'autres contractent l'habitude de dormir beaucoup, ils ne peuvent sans inconvénient s'y soustraire.

De l'état ou du degré de la santé. — Relativement au degré de la santé, les convalescents entre autres ont besoin de beaucoup de sommeil, comme les personnes faibles et délicates.

— De ces considérations nous pouvons déduire les conclusions suivantes :

1° Le sommeil est un besoin impérieux destiné à réparer nos forces épuisées par le travail. Nous ne pouvons nous y soustraire, mais nous en usons plus ou moins suivant l'âge, le sexe, le tempérament, la force, les professions, les habitudes, et enfin, l'état de la santé; il doit être subordonné à ces conditions diverses;

2° La durée moyenne du sommeil est pour les adultes de 6 à 8 heures; pour les enfants, de 10 à 12 heures; pour les vieillards, de 5 à 6 heures.

3° C'est, en général, une mauvaise chose de se coucher immédiatement après le repas, il faut, autant que possible, attendre deux à trois heures que la digestion soit avancée.

4° On a plus besoin de sommeil en été qu'en hiver, dans les pays chauds plus que dans les pays froids; c'est pour cela qu'on est obligé de faire la sieste ou la méridienne.

5° Il faut se coucher de bonne heure et se lever matin, comme c'est l'habitude dans les campagnes.

6° Pour que le sommeil soit réparateur, il ne doit pas être interrompu, entrecoupé. Il faut dormir la tête haute, peu couverte; la tenir constamment hors des draps, afin de ne pas respirer l'air malsain de l'intérieur du lit.

On se couche indistinctement sur le dos, ou des deux côtés alternativement; le mieux est de dormir sur le côté droit.

En entrant dans le lit, il faut immédiatement allonger les jambes, et se mettre dans la position qu'on doit garder. Durant l'hiver, l'impression du froid dans les draps ainsi bravée ne tarde pas à disparaître, et on s'échauffe plus promptement que si on se pelotonnait dans le lit, comme font souvent les enfants et les personnes frileuses.

Quand on est obligé de veiller, de passer plusieurs nuits de suite, il faut s'arranger de manière à se reposer toujours une nuit sur deux.

Inconvénient des veilles prolongées et de la perte du sommeil. — Les veilles prolongées sont pernicieuses à la santé; elles engendrent des maux de tête, amènent l'affaiblissement de la vue, disposent aux névralgies ou douleurs de nerfs, etc.; enfin, elles épuisent les forces, font maigrir, et amènent, comme dernier résultat, les infirmités et une vieillesse précoce.

Inconvénient d'un sommeil trop long. — Les personnes qui dorment trop longtemps, séjournent au lit 12 à 15 heures, par exemple, ne tardent pas à s'amollir; elles prennent de l'embonpoint, deviennent apathiques, paresseuses. Presque toujours renfermées, elles sont impressionnables aux influences extérieures; le moindre coup d'air leur donne des fluxions aux yeux, des rhumes, des maux de gorge, etc.

— Tous les individus qui se livrent activement au travail, comme les ouvriers, ont besoin plus que d'autres d'un bon sommeil capable de réparer leurs forces, qui leur sont indispensables pour le lendemain.

En été, il est bon de faire la méridienne.

Rentré dans son intérieur, après les pénibles travaux de la journée, l'ouvrier doit se coucher un certain temps après son dernier repas.

Il lui faut de 7 à 9 heures de sommeil réparateur, non interrompu.

Il s'éveille du matin, toujours à peu près à la même

heure ; il se lève aussitôt, et s'empresse de reprendre son travail, de commencer sa journée.

Ceux qui par profession ne peuvent dormir la nuit, doivent se livrer au sommeil durant le jour.

CHAPITRE IX.

DES PASSIONS ET DES MOUVEMENTS VIOLENTS DE L'AME.

I.

Des Passions [1].

Les *passions* ou les déréglements de l'âme font le malheur de l'homme.

Au point de vue moral, aux yeux de la religion, elles sont la source des fautes les plus graves, des *péchés capitaux*.

Ici-bas, devant la société, les individus adonnés aux passions reçoivent leur châtiment anticipé : avilis et dégradés, ils perdent le respect, l'estime et l'affection qui font la satisfaction de l'homme de bien. Ce n'est pas tout encore. Leur vie est courte, leur vieillesse précoce, leur mort prématurée. Leur santé s'altère de bonne heure : en proie à de nombreuses et redoutables maladies, les souffrances de leur corps ne le cèdent en rien aux anxiétés et aux tribulations de leur esprit.

[1] Il ne s'agit ici que des passions mauvaises ou vicieuses.

Des passions principales. — Ce sont : la *luxure*, la *gourmandise*, la *paresse*, l'*orgueil*, la *colère*, l'*avarice* et l'*envie*.

I.

DE LA LUXURE.

Il n'est pas de passion plus désastreuse pour l'homme que la *luxure* ou la débauche et le libertinage de tout genre. Plus que toute autre, elle le rend impropre au travail, aux occupations sérieuses et importantes, en affaiblissant son intelligence quand elle n'en amène pas la ruine totale. Enfin, elle est une des causes principales d'altération de sa santé, une source incessante de maladie.

Jetons un coup d'œil rapide sur les ravages que cette passion exerce sans cesse autour de nous.

— Voyez ce jeune adolescent de 12 à 15 ans; ce n'est plus un enfant, ce n'est pas encore un homme, mais il a toute l'allure d'un vieillard.

Sa physionomie est triste, ses traits contractés, son regard incertain et languissant, son teint est pâle et terreux, son front ridé; il marche d'un pas mal assuré, le dos voûté, les jarrets pliants; ses membres sont grêles, ses mains sèches et effilées.

Il n'aime pas les divertissements de son âge, la joie expansive et bruyante, les promenades au grand jour, les conversations animées, il préfère rester enfermé à la maison, ou se promener seul dans les lieux retirés et peu fréquentés.

Il mange peu et digère mal ; il n'aime pas le travail; dormir, ou mieux, rester au lit dans une funeste indolence : voilà tout son bonheur.

Qu'est-il donc arrivé à ce jeune garçon ? d'où vient son caractère étrange et inégal ? quel mal intérieur ruine ses forces et sa santé ?

Victime précoce de la luxure, des habitudes vicieuses qu'il a contractées de bonne heure, on voit la cause trop évidente de sa dégradation dans les égarements de son imagination en délire.

— Plus loin, c'est un jeune homme de 18 à 25 ans ; robuste et plein de santé, il quitte sa famille pour aller poursuivre ses études dans une grande ville, dans une école de droit ou de médecine, etc. Ou bien, c'est un ouvrier qui, après un premier apprentissage dans son pays, veut se perfectionner dans son état en voyageant, en prenant de l'ouvrage et des leçons dans les meilleurs ateliers, qui veut, en un mot, faire *son tour de France*.

Cinq à six ans, au moins, se passent avant qu'on ne voie rentrer au foyer paternel ces deux enfants du pays.

Le premier renonce facilement aux vacances ; il trouve la campagne triste et ennuyeuse ; pourvu que son père lui fasse passer de l'argent, il aime mieux rester à Paris où il se divertit de mille manières. Quant au second, il ne tient pas en place, il change souvent de lieu et de maître ; il serait bon ouvrier s'il le voulait, il gagnerait de bons prix, mais il est fainéant, et il se ressent encore le mardi matin des orgies du dimanche et du lundi.

Ces deux malheureux sont bientôt âgés de 30 ans ; le temps des études et de l'apprentissage est passé; leurs condisciples, leurs camarades sont mariés et établis, il est temps qu'eux-mêmes songent à prendre une position. Comment faire ? L'un devrait être docteur en droit ou en médecine, mais il n'a subi que son premier examen, et n'a pas pris ses grades ; l'autre devrait être maître ouvrier, chef d'atelier, mais, pour acheter un fonds, il faut des avances, des économies; or, au lieu de placer à la *caisse d'épargne*, il a tout dissipé, parce qu'il a toujours vécu *au jour le jour*.

Ce n'est pas tout. Pour s'établir, non-seulement il manque à l'un et à l'autre les qualités et les connaissances nécessaires, l'esprit d'ordre, de régularité et de travail, ils ont, en outre, perdu leur force et leur santé. Leur constitution est détériorée, viciée par certaines maladies qu'ils ont traitées légèrement, s'inquiétant bien peu alors des funestes conséquences dont ils étaient menacés.

Ces deux hommes seront dans la société des membres inutiles sinon nuisibles : le premier, qui est fils, unique et peut vivre sans travail, fera l'ennui de sa famille ; qu'il se marie ou non, il sera à charge à lui-même, honteux de ne pouvoir occuper une position importante et honorable, de ne savoir faire autre chose que de flâner, de fréquenter le café et de fumer. Le second restera ouvrier de second ordre ; ses entreprises ne réussiront pas, il s'endettera et se ruinera dans son industrie ; sa vieillesse sera misérable, et il se trouvera heureux de pouvoir finir ses jours à l'hôpital.

Nous n'avons pas chargé ce tableau ; il est l'expression vraie et fidèle de ce que nous voyons tous les jours.

Mais, qu'est-ce qui a donc, cette fois encore, perdu l'avenir de ces individus pleins d'espérance à 20 ans? Toujours la luxure, la passion du libertinage plus dangereuse et plus dominante dans la jeunesse qu'à tout autre âge de la vie. Les fréquentations mauvaises, les lectures licencieuses, les spectacles, les bals, les danses, les parties de plaisir et les orgies de la barrière : telles sont les occasions nombreuses où vont se perdre, surtout dans les villes, les jeunes gens de toutes les classes.

Malheureusement, les campagnes ne sont pas non plus elles-mêmes à l'abri de cette contagion de la licence, et de la dissolution des mœurs : les cabarets, les danses des assemblées ou fêtes patronales, etc., sont aussi pour les villages des foyers de corruption.

— Si de l'adolescence et de la jeunesse nous passons aux âges plus avancés, c'est un cortége non moins effrayant de misères morales.

Les mauvais ménages, les infidélités du mari ou de la femme, l'adultère aujourd'hui si commun et si peu flétri, sont habituellement des conséquences de la luxure.

Que dirai-je ici d'un grand nombre de célibataires, qui ne semblent avoir renoncé au mariage que pour s'adonner plus librement à leurs honteuses habitudes, afficher publiquement la licence et la débauche jusque dans un âge avancé. Si le libertinage est méprisable et dégradant chez un jeune homme, il est hideux et repoussant chez un vieillard!

Autant est respectable le célibat des prêtres et des religieux voués à un ministère d'abnégation et de charité, autant est odieux ce *célibat calculé* mis en pratique parmi les gens du monde.

De tout ce qui précède, concluons que pour l'hygiène aussi bien que pour la morale, la luxure est une passion qui dégrade l'homme à tout âge, lui enlève son intelligence et ses plus nobles facultés, ruine sa santé et lui prépare, sinon une mort prématurée, au moins, une vieillesse empoisonnée et misérable.

Quel est donc le préservatif contre un tel fléau?

De bonnes lois, des règlements de police sévères, des moyens hygiéniques appropriés sont de la plus grande utilité, pour le maintien général des bonnes mœurs et l'extinction du libertinage public; mais ces moyens de répression ne peuvent atteindre les individus, ils ne peuvent trouver accès auprès de la débauche privée. Comment donc y arriver?

La crainte des maladies ou le désir de conserver sa santé, le sentiment du respect de soi et de sa dignité personnelle, l'exemple de sa famille ou des personnes environnantes, l'amour du travail, sont-ils des motifs suffisants pour détourner de ses passions violentes un jeune homme éloigné de son pays, libre de toute surveillance?

Non, certainement non! Un homme débauché, quel que soit son âge, surmonte tous ces obstacles; le seul préservatif efficace qui puisse l'arrêter : c'est la *crainte de Dieu*, la *religion*, ou la *conscience de son devoir;* voilà, sans aucun doute, le seul frein qu'on puisse opposer au libertinage. En un mot, la pratique des devoirs religieux, fruit d'une éducation et d'une instruction solides : tel est le remède véritable conseillé par l'hygiène comme par la morale.

— Pour favoriser l'application de ce remède surnaturel, il faut user d'un grand nombre de moyens et de précautions dans le détail desquels nous devons entrer ici.

En élevant les enfants chrétiennement, il faut, par tous les moyens possibles, chercher de bonne heure à prévenir ou à détourner les tendances vicieuses.

On ne doit pas laisser ignorer aux mères, aux nourrices, aux bonnes, que les *mauvaises habitudes* peuvent se montrer chez de très-jeunes enfants, par le seul fait de la *concupiscence* ou de notre inclination naturelle au mal. Averties de la possibilité de ce fait, elles apporteront dans les soins qu'elles administrent une grande discrétion et une extrême surveillance.

Il ne faut pas coucher les enfants trop mollement, sur de la plume, ni trop les couvrir; on doit tenir leurs mains hors du lit, les couvertures modérément tendues, et remontées jusque sous les aisselles; enfin, on doit les lever le matin, aussitôt qu'ils ne dorment plus. A un âge plus avancé, on leur défend de s'enfoncer, de se pelotonner dans le lit, les couvertures par-dessus la tête, disposition qu'ils affectionnent, surtout en hiver, lorsqu'ils trouvent le lit froid en y entrant.

On doit promener, forcer à s'ébattre et à jouer au

grand air, les enfants silencieux qui aiment toujours à rester seuls, inactifs ou occupés à des amusements sédentaires. C'est chose excellente, que de les exercer à la gymnastique.

Il faut les éloigner, autant qu'on le peut, d'enfants suspects et dangereux : c'est surtout dans les colléges et les pensions, qu'on a besoin d'une grande surveillance sous ce rapport.

On doit éviter de coucher dans le même lit plusieurs enfants à peu près du même âge; ce précepte est de rigueur lorsqu'ils sont de sexe différent. Rien de plus commun cependant que de voir, dans certaines familles d'ouvriers peu aisés, trois ou quatre enfants couchés dans le même lit, et quelquefois les garçons avec les filles. En pareil cas, il n'est pas une personne charitable qui ne s'emploie pour fournir au ménage un lit de plus, et faire cesser un abus aussi grave.

Dans les familles, et surtout celles où il y a plusieurs enfants, il faut les surveiller avec attention lorsqu'ils ont à satisfaire des besoins, exiger qu'ils s'en acquittent décemment et promptement; on ne doit jamais les laisser aller aux latrines deux ensemble.

Il est bon de les empêcher de tenir leurs mains continuellement enfoncées dans les poches de leur pantalon ; le mieux est de supprimer ces ouvertures.

Lorsque les jeunes enfants, surtout les filles, ont de ces petits vers, ou *ascarides vermiculaires*, qui occasionnent de grandes démangeaisons à l'anus, il faut se hâter de faire prendre des vermifuges.

Dans les campagnes, il est une précaution qu'on ne saurait trop recommander, c'est celle d'éloigner les enfants lors de la saillie des femelles d'animaux. Dans l'intérêt des bonnes mœurs, cette opération ne devrait d'ailleurs jamais se faire publiquement, aux yeux des habitants de tout un village. Disons, à propos des animaux, qu'on doit empêcher les enfants de faire aux chiens des caresses trop familières; c'est également une mauvaise chose que de laisser les chiens coucher avec eux, comme il arrive souvent.

Ces considérations relatives aux animaux ne sont pas sans importance; l'oubli des convenances et de la discrétion qu'on doit observer avec eux, a plus d'action qu'on ne le pense généralement sur la mauvaise éducation et les habitudes vicieuses des enfants, surtout dans la classe ouvrière.

Enfin, le régime des enfants doit être, en général, tonique et fortifiant, composé d'aliments non irritants ou échauffants. Beaucoup d'exercice et de mouvement, des lotions fréquentes, des bains tièdes l'hiver, des bains frais ou de rivière l'été. Voilà pour eux autant de préceptes utiles.

Nous nous sommes arrêté suffisamment sur les moyens de prévenir la luxure chez les enfants.

Auprès des jeunes gens qui sont doués de la raison et du discernement, l'éducation religieuse exerce, avant tout, ses bienfaits; seule, elle peut suffire pour prévenir de fâcheux écarts. C'est à cet âge, en particulier, qu'il faut condamner les mauvaises lectures, la vue des tableaux, des peintures ou sujets immodestes et obscènes, la familiarité avec les personnes du sexe. Dans la classe ouvrière, souvent les apprentis, garçons et filles, travaillent ensemble, pêle-mêle, dans les ateliers, dans les grandes fabriques; on comprend tout le danger qui résulte de ces mélanges, quelle surveillance doit être exercée, pour maintenir les convenances, la discrétion et la réserve nécessaires. Le meilleur moyen d'obvier à ces inconvénients serait de tenir, autant que possible, les sexes séparés, dans des compartiments ou appartements distincts. Les danses, les bals de nuit, les mascarades du carnaval, sont, surtout, des occasions fréquentes de perdition, pour les jeunes filles, que des parents imprudents abandonnent à ces dangereux divertissements.

Le travail, l'émulation, tous les exercices du corps, l'absence de boissons stimulantes, le lever matinal, les habitudes régulières sont des moyens excellents pour éloigner les jeunes gens des passions sensuelles.

Enfin, quant aux personnes plus âgées, les croyances et les pratiques religieuses sont, plus que jamais pour elles, les meilleurs préservatifs de la luxure et du libertinage. La sobriété, le travail, les occupations sérieuses et utiles, la connaissance des publications littéraires importantes, la participation active aux graves questions de moralisation et d'améliorations sociales, etc.; les récréations qui réclament l'exercice du corps, au grand air, comme la chasse et la pêche; enfin, le mariage, les devoirs de père de famille, etc. : telles sont, au point de vue de l'hygiène, les conditions les plus favorables d'une vie chaste et régulière.

En résumé, pour les enfants, une bonne éducation, une surveillance sévère et continuelle;

Pour les jeunes gens, le travail et l'activité, l'éloignement de tous les lieux de débauche;

Pour les hommes plus âgés, le mariage légitime, les occupations honnêtes et sérieuses, utiles à la société;

Enfin, pour tous, les croyances et les pratiques religieuses : voilà les véritables et seuls préservatifs de la luxure.

II.

DE LA GOURMANDISE.

La *gourmandise* est l'excès dans le boire et le manger jusqu'à se gêner, jusqu'à se rendre malade.

L'abus des boissons alcooliques, du vin et de l'eau-de-vie dégénérée en habitude vicieuse porte, en particulier, le nom d'*ivrognerie*.

La *friandise*, la *bonne chère*, l'*intempérance* sont des vices qui se rattachent de près ou de loin à la passion de la gourmandise.

Le nombre des gens adonnés à la luxure et au libertinage est malheureusement trop considérable parmi nous; mais il est encore dépassé par le nombre des gourmands et des ivrognes.

Obligés de revenir si souvent à cette satisfaction impérieuse de la faim et de la soif, commandée par le besoin, rendue attrayante et agréable par le sens du goût, nous recherchons les moyens avant la fin. Entraînés par l'appât de la délectation et du plaisir, il ne nous suffit pas de satisfaire purement et simplement notre appétit, nous avons recours à tous les raffinements et à toutes les inventions des cuisiniers, des pâtissiers, des liquoristes, etc., pour varier nos agréments et nos jouissances, et cela bien souvent, comme nous l'avons dit, au détriment de notre corps, de notre santé. C'est ainsi que naissent la *friandise* et la *bonne chère*, moins communes dans les classes ouvrières que dans les classes aisées, dans les campagnes que dans les villes.

Trop souvent encore, chez les ouvriers des villes, la bonne chère est une source de désordre et de prodigalité. Il est nombre de familles chez lesquelles le pain manque souvent, et qui n'en sont pas pour cela plus économes, plus prévoyantes. Aussitôt qu'on a quelque argent, on se hâte de le prodiguer en friandises, en gala : c'est de la pâtisserie, du café, de l'eau-de-vie, du cassis, etc. Le café, surtout, est une habitude ruineuse, qui nuit à la bourse, sans profiter à la santé.

Si la bonne chère et la friandise sont des infractions légères aux yeux de l'hygiène et de la religion, si même elles peuvent être tolérées à certaines solennités rares, comme le mardi gras, pour fêter le carnaval, à la veille du carême, il ne peut en être ainsi de la gourmandise et de l'ivrognerie.

La gourmandise est une passion dégoûtante et de bas étage, qui dégrade l'homme moralement, devant Dieu et devant la société; affaiblit et étouffe son intelligence; enfin, altère et compromet son bien-être corporel ou sa santé.

1° C'est une faute grave de manger gloutonnement, jusqu'à se rendre malade, parce que c'est abuser du *pain quotidien* qui nous est donné pour nous nourrir; en second lieu, c'est obéir aveuglément à une brutale passion, *faire un Dieu de son ventre*, au lieu d'employer son temps et ses forces pour remercier le Créateur de ses bienfaits, pour être utile à ses semblables, et travailler en même temps à ses véritables et sublimes destinées. D'un autre côté, les gens adonnés à la gourmandise sont déconsidérés et regardés avec répugnance par les autres hommes.

2° La gourmandise détruit l'esprit et l'intelligence. Tout entiers absorbés dans leur estomac, toujours occupés à digérer, ceux qui s'y livrent sont incapables d'aucun travail intellectuel : ils tendent sans cesse à se rapprocher des *brutes* qui ne savent que *manger*, *boire et dormir*, encore ont-elles, de plus que les gourmands, l'instinct de ne prendre, en général, que le nécessaire pour vivre et se nourrir.

3° La gourmandise est une source d'infirmités et de maladies. L'*embonpoint excessif*, le *coup de sang* et l'*apoplexie*, les *affections du foie*, *de l'estomac et des intestins*, la *goutte*, la *gravelle*, l'*hydropisie*, etc., peuvent en être la conséquence. Ajoutons que c'est une passion ruineuse, parce qu'elle est ennemie du travail, traînant à sa suite l'apathie et la paresse; enfin, elle vide la bourse : on dit généralement d'un grand gourmand : *Que son ventre lui coûte cher à nourrir*.

Concluons donc que, dans l'intérêt de l'hygiène et

de la morale, il faut être sobre et tempérant : c'est le meilleur moyen de vivre longtemps et en bonne santé. Citons, entre mille exemples des avantages de la sobriété, certain italien nommé Cornaro qui, faible et mal portant à 50 ans, put arriver par une vie sage, un régime frugal et régulier, à vivre sans infirmités jusqu'à 110 ans. Il a laissé à la postérité son secret et le récit de son expérience dans un petit livre qu'on peut lire avec profit et intérêt.

On trouve des gourmands à tous les âges, mais nulle part en plus grand nombre que parmi les enfants.

Il faut donc, dans une bonne éducation, les surveiller avec soin, sous ce rapport, et leur faire comprendre tous les avantages de la sobriété. En les habituant de bonne heure, par leur propre exemple, à une vie tempérante et frugale, les parents les mettraient plus tard à l'abri des excès de table de tout genre.

De l'ivrognerie. — Si la gourmandise est honteuse, l'ivrognerie ne l'est pas moins ; il n'est pas de passion plus abrutissante, plus capable d'engendrer les maladies. L'ivrognerie est encore plus répréhensible devant Dieu que la gourmandise, car elle fait perdre l'intelligence, cette noble faculté de l'homme, et par suite, elle expose à des actes de toute nature, extravagants ou coupables.

Est-il rien de plus dégoûtant, de plus vil et de plus méprisable qu'un de ces ivrognes crapuleux, comme on en rencontre si souvent le dimanche ou le lundi, dans les faubourgs des grandes villes; il revient de la barrière, chancelant et grognant, les cheveux en désordre, la figure bourgeonnée, les yeux rouges et stupides, la bouche vomissant des ordures, les vêtements déchirés et salis par la boue : ce n'est plus un homme, et c'est moins qu'une bête !

Un ivrogne n'est plus bon à rien dans la société; dominé par sa brutale passion, il est fainéant, il quitte à chaque instant son travail pour aller boire. A force de se troubler l'esprit, il finit par ne plus le retrouver ; au bout de quelque temps, dans l'intervalle de ses *ribottes*, il perd la mémoire, il brouille ses idées, il fausse son jugement ; il devient ennuyeux par ses rabâchages, insupportable dans la conversation. Il ne tarde pas à perdre tout crédit et toute confiance.

Nous ne dirons rien ici de certaines femmes de bas étage, qui s'enivrent sans honte, au mépris des convenances et de la retenue que leur sexe leur impose.

Un homme qui a l'habitude de s'enivrer se tue, s'empoisonne lentement, en détail. Sans parler des accidents qui le menacent, exposé à tout instant à tomber, à se noyer, à se faire écraser par les voitures, etc., l'ivrogne de profession, celui qui boit de l'eau-de-vie, qui *prend la goutte* le matin à jeun, quand il n'y revient pas souvent durant le jour, celui-là, dis-je, meurt souvent victime des maladies du ventre et du cerveau ; il est sujet, en particulier, au *cancer de l'estomac*. L'*apoplexie*, la *fièvre cérébrale*, les *rhumatismes*, la *folie*, le *tremblement*, les *maladies nerveuses*, etc., sont des conséquences ordinaires de l'ivresse. Les ivrognes meurent, en général, encore jeunes et ils périssent tristement.

Ce n'est pas tout. Où conduit la passion du vin et de l'eau-de-vie? Au cabaret. Or, le cabaret est devenu partout un lieu mal famé, un foyer de corruption et de débauche. C'est là qu'on apprend à rire de tout ce qui est sérieux, à blasphémer le nom de Dieu, à parler mal de la religion, à mépriser l'autorité et le gouvernement, à professer enfin une doctrine désastreuse, qui n'a d'autre but que de détruire tout ce qu'il y a de saint et de respectable dans la société. Honte donc et réprobation à l'ivrognerie qui abrutit l'homme, le pervertit et abrége ses jours!

Pénétrés de ces déplorables conséquences, tous les pères de famille, ouvriers ou autres, doivent, avant tout, donner le bon exemple à leurs enfants en ne s'enivrant jamais : c'est le meilleur moyen de se faire estimer et respecter par eux.

Obligés de vivre avec le crédit, avec le travail, qu'ils n'oublient pas non plus qu'ils perdent toute confiance, du moment où ils s'adonnent à la boisson.

Enfin, ceux qui craignent Dieu et qui respectent leurs devoirs, ont toujours en horreur ce vice dégradant. Au lieu de noyer son chagrin ou ses malheurs dans le vin, il faut s'adresser à la religion : elle seule a des consolations pour toutes les misères, pour toutes les infortunes.

III.

DE LA PARESSE.

L'oisiveté est la mère de tous les vices ! On peut en dire autant et à plus forte raison de la *paresse*. Si l'homme *oisif* ne travaille pas, c'est parce que rigoureusement il peut s'en passer, *il a sa vie gagnée;* le *paresseux*, au contraire, ou le *fainéant*, a besoin de son travail pour subsister lui et sa famille; il est d'autant plus coupable de rester inactif, que le bon emploi de son temps est plus précieux pour lui comme pour les siens.

Quoi qu'il en soit, paresseux ou oisif, l'homme qui ne travaille pas, qui ne s'occupe à rien, est un être inutile dans la société. Uniquement bon pour lui, il ne sait pas rendre service à ses semblables, se sacrifier pour eux; du matin au soir, il n'a pas autre chose à faire que de chercher son bien-être et ses jouissances personnelles, c'est-à-dire de satisfaire ses passions. Un ouvrier fainéant est presque toujours ivrogne ou libertin.

La paresse est une habitude pernicieuse, non-seulement pour les mœurs, mais encore pour l'intelligence et la santé. Le paresseux est ignorant, il n'apprend rien; son esprit privé d'exercice s'engourdit et s'affaiblit : il ne sait pas écrire, raisonner, converser. C'est un mauvais ouvrier, qui connaît mal son état, aussi, il ne prospère pas, il perd ses *pratiques*, non-seulement parce qu'il ne travaille pas bien, mais surtout parce qu'on n'estime pas les paresseux, on ne veut pas les encourager dans leurs vices.

Les paresseux altèrent leur santé, par cela même qu'ils sont exclusivement occupés à flatter leurs passions, et, en outre, par leur négligence, leur apathie. Souvent sédentaires, ils ne prennent pas d'exercice salutaire; ils ne profitent pas du grand air et du soleil. Au lieu de se lever matin pour se livrer à leur travail, ils restent au lit à s'amollir. N'ayant souvent pas d'appétit, ils ont recours à tous les moyens possibles, pour le stimuler par des mets irritants et de haut goût; pour se donner du ton et de la force, ils avalent des boissons stimulantes de toutes sortes : vin, eau-de-vie, liqueurs, café, etc.

Ils sont malpropres sur leur corps, négligents et mal soignés dans leurs vêtements.

Tous ces défauts, cet oubli des préceptes de l'hygiène, les rendent sujets à une foule d'infirmités ou de maladies, telles que l'*embonpoint excessif*, la *goutte*, la *gravelle*, la *pierre*, l'*hydropisie*, etc.

Il faut donc blâmer généralement les paresseux et les repousser comme des êtres nuisibles et méprisables.

Tout individu dans la société, quel qu'il soit, doit savoir se créer une occupation utile.

S'il a de la fortune, de l'instruction, il doit consacrer son intelligence et ses forces au service de son pays; il doit aider le travail, encourager le commerce et l'industrie, chercher enfin, à faire du bien autour de lui en exerçant activement la charité, cette charité chrétienne, silencieuse et dévouée, dont la bourse est sans cesse ouverte à toutes les misères, à toutes les infortunes.

S'il est ouvrier, il doit travailler avec courage pour nourrir et entretenir sa famille, pour mettre de côté quelques épargnes, un petit fond de réserve pour la vieillesse et les mauvais jours.

Le travail régulier, et en rapport avec les forces, est aussi salutaire à la santé que la paresse lui est nuisible.

Il faut, de bonne heure, accoutumer au travail les enfants et les jeunes gens, suivant leur âge et leur développement. Dans un jeune apprenti actif et diligent, on reconnaît tout de suite, pour l'avenir, un habile et excellent ouvrier.

Quant aux vieillards, leurs forces sont épuisées; pour eux, le repos n'est pas de la paresse : c'est une conséquence inévitable de longues années antérieures d'activité et de travail.

IV.

DE L'ORGUEIL.

L'*orgueilleux* se croit plus grand que tous les autres hommes; enflé par sa naissance, son intelligence et ses talents, ou par le poste élevé qu'il occupe dans la société, il se donne souvent beaucoup plus de mérite qu'il n'en a réellement : c'est, en particulier, le caractère de la *vanité*, qui s'enorgueillit de choses futiles ou de peu de valeur. Plein de confiance dans ses propres forces, l'orgueilleux se croit capable de tout : il a de la *présomption*. Jamais content de la position qu'il occupe, il voudrait toujours s'élever, toujours monter : il est *très-ambitieux*. Enfin, il est d'une susceptibilité excessive, le moindre échec, le moindre blâme l'exaspèrent et l'irritent : il ne pense, il ne juge qu'au travers de son *amour-propre*.

Tel est l'*orgueil* et ses dérivés plus ou moins habituels. On comprend d'avance dans combien d'erreurs doit tomber un individu orgueilleux. Confiant dans ses propres ressources, il travaille moins qu'un autre; il ne se donne pas la peine d'observer, de réfléchir; aussi, se trompe-t-il souvent faute de jugement, de tact et de prudence.

C'est ainsi que l'orgueil fausse la raison, et s'oppose à son libre développement. Il n'est pas rare de la voir s'éteindre tout à fait : on rencontre souvent des orgueilleux qui deviennent fous, par suite de l'impression qu'ils éprouvent en présence de leurs succès, ou de leurs déceptions dans leurs projets ambitieux.

Ils sont envieux, peu compatissants, peu charitables. Leur religion, quand ils en ont une, n'est pas la vraie, parce qu'elle manque de simplicité, d'humilité et d'abnégation. Au lieu de se soumettre sans réplique aux enseignements de la foi, ils veulent au contraire la façonner à leur manière et l'accommoder à leurs goûts et à leurs convoitises.

Le *respect humain* n'est pas autre chose qu'une sorte d'amour-propre mal placé, qui vous empêche d'agir, de faire une action qu'on sait être bonne, mais pour laquelle on redoute la critique, la plaisanterie.

En résumé, l'orgueil fausse le jugement, endurcit le cœur, amène l'impiété et le mépris de la religion. Il a encore pour effet d'abréger la vie et d'user la santé : il dispose, notamment, aux affections du foie et du cerveau.

Il ne faut donc pas être orgueilleux, si l'on veut trouver grâce devant Dieu, conserver l'affection et l'estime de ceux qui vous entourent. Le meilleur moyen de prévenir l'orgueil, c'est de suivre les pieux enseignements du catéchisme, de se pénétrer de sa petitesse et de son peu d'importance devant le Créateur, l'immensité et la grandeur infinies.

Il faut punir sévèrement les enfants orgueilleux, et leur faire comprendre toutes les funestes conséquences de cette passion.

Un vieillard orgueilleux est délaissé; s'il veut que les jeunes gens écoutent ses conseils et profitent de son expérience, il doit leur parler simplement, et ne pas s'attribuer exclusivement le mérite de ce qu'il a appris.

V.

DE LA COLÈRE.

La *colère* est le propre des petits esprits, des hommes faibles qui ne savent pas supporter une contrariété ; au moindre froissement, au moindre obstacle à leurs desseins, ils éclatent brisant tout sans trop savoir ce qu'ils font, ni où tout ce bruit va les mener. *Après la tempête vient le calme!* Après s'être donné le mal de se fâcher, ils ont encore, comme on le dit, celui de s'apaiser : ils en sont tout honteux et humiliés.

Ils ne sont pas, en général, susceptibles de travaux manuels longs et compliqués; la patience leur fait défaut pour achever avec succès l'œuvre qu'ils ont conçue. Brouillons et irréfléchis, ils se troublent et jettent toujours le *manche après la cognée.* S'ils font de mauvais ouvriers, ils ne font pas de meilleurs écrivains; ils ne sont pas aptes aux travaux de l'esprit.

La colère est une passion pernicieuse pour la santé, surtout chez les individus *sanguins* et impressionnables. Un violent accès de colère peut amener un coup de sang, une attaque d'apoplexie, la disparition de certaines éruptions de peau anciennes, la suppression de certaines sécrétions ou écoulements naturels ou accidentels. Ces derniers accidents surviennent, en particulier, chez les femmes, auxquelles une violente contrariété peut causer, en outre, un évanouissement, des convulsions ou des maux de nerfs, etc.

Dans le triple intérêt de la conscience, de l'intelligence et de la santé, on doit se calmer, se dompter, quand on est sur le point de se fâcher : il en coûte d'abord, mais on s'habitue peu à peu, et avec le temps et l'expérience, on devient indulgent, doux et modéré.

On doit chercher, de bonne heure, à former le caractère des enfants, de manière à en faire plus tard dans la société des hommes aimables, souples et tolérants.

Si les vieillards sont irascibles, c'est qu'ils sont impotents et souffrants, il faut prévenir leur colère en les entourant de respect, de ménagements et de prévenances.

VI.

DE L'AVARICE.

L'*avarice* est, de toutes les passions de l'homme, la plus étrange, la plus stérile.

Pour amasser de l'argent, pour entasser écus sur écus, l'avare est capable de tout, il sacrifie sa conscience et son honneur, dégrade son intelligence, enfin, affaiblit ou détruit sa santé. *Et tout cela, pour un vil métal qui n'a qu'une valeur de convention!*

L'avare n'a pas d'autre Dieu que son or; de là vient qu'il n'est pas honnête, bon, charitable. Usurier ou agioteur, il spécule sans honte et sans pitié sur la misère et l'infortune d'autrui. Il est envieux, jaloux et défiant; il se met l'esprit à la torture pour loger son trésor en un lieu sûr, et il ne veut en confier la garde qu'à lui seul: c'est pour cela qu'il est *casanier,* il n'aime pas à s'absenter, à s'éloigner de sa maison.

L'esprit constamment attaché à une idée fixe : *de l'argent et toujours de l'argent!* il finit par s'abrutir; il est incapable d'aucun acte difficile ou élevé de l'intelligence.

Enfin, il altère sa santé. Parcimonieux dans son intérieur, il se nourrit mal; il ne prend pas d'exercice au grand air; il est mal logé, mal vêtu et malpropre, conditions mauvaises qui sont autant de causes d'affaiblissement et de maladie.

Les avares sont infiniment plus communs dans les classes riches ou aisées que dans les classes ouvrières; la raison en est simple. On rencontre pourtant quelquefois parmi les ouvriers des célibataires âgés qui sont de véritables avares. Durant leur vie, ces gens affichent à dessein un extérieur misérable; mais dans l'inventaire qui suit leur décès, au milieu de meubles vermoulus, de vaisselle écornée et de mauvais chiffons, on découvre à la grande surprise des assistants un gros sac d'écus caché dans la paillasse du lit, ou dans quelque coin retiré où l'on n'eût jamais fouillé.

Pour éviter de tomber dans l'avarice, il ne faut pas être dissipateur, désordonné ou prodigue; en fuyant un excès on tomberait dans un autre.

Le meilleur moyen de ne pas se laisser entraîner dans ces deux vices, c'est l'obéissance aux préceptes de la religion, une conduite irréprochable et la ferme volonté de s'acquitter avec conscience de ses devoirs : c'est, avant tout enfin, la charité et le désintéressement. Avec de semblables dispositions, on n'est ni avare, ni prodigue, on met en pratique une sage économie ; on a toujours de l'ordre dans ses affaires; en un mot, l'on sait faire un bon emploi de son temps et de son argent.

VII.

DE L'ENVIE.

L'*envie* est une passion non moins odieuse que l'avarice. Elle est pour celui qui s'y abandonne un sujet perpétuel de tourment et d'inquiétude.

L'envieux n'est jamais satisfait, il voit toujours mieux que lui, il voudrait se donner et s'attribuer ce qui ne lui appartient pas, la fortune, le talent, les honneurs de tel ou tel individu.

La jalousie est la sœur de l'envie; elles sont toutes deux inséparables.

Ces deux vices engendrent la calomnie, le vol, le meurtre et le crime; ils sont en conséquence les deux grands fléaux de la société, un objet de réprobation et d'horreur pour les honnêtes gens.

Les envieux périssent presque toujours tristement. Leurs désirs insatiables, leurs espérances trompées, les font maigrir et dépérir. Affectés de maladies cruelles, ils succombent dans le délire, l'anxiété ou d'atroces douleurs.

Il faut savoir se contenter de son sort : Dieu a bien fait ici-bas ce qu'il a fait, en créant les hommes dans des conditions diverses, avec des avantages différents. Chacun devra en raison de ce qu'il aura reçu; le tout consiste à user convenablement, à tirer le meilleur parti possible de ce que l'on possède.

L'existence de la société est liée à cette inégalité des positions humaines : il y aura toujours, quoi qu'on fasse, des hommes qui commandent, d'autres qui obéissent; les uns riches, les autres pauvres; les uns oisifs, les autres travailleurs; ceux-ci heureux, ceux-là malheureux; tous, quels qu'ils soient, doivent s'humilier devant Dieu, et faire leur devoir chacun selon sa condition.

Dans la société, que les individus isolés ou groupés

en différentes classes ne s'excitent donc pas les uns contre les autres, envieux de ce qu'ils ne possèdent pas. Tel qui dans une position inférieure n'est pas content de son sort, est souvent bien plus heureux que l'homme haut placé dont il ambitionne les avantages.

Dans l'éducation, il faut corriger avec soin les enfants de l'envie et de la jalousie, vices auxquels ils sont souvent exposés.

Les vieillards fiers de leur passé, mais jaloux du présent dont ils ne peuvent jouir comme autrefois, envieux de l'avenir, qu'ils voient pour eux incertain et borné, sont plus à plaindre qu'à blâmer. La religion seule peut les consoler, les résigner à leur sort, les préparer enfin à ce moment solennel qui terminera prochainement leur carrière.

Concluons donc maintenant avec connaissance de cause ce que nous avions annoncé en commençant : c'est que les passions font le malheur de l'homme; elles sont solidaires, elles s'entendent toutes pour le dégrader et l'avilir; l'une engendre l'autre et réciproquement. C'est ainsi qu'un paresseux est souvent libertin et ivrogne; un orgueilleux, colère et jaloux. En se gardant de l'une, il faut donc en même temps se prémunir contre les autres.

Ici-bas, il faut toujours veiller et combattre; la victoire et la récompense viendront en leur temps; un poëte contemporain l'a dit :

La vie est un combat dont la palme est aux cieux!

II.

Des mouvements violents de l'âme.

Ces affections violentes de l'âme, toutes spontanées et instinctives, doivent être distinguées des passions, parce qu'elles n'entraînent pas de faute morale; ce sont : la *frayeur*, la *douleur* et la *joie*.

I.

DE LA FRAYEUR.

La *frayeur* est une peur subite, provoquée brusquement, *par surprise*.

Pendant le jour et surtout durant la nuit, la frayeur peut être amenée de bien des manières : par une vive impression exercée sur les organes des sens, en particulier par la vue d'objets hideux ou malfaisants, capables de compromettre la vie d'une manière plus ou moins grave, par la perception d'un grand fracas, d'un bruit soudain, enfin, par la connaissance d'une nouvelle redoutable.

Les femmes et les enfants sont particulièrement disposés à la frayeur.

Cette impression se traduit par les effets suivants : cri étouffé exprimant l'effroi; sensation de serrement de poitrine qui *coupe la parole;* pâleur de la face, altération des traits, regard fixe et immobile, violents battements de cœur; crispation et horripilation générales : on a la *chair de poule* et les *cheveux dressés sur la tête*; anéantissement général, les mouvements sont comme enchaînés : *on veut fuir, les jambes manquent.* Les contractions de l'intestin sont accélérées : on éprouve le besoin d'évacuer ; enfin, à un degré plus avancé, il survient une défaillance ou un évanouissement complet. Tels sont les effets naturels et ordinaires de la frayeur.

Il en est d'autres accidentels et moins fréquents, mais encore plus à craindre. Chez les individus sanguins, une violente frayeur est capable de provoquer un coup de sang, une attaque d'apoplexie. Chez les personnes nerveuses, outre l'évanouissement dont nous venons de parler, il peut survenir des convulsions ou maux de nerfs, un accès de folie. Enfin, c'est là surtout la conséquence la plus grave et la mieux connue, la frayeur peut occasionner *l'épilepsie* ou *haut mal.*

De ces faits nous pouvons déduire les conclusions suivantes : premièrement, s'armer de sang-froid, de présence d'esprit et de courage, pour ne pas devenir peureux et pusillanime, s'effrayant de tout, des moindres choses ; le meilleur moyen de préserver les enfants de la frayeur, c'est de les élever convenablement, de les aguerrir sans les rendre téméraires, de ne jamais les tromper, d'éviter de leur débiter des récits ou histoires sinistres et effrayantes, des contes de revenants ou autres anecdotes inventées et fabuleuses ; enfin, quand on les fait sortir la nuit, ne jamais leur manifester de crainte ni leur donner l'idée de la peur.

En second lieu, un conseil qu'on ne saurait trop

répéter, c'est de ne jamais chercher à faire peur à quelqu'un, la nuit ou le jour, de quelque manière que ce soit. Imprudent! vous ne savez ce que vous faites, vous voulez plaisanter, vous amuser, et vous donnez un accès d'épilepsie! Quels remords pour celui qui est la cause volontaire d'un si grand malheur!

II.

DE LA DOULEUR.

Une violente *douleur* provoquée par la présence ou la nouvelle d'un malheur imprévu, perçu tout d'un coup ou annoncé sans ménagement, peut être suivie d'accidents très-graves. L'apoplexie, les convulsions, les spasmes, le délire, l'aliénation mentale, la suppression d'éruptions de peau, ou d'évacuations naturelles, chez les femmes en particulier, etc., peuvent en être la conséquence. Enfin, le plus souvent la personne affectée, le visage pâle et atterré, se consume en pleurs et en sanglots, d'autres fois elle ne peut répandre des larmes, les yeux s'obscurcissent, les lèvres deviennent livides et décolorées : elle chancelle et tombe *évanouie*.

Il faut donc prendre les plus grandes précautions pour annoncer une triste nouvelle aux personnes, surtout, que l'on sait impressionnables, aux femmes en général, et aux femmes enceintes en particulier.

Le meilleur moyen auquel on puisse recourir pour préparer quelqu'un à une grande douleur, c'est de lui faire envisager toutes les misères de ce monde, de lui citer l'exemple de tel ou tel dans le malheur, enfin, de lui inspirer d'avance les sentiments religieux, la résignation pieuse à la volonté de Dieu.

La douleur et le chagrin concentrés amènent la tristesse habituelle, qui peut dégénérer en *hypocondrie*, nom que l'on donne à une affection dans laquelle les malades éprouvent des troubles très-nombreux qu'ils interprètent d'une manière grave, se croyant toujours pris de maladies mortelles ou incurables. Ces individus sont réellement malades ; c'est bien à tort qu'on les traite de *malades imaginaires*. Les exercices du corps, les voyages, la gaieté de l'esprit et les distractions de toutes sortes sont les meilleurs moyens de combattre ces fâcheuses dispositions.

Nous ne parlons ici que de la *douleur morale ;* quant à la violente douleur physique, disons seulement que pour la supporter il faut s'armer de courage, mais ne jamais promettre, ni se vanter *par bravade* de souffrir *sans remuer* et *sans pousser un cri*. Il est de fait que dans les grandes opérations cette disposition d'esprit peut être suivie, chez certains malades, d'accidents sérieux sinon mortels.

III.

DE LA JOIE.

Si la douleur est une cause de trouble pour la santé, une *joie* vive et inattendue peut amener des accidents analogues, tels que le coup de sang, les convulsions, l'évanouissement, etc.

Il est donc bon et prudent de préparer d'avance à la réception d'une heureuse nouvelle, attendue avec sollicitude, dans une grande impatience, quelquefois inespérée. C'est dans ce dernier cas, en particulier, qu'il faut user de grands ménagements.

En résumé, l'hygiène conseille d'éviter, autant que possible, ces grands mouvements de l'âme, qui peuvent troubler la santé, la vie même au point d'amener la mort subite. De concert avec la religion, elle veut qu'on se prémunisse contre ces déplorables effets par le désir de conserver sa santé, et avant tout par le calme, par les croyances pieuses et la résignation à la volonté de Dieu.

CHAPITRE X.

DES SOINS ET DU RÉGIME DES FEMMES ENCEINTES, DES FEMMES EN TRAVAIL, ET DES FEMMES ACCOUCHÉES.

I.

Des femmes enceintes.

L'état des *femmes enceintes* réclame des précautions, des soins particuliers. On comprend généralement qu'elles ne sont plus dans les conditions de santé des autres femmes ; c'est pour cela qu'on les entoure partout d'égards et de sollicitude.

Si l'on s'intéresse aux femmes enceintes, on ne sait pas toujours leur appliquer ce qui leur est avantageux, pour se bien porter et arriver sans accident au terme de leur grossesse. Nous formulons ici ces préceptes particuliers en suivant le même ordre que dans l'hygiène générale.

Précautions relatives à l'air. — Obligées de vivre pour deux, pour elles-mêmes, et pour leur enfant auquel elles fournissent du sang tout préparé pour le nourrir, les femmes enceintes ont plus que d'autres besoin de respirer un air pur. La privation du soleil et de l'air renouvelé exerce une fâcheuse influence sur les femmes de la classe ouvrière des villes, souvent renfermées dans des habitations obscures, humides et malsaines. Elles pâlissent, s'étiolent, donnent naissance à des enfants chétifs, et sont exposées, après l'accouchement, à des pertes de sang ou à des fièvres graves.

Les femmes enceintes doivent se prémunir avec grand soin contre le temps froid et surtout le temps froid et humide. Les rhumes accompagnés de violentes quintes de toux peuvent disposer à l'avortement, ou avancer le terme de la grossesse; ils ont en outre l'inconvénient d'occasionner des coliques, des douleurs dans le ventre, surtout pendant les suites de couches.

Elles doivent éviter de sortir au milieu de la journée durant les grandes chaleurs, et surtout dans les temps d'orage, parce que l'air électrisé leur excite les nerfs, et peut les indisposer d'une manière fâcheuse.

Elles doivent enfin éviter avec grand soin l'air altéré ou malsain, quelle que soit sa nature. Celles qui sont habituellement occupées dans des ateliers, où elles sont exposées à des poussières ou des émanations diverses, sont forcées d'abandonner momentanément leurs travaux.

Des vêtements. — Les femmes enceintes ont besoin de vêtements frais et légers durant l'été, chauds pendant l'hiver, sans être trop épais et trop lourds; elles se trouvent très-bien des gilets et des caleçons de flanelle, si utiles pour les préserver du froid humide dont nous parlions tout à l'heure. A défaut de caleçons de flanelle, c'est toujours pour elles une bonne précaution que l'usage des caleçons; ils ont l'avantage de prévenir l'action du froid sur le ventre.

Les vêtements des femmes enceintes doivent être larges et aisés, de telle sorte qu'ils ne puissent s'opposer à la facilité des mouvements, gêner la circulation, et par-dessus tout, nuire au libre développement du ventre. C'est dire qu'il faut supprimer les corsets, à moins cependant qu'ils ne soient confectionnés d'une manière particulière, garnis d'*élastiques* en avant et sur les flancs, et dépourvus de *buscs* ou lames d'acier, qu'on remplace par de légères baleines. En tous cas, si on les conserve, ils doivent être très-modérément serrés. Disons à ce propos que dans le but de dissimuler une grossesse, ou seulement pour diminuer le volume apparent du ventre, une constriction habituelle et exagérée est dangereuse.

Les ceintures, les jarretières sont également nuisibles aux femmes grosses.

Celles qui sont affectées de varices aux jambes, doivent porter des bas lacés.

De la propreté, des lotions et des bains. — Les soins minutieux de propreté, les lotions diverses sont indispensables chez les femmes enceintes, surtout durant l'été. Sans ces précautions, la peau s'échaufferait dans les plis, s'excorierait, et les mouvements deviendraient très-pénibles.

Les *bains tièdes* sont les seuls qu'on permette aux femmes enceintes; tout en facilitant les soins de propreté, ils ont le grand avantage de calmer les douleurs, les lassitudes auxquelles elles sont si exposées. Enfin, dans les derniers temps de la grossesse, ils ont pour effet d'assouplir, de relâcher, et par suite, de préparer à l'accouchement. Si les bains généraux à une température modérée, répétés de temps en temps et peu prolongés, sont utiles, on ne peut en dire autant des bains de siége ou des demi-bains très-chauds auxquels un certain nombre de femmes ont recours, dans l'unique but de diminuer la longueur et l'intensité du travail. Cette pratique doit être blâmée comme très-imprudente; il peut en résulter, en effet, des accidents graves, notamment des pertes de sang, après la délivrance.

Les bains de pieds chauds et prolongés, ou rendus irritants par du sel, de la moutarde, doivent être évités.

Du régime alimentaire. — Les femmes enceintes ont besoin d'aliments substantiels et de facile digestion ; elles ne doivent point céder à ces goûts bizarres, souvent dépravés, auxquels elles sont exposées dans les premiers mois de la grossesse. Les vomissements qui surviennent à cette époque exigent encore un régime plus sévère, tels que des aliments gras exclusifs, bouillons et potages en particulier, des repas bien réglés, plutôt répétés que copieux. Cette dernière précaution est surtout indispensable dans les derniers mois de la grossesse, où le développement du ventre gêne les fonctions de l'estomac. Les mets échauffants, les viandes fumées, la charcuterie, les salades, les ragoûts épicés, si souvent recherchés, sont nuisibles aux femmes enceintes. Elles doivent s'abstenir des boissons excitantes : vin, eau-de-vie, café, liqueurs, etc. L'usage de l'eau mousseuse (eau de Seltz) simple, sucrée, ou coupée avec un peu de vin rouge, est très-avantageux, surtout dans les premiers mois.

La constipation est une conséquence ordinaire de la grossesse. On y remédie à l'aide de boissons rafraîchissantes, eau d'orge miellée, petit-lait, etc., mais surtout, par les lavements quotidiens. On doit s'abstenir de purgatifs, à moins que le médecin ne le juge indispensable. — Les troubles que les femmes enceintes ressentent quelquefois du côté des urines, tels que des envies continuelles d'uriner, des ardeurs, etc., s'apaisent à l'aide du repos au lit et des bains.

De l'exercice, du repos et du sommeil. — Durant les premiers mois de la grossesse, les femmes ont besoin d'éviter la fatigue, la marche trop longue, et surtout le transport à cheval ou dans une voiture cahotante, mal suspendue. Celles qui souffrent dans le bas-ventre ou qui sont exposées aux avortements, doivent garder le lit, ou au moins rester assises sur une chaise longue une grande partie du temps, surtout durant les premiers mois. — Lorsque le quatrième mois est passé, et qu'elles sentent remuer leur enfant, l'exercice fréquent, la marche en plein air et au grand jour leur sont nécessaires. La difficulté des mouvements dans les derniers temps peut seule s'opposer à la marche, sans l'exclure complétement, pourvu qu'on prenne toutes les précautions possibles pour ne pas tomber.

Si l'exercice libre et volontaire est utile aux femmes enceintes, il n'en est pas de même du travail. Tous les travaux pénibles et fatigants ne peuvent être supportés par elles. Les grands efforts, comme l'action de soulever un fardeau, sont imprudents et peuvent amener des accidents.

Si le travail du corps leur est mauvais, une longue application de l'esprit leur est également contraire.

Les femmes enceintes ont besoin d'un sommeil prolongé et réparateur.

Des influences morales. — Toutes les causes violentes de trouble moral, comme les passions, la frayeur, la douleur, etc., sont dangereuses pour les femmes enceintes : l'avortement peut en être la suite immédiate.

II.

Des femmes en travail.

SIGNES PRÉCURSEURS DE L'ACCOUCHEMENT.

Dans la dernière quinzaine de la grossesse, la ceinture et la base de la poitrine se dégagent, le *ventre tombe;* un sentiment de pesanteur incommode se fait sentir dans le bas-ventre ; la marche devient plus difficile, mais, en revanche, la respiration est plus libre, et les digestions se font mieux. La nuit, le sommeil est mauvais, peu réparateur, souvent troublé par des douleurs passagères, qui se font sentir aussi durant le jour. Par instants, le ventre se ramasse, *s'arrondit en une boule dure, qui survient et disparaît en même temps que la douleur*, quelquefois même existe sans elle.

Tous ces symptômes annoncent que le travail est prochain. Les femmes doivent se tenir prêtes et attendre avec calme et bon espoir ce moment si redouté, sans trop compter d'ailleurs sur l'époque précise, sur le jour prévu par elles. Toutes les présomptions font défaut en pareil cas ; les phases de la lune ne renseignent pas mieux sur ce point que tous les calculs possibles n'en apprennent sur le sexe de l'enfant : garçon ou fille , peu importe, il faut s'attendre à tout, sans s'arrêter à rien en particulier. Il est commun de voir l'accouchement avancer de sept à huit jours, ou retarder de trois à quatre jours. Dans ce dernier cas, les femmes se tourmentent beaucoup ; lorsqu'elles ne sentent pas tous les jours remuer leur enfant, elles s'imaginent qu'il est mort. C'est s'inquiéter à tort, car l'absence momentanée des mouvements de l'enfant ne prouve rien, et le léger retard apporté à sa naissance ne compromet pas sa vie.

SIGNES AUXQUELS ON RECONNAIT QUE LE TRAVAIL EST COMMENCÉ.

Lorsque les douleurs, accompagnées de durcissement du ventre, se reproduisent vivement, à intervalles rapprochés, et cela depuis un certain temps, avec un état de malaise particulier et un sentiment qui trompe rarement, il est bien probable que le travail est commencé, et qu'il va continuer. Si, dans une forte douleur, la femme se sent tout d'un coup *inondée* autrement que par ses urines, dès lors il n'y a plus aucun doute. En tout cas, il ne faut pas tarder à avertir l'accoucheur ou la sage-femme ; il faut se hâter, surtout lorsque ce n'est pas un premier accouchement. La solution peut alors se faire très-promptement, et avant l'arrivée du médecin ; cela n'est pas rare, en particulier dans les campagnes, où l'on attend la fin de la journée pour aller le prévenir, souvent à une distance plus ou moins éloignée.

DISPOSITION DES OBJETS NÉCESSAIRES POUR L'ACCOUCHEMENT.

Pendant qu'on est allé chercher l'accoucheur, il ne faut pas perdre de temps; il faut tout disposer et mettre tout sous la main.

Quand on peut le faire, on choisit une chambre saine, bien aérée, où l'on séjourne habituellement. Outre le lit ordinaire, on y dresse un lit de sangle solide, bien chevillé, avec un ou plusieurs matelas; on apporte pour le garnir une toile cirée ou une vieille couverture de laine, des draps pliés. C'est sur ce lit que la femme doit accoucher. Dans les maisons d'ouvriers, à défaut du lit de sangle, les femmes accouchent dans le lit où elles doivent toujours rester; on se borne seulement alors à changer les garnitures, ou bien, comme on le pratique habituellement dans les campagnes, on improvise sur le plancher de la maison, à côté du feu, un lit de travail avec une ballière ou simplement avec de la paille recouverte d'une toile ou d'un drap.

On étend sur un meuble les premiers vêtements de l'enfant : deux bonnets, dont l'un, celui de dessous en toile, s'il fait froid, un troisième en flanelle placé entre les deux autres; la chemise; une ou plusieurs brassières de laine ou de coton, suivant la saison; deux ou trois langes, l'un de toile, les deux autres de laine; l'un de ces derniers appelé *garde-robe*, plus petit, placé au milieu, n'est pas indispensable, surtout en été.

On se munit de linge à déchirer, d'un peloton de gros fil, et d'un morceau de cire. On n'oublie pas d'ordinaire le petit berceau en osier, garni d'avance d'une ballière et d'un ballot.

On verse un peu d'huile dans un verre; on met sur le feu, ou au moins on tient toute prête une marmite pleine d'eau; à côté, un sceau ou un grand plat, un petit baquet; enfin une éponge, des linges à essuyer; de l'eau froide plus que moins, pour ne pas en manquer.

L'accoucheur arrive. Grâce à la prévoyance et aux préparatifs intelligents, il a bientôt tout organisé. On ne craint pas ainsi d'être pris au dépourvu, on est prêt à tout événement.

Pendant tout ce temps, le travail marche régulièrement. La femme, rassurée parce qu'on lui a dit que *tout était bien placé*, supporte ses douleurs avec plus de calme et de sécurité.

SOINS DURANT LE TRAVAIL.

En hiver, on tient les portes bien closes; on se protége contre le froid à l'aide d'un paravent, en entretenant dans la chambre une douce température; on évite de faire trop de feu. Une ou deux personnes, parentes, amies ou voisines, sont suffisantes; un plus grand nombre d'assistants serait nuisible à la salubrité de la chambre et à la marche régulière du travail.

La femme en travail doit être vêtue à son aise; ses

vêtements aussi lâches que possible et réduits à la chemise, au jupon et aux bas.

On tient l'appartement toujours propre en étendant sur le plancher de la sciure de bois, qu'on balaie et qu'on remplace lorsqu'elle est imprégnée de liquides.

On ne doit pas nourrir la femme qui enfante autrement qu'avec des bouillons, des potages gras, si le travail se prolonge un ou plusieurs jours; à l'ordinaire il lui suffit de boire du tilleul ou de l'eau sucrée. C'est à tort qu'on administre du vin, des liqueurs, dans le but de relever les forces affaissées.

Durant les premières heures du travail, la femme peut se tenir debout, s'asseoir ou se promener dans la chambre. Ne trouvant aucune position capable de la soulager dans ses souffrances, elle a besoin de se mouvoir, de changer toujours de place; souvent aussi les choses en marchent mieux.

On doit éviter avec grand soin tout ce qui pourrait agir sur son moral, la surprendre, l'inquiéter ou l'affliger; on doit user auprès d'elle de douceur et de prévenance, compatir à ses douleurs, tout en l'encourageant, et en lui faisant entrevoir une délivrance heureuse et prochaine.

Lorsque les sages-femmes, souvent appelées à assister les femmes des ouvriers, constatent une mauvaise présentation de l'enfant, ou lorsqu'il survient quelque accident, quelque entrave sérieuse dans le travail, il ne faut pas hésiter à appeler au plus tôt un médecin expérimenté.

SIGNES AUXQUELS ON RECONNAIT LA FIN DU TRAVAIL.

On s'aperçoit que l'accouchement est près de se terminer, lorsqu'au lieu de se tordre en différents sens et de pousser des cris plaintifs, en répétant, à chaque violente douleur, que cela ne finira pas, qu'elle va mourir, la femme se tait ou ne fait entendre qu'un cri étouffé, obligée, bon gré malgré, de *pousser*, de faire de grands efforts d'expulsion, comme si elle ressentait un violent besoin d'aller à la garde-robe.

En pareille occasion, si rien n'était préparé, si l'accoucheur n'était pas prévenu, il faudrait se hâter, il n'y aurait pas de temps à perdre.

Dans le cas où la naissance de l'enfant aurait lieu tout de suite, on pourrait attendre un peu sans inconvénient, s'il était bien vivant; s'il était asphyxié, il faudrait le séparer immédiatement de sa mère, et lui administrer à la hâte les premiers secours. (Voyez *Asphyxie des nouveau-nés*.)

Enfin, si l'enfant, sans être asphyxié, est très-faible, peu animé, ou s'il paraît souffrant, de manière à faire craindre prochainement pour sa vie, il faut de suite se mettre en mesure de *donner le baptême*. En l'absence du médecin, toute personne présente doit, en pareil cas, administrer ce sacrement.

Dans ce but, on se fait apporter dans un verre, une soucoupe ou une cuiller de l'*eau pure, naturelle*. Après avoir préalablement *mouillé* un point de la tête avec le doigt, en frottant de manière à écarter les cheveux et à mettre la peau à nu, *on laisse tomber un filet d'eau* sur ce point déjà humecté, en prononçant, *dans les intentions de l'Église catholique,* ces mots du catéchisme : *Je te baptise au nom du Père, du Fils, et du Saint-Esprit.*

III.

Des femmes accouchées.

La femme est accouchée et délivrée. Elle a déjà oublié les longues souffrances que vient de lui faire endurer cet enfant dont les cris la font tressaillir, et qu'elle regarde avec bonheur en regrettant de ne pouvoir lui donner elle-même les premiers soins, lui prodiguer les premières caresses.

SOINS AVANT LA FIÈVRE DE LAIT.

Mais il ne peut en être ainsi : après la rude secousse qu'elle vient d'éprouver, elle a besoin encore elle-même de soins assidus.

De son lit de douleur, après l'avoir nettoyée et changée de linge, on l'a transportée doucement dans le lit, bien garni et bassiné d'avance, où elle restera désormais. Une nouvelle accouchée qui mettrait immédiatement les pieds à terre et qui se rendrait elle-même à son lit, commettrait une imprudence qui pourrait lui coûter la vie.

Aussitôt après l'accouchement, on est dans l'habitude, surtout dans les campagnes, d'administrer à la commère une *copieuse rôtie au vin chaud, sucré.* C'est une mauvaise routine qu'on devrait abandonner ; une bonne tasse de bouillon gras est bien préférable, plus propre à réparer les forces, que le vin, qui stimule momentanément sans profit.

Dans les suites de couches, il faut entretenir avec grand soin la salubrité de la chambre, ouvrir les fenêtres au milieu du jour pour renouveler l'air, ranger les rideaux du lit ou de l'alcôve; observer une propreté scrupuleuse; ne jamais laisser séjourner autour de l'accouchée des vases, des linges, remplis ou salis par des évacuations de diverse nature. Durant les premiers jours, on doit laisser entrer peu de monde dans la chambre, surtout pas de personnes étrangères; l'action de parler, l'attention aux conversations fatiguent et peuvent donner de la fièvre.

Quand la mère ne doit pas nourrir son enfant, on recouvre les seins avec de la ouate. Dans le but de soutenir le ventre, d'empêcher qu'il ne reste trop développé, mais surtout pour diminuer les tranchées, on y applique une serviette convenablement serrée.

On ne doit faire le lit qu'après la fièvre de lait; on a soin seulement de changer les alèzes ou garnitures.

Les lotions, les injections avec l'eau simple tiède, l'eau de son, ou mieux l'infusion de cerfeuil, sont utiles surtout dans les premiers jours.

Avant la fièvre de lait, on alimente avec des bouillons, des potages gras; on donne du tilleul pour boisson. On ne permet le pain ou des aliments plus substantiels qu'aux femmes qui ont l'intention d'allaiter.

SOINS DURANT LA FIÈVRE DE LAIT.

On prévient le gonflement et l'engorgement si douloureux des seins en les recouvrant de cataplasmes émollients. Il faut en même temps les soutenir le mieux qu'on le peut, à l'aide de mouchoirs ou d'une serviette. Pendant la fièvre de lait, les femmes doivent s'abstenir de tout mouvement, en particulier de celui des bras, d'ailleurs très-difficile.

Celles qui ne nourrissent pas doivent se tenir à la diète, ou ne prendre que des bouillons; au lieu de tilleul, elles peuvent user des boissons acidules et rafraîchissantes, telles que le petit lait, la limonade, l'eau édulcorée avec du sirop ou de la gelée de groseilles, etc. On doit surtout alors empêcher qu'il ne vienne trop de monde dans la chambre; éviter toutes les impressions morales, dont les femmes ressentiraient de fâcheux effets.

Quand on s'est abstenu complétement de donner le sein à l'enfant, ces petits moyens suffisent d'ordinaire pour prévenir l'engorgement laiteux, qui peut être suivi d'abcès ou dépôts graves et longs à guérir. Dans certains cas, on a recours à un léger purgatif.

SOINS APRÈS LA FIÈVRE DE LAIT.

Lorsque la fièvre de lait est passée, lorsque les seins sont moins volumineux et moins sensibles, c'est-à-dire deux à trois jours après l'accouchement, on peut changer le linge des accouchées et faire leur lit tous les jours. On accorde des aliments en plus grande quantité, des bouillons, des potages divers, des œufs frais, des viandes blanches simplement apprêtées, etc. Les femmes peuvent alors rester assises dans leur lit, mais non se lever et marcher.

On ne peut trop blâmer l'imprudence de la plupart des femmes de la classe ouvrière des villes et surtout des campagnes, qui se lèvent pour faire leur ouvrage dès le troisième ou le quatrième jour, quelquefois dès le lendemain de leur accouchement; on ne peut dire que c'est la misère qui les force; s'il en est ainsi pour quelques-unes, le plus grand nombre ne sont pas dans ce cas, et elles n'en font ni plus ni moins. Elles veulent passer pour fortes, pour courageuses; elles se vantent entre elles de leur témérité. Il est vrai qu'elles s'en tirent quelquefois sans accidents, mais ce n'est pas là un motif qui puisse légitimer leur conduite. Les médecins seuls savent combien il est de maladies, d'engorgements du bas ventre, de descentes qui proviennent de ce que les femmes se sont levées trop tôt après leurs couches. Tous ces accidents, que l'on attribue vulgairement au *lait répandu*, ne résultent, en général, que du défaut de soins après l'accouchement, et, en particulier, de l'oubli des conseils que nous donnons ici. La prudence veut que les femmes en couche ne marchent pas, ne mettent pas le pied par terre avant le *huitième* ou le *neuvième jour;* et lorsque leur position et leurs occupations le permettent, c'est avec grand profit qu'elles attendent douze à quinze jours. Au bout de ce temps, on les transporte sur un fauteuil ou une chaise à dos renversé; elles peuvent rester ainsi la première fois levées, une à deux heures, de manière à ne pas se fatiguer ; le lendemain, elles restent trois à quatre heures et peuvent déjà faire quelques tours dans leur chambre. Les jours suivants elles marchent librement, et sont bientôt en état de reprendre toutes leurs occupations. Elles sont alors mieux rétablies, après ces ménagements, que la plupart des femmes qui se sont levées trop tôt ne le sont au bout d'un à deux mois ; celles-ci ont fait un mauvais calcul ; de peur de s'affaiblir au lit, elles ont compromis leur santé : trop heureuses si elles ne se ressentent pas toute leur vie de leur défaut de soins et de précautions !

CHAPITRE XI.

DE L'ALLAITEMENT, DES SOINS ET DU RÉGIME DES NOURRICES ET DES ENFANTS NOUVEAU-NÉS.

Dès le premier ou le second jour de la naissance, l'enfant, cédant à son besoin de nourriture, ouvre la bouche, allonge les lèvres, se tourne à droite, à gauche ; il cherche le sein de sa mère, qui est la source naturelle de son alimentation, au moins durant les premiers mois de sa vie.

D'après le vœu de la nature, l'*allaitement maternel* devrait toujours être pratiqué, toute mère devrait être la nourrice de son enfant. Mais il ne peut en être ainsi ; trop souvent des motifs sérieux et légitimes viennent s'opposer à l'accomplissement de ce devoir des mères. Celles-ci sont donc remplacées par d'autres femmes. Dans l'un et l'autre cas, c'est toujours l'*allaitement naturel*, distingué en *allaitement maternel* et *allaitement par les nourrices*.

Dans le cas d'allaitement impossible par la mère ou par une nourrice, on est forcé d'avoir recours à un autre mode, dans lequel on nourrit l'enfant avec le lait des femelles d'animaux, soit qu'il suce directement ce lait à la mamelle d'une chèvre, par exemple, ou qu'on le lui fasse prendre à l'aide d'un biberon, d'une cuiller ou d'un petit pot muni d'un bec. C'est l'*allaitement artificiel*, qui comprend l'*allaitement par les femelles d'animaux*, l'*allaitement au biberon*, et enfin, l'*allaitement à la cuiller ou au petit pot*.

I.

De l'allaitement maternel.

SIGNES AUXQUELS ON RECONNAIT D'AVANCE QU'UNE FEMME PEUT NOURRIR.

Une femme enceinte pour la première fois est arrivée au septième ou huitième mois de sa grossesse; elle a tout préparé pour son accouchement prochain, mais elle doit se préoccuper, avant tout, de la manière dont son enfant sera nourri.

On reconnaît qu'elle est susceptible de l'allaiter aux signes suivants :

1° Elle a un vif désir de le soigner elle-même, elle se sent du goût pour l'allaitement, et elle est disposée d'avance à toutes les privations, à toutes les fatigues, à tous les sacrifices qui en sont la conséquence; elle a un caractère doux et patient : ce sont là des qualités morales indispensables.

2° Quant aux qualités physiques, voici les principales : une bonne santé habituelle, une constitution franche, sinon très-robuste, au moins exempte de vices héréditaires, tels que les scrofules ou écrouelles, la phthisie ou maladie des poitrinaires, etc.; un bon appétit, toujours fixe et régulier; un sommeil facile et réparateur.

3° Enfin la mère qui a l'intention de nourrir doit, avant tout, être conformée de manière à avoir du lait de bonne qualité et en quantité suffisante. Les femmes se préoccupent assez peu de ce point; elles s'imaginent d'ordinaire qu'il leur suffit d'avoir les seins développés pour être de bonnes nourrices; mais il n'en est rien; ce n'est pas tant le volume des seins qu'il faut apprécier que leur conformation, leur composition. Un médecin consulté peut seul renseigner parfaitement à cet endroit, après l'inspection de ces organes eux-mêmes, et de la sécrétion préparatoire dont ils sont le siége pendant les derniers mois de la grossesse. On évitera de cette manière des essais infructueux, désagréables pour les mères et nuisibles aux enfants; on se mettra tout de suite en mesure de prendre un parti sûr et définitif.

Lorsqu'une femme enceinte de huit mois est bien décidée à allaiter son enfant, et qu'elle paraît réunir les qualités d'une bonne nourrice, elle doit s'instruire d'avance auprès des mères expérimentées des nouveaux soins qu'elle aura à prendre. Une précaution bien importante et trop souvent négligée, c'est de préparer les bouts de sein, souvent durs et calleux, trop courts ou même effacés. Dans le dernier mois, des lotions émollientes, des succions diverses, peuvent prévenir bien des accidents et des difficultés au début de l'allaitement.

SOINS ET RÉGIME DES NOUVEAU-NÉS.

Le travail terminé, l'accoucheur ou la sage-femme qui viennent de couper et de lier le *cordon ombilical*, prennent l'enfant et le donnent à une personne expérimentée. Celle-ci le reçoit sur un oreiller bien chaud et l'approche du feu, l'enveloppant avec le linge qui recouvre cet oreiller. Après l'avoir baigné, lavé et essuyé, on s'occupe de le vêtir. On met d'abord les bonnets, puis la chemise, les brassières, les langes, et enfin, le petit pansement et le bandage du nombril : tout est ainsi placé successivement. Ensuite le nouveau-né, bien chauffé et bien enveloppé, est couché dans son berceau ; on le tourne sur le côté, afin que les mucosités des narines et les matières glaireuses qui peuvent embarrasser la gorge s'écoulent facilement au dehors.

Durant les deux premiers jours, il ne faut pas oublier que l'enfant n'a besoin que de chaleur, d'air et de sommeil. On se borne à lui faire avaler par petites cuillerées un peu d'eau sucrée avec de l'eau de fleur d'oranger.

Il faut laisser dormir les petits enfants durant les

deux premiers jours de leur naissance; il est bon cependant de les surveiller; il pourrait arriver qu'un sommeil trop prolongé les affaiblît et leur enlevât les forces nécessaires pour téter. Lorsqu'on s'aperçoit que le sommeil est trop long, on les prend, on les stimule, et on essaie de les faire boire. Ces soins peuvent suffire avant la fièvre de lait; mais on a l'habitude, et on a raison, de présenter, dès la fin du premier jour, l'enfant à sa mère, afin que déjà elle lui donne le sein. S'il tête souvent sans profit pour lui, ses succions ont du moins l'avantage d'allonger, d'assouplir, de former le bout de sein. Ordinairement elles font monter le *premier lait*, suc gommeux, qui est utile à l'enfant, sinon pour le nourrir, du moins pour le purger un peu, pour faciliter ses premières évacuations. Cette pratique a encore pour effet de prévenir le gonflement énorme des seins, pendant la fièvre de lait.

Au bout de 48 heures vient la *fièvre de lait*. Les seins sont énormément gonflés; l'enfant éprouve beaucoup de difficulté à saisir le mamelon; il n'en faut pas moins insister pour qu'il tète : c'est le meilleur moyen de diminuer l'engorgement. Lorsque ses efforts sont nuls ou insuffisants, on est quelquefois obligé, pour dégorger le sein, d'avoir recours à un enfant plus fort, de deux à trois mois : c'est le moyen le plus expéditif, bien préférable aux ventouses, aux succions pratiquées par une grande personne ou à l'aide d'une pipe, d'une verrine, etc.

Si, dans les premiers jours, le nouveau-né éprouve

beaucoup de difficulté pour saisir le mamelon et faire venir le lait, il ne faut pas que les mères se découragent, comme il arrive si souvent; elles doivent au contraire s'armer d'une patience à toute épreuve; en persistant, l'enfant, qui d'abord était faible ou tranché, se fortifie peu à peu, se calme et finit par téter à merveille. Pour qu'il tète bien, la mère doit avoir soin de le placer comme il faut, de le coucher mollement dans ses bras, de lui mettre le bout de sein dans la bouche, en pressant pour lui faire venir un peu de lait. Tout en tournant et appliquant la face contre le sein, il faut prendre garde de boucher les narines, et avoir soin de les débarrasser des concrétions qui en ferment l'entrée et gênent la respiration.

Dans les premières semaines, l'enfant qui tète s'arrête souvent pour reprendre ensuite; ses efforts le fatiguent, il a besoin de se reposer. Mais quelquefois il se repose à plaisir et s'endort au sein en commençant à téter. C'est alors qu'il faut le stimuler jusqu'à ce qu'on s'aperçoive qu'il avale réellement; le *glouglou* et le mouvement de la gorge sont des signes qui ne trompent pas.

Lorsqu'il paraît rassasié et calme, il ne faut pas le laisser au sein, sans quoi il prendrait l'habitude de s'endormir ainsi, et on ne pourrait plus l'endormir autrement.

DISTRIBUTION DES REPAS DE L'ENFANT.

Durant les premiers mois, et surtout la première quinzaine, il n'y a pas de règle à suivre pour les repas de l'enfant; on lui donne le sein aussi souvent qu'il en a besoin ou qu'il le désire. Mais il ne tarde pas à faire des repas plus copieux et plus éloignés, à des intervalles à peu près réguliers. Lorsqu'il trouve du lait en quantité suffisante et que ce liquide est nourrissant, il lui faut presque toujours trois heures pour faire une bonne digestion, et ce n'est généralement qu'au bout de ce temps qu'il réclame une nouvelle nourriture et qu'on doit céder à ses cris. Dès le second mois, on trouve de grands avantages à régler désormais ses repas.

Nous avons fait connaître la conduite qu'on doit suivre pour la composition et la succession des repas de l'enfant. Ce régime doit être secondé par des soins hygiéniques appropriés. Un air pur et renouvelé, une chambre spacieuse et bien éclairée, sont de première nécessité pour l'enfant; ajoutons, des sorties fréquentes au milieu du jour, des vêtements ni trop lourds ni trop légers. L'habitude de couvrir trop les enfants est une pratique mauvaise; on les rend ainsi frêles et impressionnables, on les expose à refroidir, parce qu'ils suent aussitôt qu'ils s'ébattent. On doit les tenir avec la plus grande propreté; dans ce but, on les lave tous les jours avec une éponge; on les baigne une ou deux fois par semaine en été, une ou deux fois par mois en hiver.

RÉGIME DE LA FEMME QUI ALLAITE.

La mère qui nourrit son enfant a besoin de suivre un bon régime alimentaire, composé, autant que possible, de viandes rôties, grillées ou simplement apprêtées, de soupes grasses et maigres, de laitage, de bouillies avec différentes farines ou fécules, de fruits cuits ou de fruits bien mûrs; pour boisson, de l'eau rougie, du cidre, de la bière, suivant les habitudes. Le vin pur et les boissons fortes ou stimulantes lui sont contraires. Dans le but de se donner plus de lait, les nourrices abusent du *gros* cidre ou *cidre sans eau:* prise en trop grande quantité, cette boisson devient stimulante et nuisible; si elle est nouvelle, encore peu fermentée, elle amène des coliques et du dévoiement.

En résumé, sans avoir recours à des boissons ou à des mets particuliers, une femme qui nourrit a besoin d'un régime sain et fortifiant; à défaut de viandes et de potages gras, les soupes aux carottes, aux navets, aux choux avec du lait, les soupes aux haricots et aux pommes de terre sont excellentes, et conviennent aux nourrices des classes peu aisées, dans les campagnes comme dans les villes.

La nourrice a besoin de multiplier ses repas, dès le commencement : entre l'accouchement et la fièvre de lait, lorsqu'une mère doit nourrir son enfant, on peut accorder à plusieurs reprises des aliments plus substantiels, tel que des potages. Après la fièvre de lait, les aliments, un instant diminués, sinon supprimés, sont repris en plus grande quantité et plus souvent. Une nourrice a besoin de faire quatre repas : deux principaux au milieu du jour, de 11 heures à midi, et de 5 à 6 heures, et deux accessoires, de 6 à 8 heures du matin, et de 9 à 11 heurs du soir; lorsque les cris de l'enfant l'empêchent de dormir, elle peut, au besoin, prendre un léger supplément au milieu de la nuit.

Il faut d'ailleurs à une nourrice les meilleures conditions de salubrité et de santé : un air pur, une habitation saine, de l'exercice au grand air, au milieu du jour; un grand calme, pas de contrariétés, d'émotions morales vives, de travaux d'esprit; des vêtements convenables, appropriés à la saison, surtout pour le devant de la poitrine; des soins de propreté, et des grands bains.

Enfin, comme nous l'avons déjà dit, pour être bonne nourrice et avoir du lait, une femme doit non-seulement bien manger, il faut encore qu'elle dorme bien, ou du moins qu'elle se rendorme facilement; elle ne peut jouir, en effet, que d'un sommeil interrompu, éveillée plusieurs fois durant la nuit par les besoins de l'enfant, et bien souvent par les cris que provoquent des tranchées, de petites manies, des habitudes contrariées.

Il est beaucoup de femmes, surtout dans les classes aisées, qui ne sont pas assez fortes pour conserver leur enfant durant la nuit; une autre personne s'en charge après que l'enfant a pris son dernier repas, de 10 à 11 heures du soir; on le rapporte le matin de 5 à 6 heures;

durant la nuit, on lui donne une ou deux fois du lait de vache. Cet allaitement incomplet, continué seulement pendant huit à neuf mois, est encore bien supérieur à l'allaitement artificiel.

DU SEVRAGE.

L'époque à laquelle on peut sevrer les enfants varie suivant les circonstances. Les bonnes nourrices peuvent allaiter quinze à seize mois sans inconvénient pour elles, et avec profit pour l'enfant, qui s'élève mieux et est moins difficile, moins *coûteux*, comme on dit, pendant qu'il fait ses dents. Au delà de ce terme, à vingt mois, par exemple, ce n'est qu'exceptionnellement qu'une femme peut fournir de bon lait; et, en tout cas, à cet âge, l'enfant n'en a plus besoin. Pour sevrer les enfants, les accoutumer à digérer d'autres aliments que le lait, il faut les préparer longtemps d'avance, en leur administrant graduellement une nourriture de plus en plus substantielle.

A quelle époque doit-on commencer à donner d'autres aliments que le lait? Les pratiques populaires ne sont point d'accord sur ce point avec les préceptes de l'hygiène. Dans les classes ouvrières et dans les campagnes en particulier, on donne de la bouillie au nouveau-né dès le premier jour de sa vie : c'est son premier repas qu'il trouve tout préparé, au retour du baptême. Il n'a pas encore deux jours, et on le nourrit avec une forte bouillie de froment! A-t-il des tranchées, on cherche à les lui couper, à apaiser ses cris en lui donnant de la bouillie! Autant de préjugés déraisonnables qu'on ne saurait trop blâmer. L'enfant qui vient de naitre trouve une nourriture bien suffisante, et parfaitement appropriée à ses besoins, dans le lait que lui fournit sa mère; tout le reste est superflu ou nuisible, propre à lui donner des coliques au lieu de les apaiser, à provoquer de la diarrhée, des *selles vertes*, le *mal de lent*, qui, au lieu de débarrasser, de purger, comme on le croit généralement, prouvent tout simplement que l'enfant digère mal et qu'il souffre. Deux ou trois selles au plus en vingt-quatre heures, d'un jaune orangé, homogènes, non grumelées, bien liées, non mêlées de vert et de blanc, sont l'indice certain que l'enfant profite de ce qu'il prend, qu'il se nourrit bien.

Quand la mère ou la nourrice ne manquent pas de lait, l'enfant peut s'en contenter exclusivement, jusqu'à 4 ou 6 mois; si le lait est moins abondant ou moins nourrissant, ou bien qu'on veuille sevrer à neuf ou dix mois, au lieu de un an ou de quinze mois, il faut préparer le sevrage de meilleure heure.

On commence alors à donner autre chose que le lait de trois à quatre mois. On donne d'abord une petite bouillie claire à la fécule de pomme de terre; c'est la plus légère. On en vient bientôt à deux repas au lieu d'un, et, en même temps que la bouillie, on peut, en alternant, donner de la panade à l'eau et au sucre, et bientôt après, des bouillies de froment, d'orge, de gruau, de semoule, des soupes maigres, de petites panades au beurre et au lait. Enfin, de huit à dix mois, on administre des potages gras, de petites rôties froides à l'eau rougie et au sucre. C'est ainsi qu'on cherche à varier les premiers aliments, de manière à accoutumer l'estomac de l'enfant à digérer, de bonne heure, toutes sortes de mets différents quant au goût, mais tous de bonne qualité.

Lorsque l'époque où l'on veut sevrer est arrivée, si l'enfant a été bien préparé, on n'éprouvera pas de difficultés. Après l'avoir sevré la nuit, on arrivera promptement à ne plus le faire téter que deux ou trois fois pendant le jour; puis on cessera tout à coup.

La nourrice n'a pas de mal ordinairement à faire passer son lait, lorsqu'elle en a encore en certaine quantité; les cataplasmes émollients, la diète, les boissons rafraîchissantes, le repos, un purgatif, au besoin, sont des moyens bien suffisants pour prévenir tout accident.

S'il est nuisible de sevrer trop tôt les enfants, de leur donner trop promptement d'autres aliments que le lait, il n'y a pas moins d'inconvénients à sevrer trop tard, à attendre trop longtemps avant de donner de la bouillie ou de la panade. Un nourrisson de dix mois ou d'un an qui n'a encore fait que téter, est moins fort, moins résistant qu'un autre, et on éprouvera les plus grandes difficultés à le sevrer à l'époque ordinaire, qui est de douze à quinze mois.

DES ACCIDENTS ET MALADIES DES FEMMES QUI ALLAITENT.

Les femmes qui allaitent sont exposées à un certain nombre de dérangements, ou de petits accidents, tels que les gerçures ou crevasses du bout de sein, l'engorgement, les abcès des mamelles, les fatigues et l'épuisement, la fièvre, etc.

Les affections du mamelon surviennent dans le premier mois, surtout aux médiocres nourrices, qui ont peu de lait, ou un lait clair, peu nourrissant; en même temps, l'enfant a des selles vertes, des rougeurs aux fesses et aux cuisses, et de petits points blancs, ou des plaques plus étendues sur la langue et dans la bouche : c'est le *muguet*, qu'on ne doit pas négliger de soigner avec l'assistance d'un médecin. Les onctions avec le beurre de cacao et diverses pommades, les bouts de sein artificiels sont quelquefois des moyens insuffisants pour guérir les excoriations et gerçures si douloureuses du mamelon; la reproduction de ces accidents force à cesser l'allaitement; ordinairement il faut suspendre pendant quelques jours, et alors nourrir l'enfant avec du lait.

Les crevasses exposent à l'engorgement du sein et aux abcès ou dépôts qui en sont la conséquence. Lorsque les abcès contiennent du pus ou de la matière, il faut, en général, se garder d'allaiter; il pourrait en résulter pour l'enfant de fâcheuses conséquences.

Lorsqu'une nourrice a un peu de fièvre, un malaise passager, ce n'est pas un motif suffisant pour suspendre l'allaitement; mais il n'en doit pas être ainsi dans le cas d'une maladie importante, comme une fluxion de poitrine, les grandes fièvres ou fièvres typhoïdes; il faudrait au plus tôt renoncer à allaiter l'enfant et s'occuper de trouver une nourrice.

II.

De l'allaitement par une nourrice.

Après l'allaitement maternel, l'allaitement par une femme étrangère saine et bien portante est, sans aucun doute, le meilleur. Mais il faut savoir bien choisir une nourrice, et sur ce point un médecin peut seul renseigner parfaitement.

CHOIX D'UNE NOURRICE.

Ce n'est pas tout qu'une femme ait un extérieur avantageux, de beaux traits, de belles dents, des cheveux bruns. Si ces qualités extérieures sont importantes à apprécier, elles peuvent induire en erreur, faire oublier des conditions plus essentielles, telles que la constitution, l'absence de maladies héréditaires dans la famille, enfin une bonne conformation des seins, du lait de bonne qualité et en quantité suffisante, et, comme preuve, un beau et fort nourrisson de trois à quatre mois. Au delà de six mois, le lait est, en général, trop vieux pour un enfant naissant. Une femme expérimentée qui a déjà élevé un ou plusieurs enfants, est bien préférable à celle qui en est à ses premiers essais. Une nourrice ne doit pas être trop jeune, ni trop âgée; elle doit, en général, avoir de 25 à 35 ans, au plus. Ce n'est guère qu'à 25 ans qu'elle pourra supporter sans inconvénients la perte de sommeil et toutes les fatigues de l'allaitement.

Les femmes qui de la campagne viennent en ville,

pour se placer, comme nourrices, dans les maisons bourgeoises, sont souvent mal portantes pendant quelque temps. Cela vient du changement de leur régime et de leurs habitudes. Le pain de froment, les aliments gras, souvent pris en trop grande quantité, le gros cidre, sont en partie la cause de ces indispositions. Une nourrice étrangère ne doit point avoir de nourriture particulière ; elle doit manger comme tout le monde, pourvu que les aliments soient sains, et pris en quantité suffisante.

Malgré les belles apparences d'une nourrice, sous tous les rapports, il arrive quelquefois que son lait ne convient pas à l'enfant; on est forcé d'en prendre une autre. Ce changement peut se faire sans inconvénient pour l'enfant.

Autant qu'on le peut, la nourrice doit loger dans la famille, et élever l'enfant sous les yeux et la surveillance de la mère. Malheureusement cette position ne convient qu'aux personnes riches; dans les classes ouvrières et les classes commerçantes des grandes villes, l'impossibilité où sont les parents de conserver les enfants chez eux, au milieu du mouvement et des embarras du commerce, les oblige à s'adresser à des administrations spéciales, aux *bureaux de nourrices*, si communs à Paris. Là, on se charge des enfants nouveau-nés, et on les expédie en province à 50, 60 ou 80 lieues de la capitale. Pauvres petits abandonnés! Quelle surveillance exerce-t-on sur eux! Heureux ceux qui sont confiés à des femmes honnêtes, qui les soignent consciencieusement, par charité et par dévouement, plutôt que par l'appât d'un gain peu elevé d'ailleurs.

Ces nourrissons de Paris sont rarement allaités, comme se l'imaginent les familles; ils sont la plupart élevés au petit pot, et sont bientôt mis à la bouillie, comme les enfants des campagnes. Mais, tandis que ceux-ci, qui têtent en même temps, sont forts et bien portants, rejetant sans peine le surcroît de bouillie que les mères leur font avaler, les petits enfants parisiens, chétifs, délicats, sont maigres, pâles et souffreteux, ils *font tout vert*, selon l'expression vulgaire, dépérissent et meurent. C'est parmi eux, particulièrement, qu'on reconnaît l'infériorité de *l'allaitement artificiel* ou au *biberon*. L'abandon et l'incurie auxquels sont livrés ces petits êtres, dans certains départements, ont éveillé la charité des œuvres chrétiennes; on a entrepris de les patronner, notamment dans les conférences de la société de Saint-Vincent-de-Paul, cet immense réseau de charité, qui aujourd'hui étend ses bienfaits sur toutes les misères humaines, depuis l'enfant au berceau jusqu'au vieillard grabataire et moribond.

II.

De l'allaitement par les femelles d'animaux.

Cet allaitement n'est pratiqué en France que dans certains départements, où l'on possède une variété de chèvres blanches, dociles, basses et à oreilles cassées. Ces animaux finissent par se dresser, et se placent d'eux-mêmes pour laisser prendre leur mamelle au nourrisson, couché dans un petit berceau entre leurs jambes. Ce mode d'allaitement réclame beaucoup de soins. Par ordre de mérite, il occupe le troisième rang. Pour allaiter, on pourrait se servir de vaches, de juments, d'ânesses; mais les chèvres sont préférables, à cause de leur taille et de leur caractère doux et inoffensif.

III.

De l'allaitement au biberon et de l'allaitement à la cuiller ou au petit pot.

DE L'ALLAITEMENT AU BIBERON.

Il se pratique ordinairement avec du lait de vache, que l'on administre à l'aide d'une bouteille en verre ou *biberon,* garnie d'une éponge taillée, nue, ou coiffée d'un petit morceau de toile fine ou de baptiste. Il vaut mieux se servir d'une petite fiole plate en verre, que d'une bouteille en fer blanc ou en étain; si la première est plus fragile, en revanche elle est d'un nettoyage facile, et, lorsque l'enfant prend son repas, on voit s'il avale, si le lait diminue.

On fait chauffer le lait au bain marie, à la *chaleur du sang*, en plongeant la bouteille dans un vase plein d'eau chaude.

Dans les premières semaines, on coupe le lait avec les trois quarts d'eau d'orge, puis avec les deux tiers, la moitié, et enfin, au bout de six semaines ou deux mois, on l'administre pur.

On peut le donner pur dès le commencement, mais à la condition de se servir du lait de *première traite* (le *premier tiré*), qui est plus clair et moins nourrissant que celui qui vient ensuite. Ce lait sans mélange est mieux digéré par les enfants que lorsqu'on le coupe de diverses manières.

Les éponges demandent beaucoup de soins; on doit en avoir, au moins, une demi-douzaine, qu'on tient dans l'eau fraiche, au fur et à mesure qu'elles ont servi.

Du deuxième au troisième mois, on peut, dans cet allaitement, préparer le sevrage, en donnant des bouillies ou de petites panades.

Il jouit d'une certaine préférence, surtout dans les familles où l'absence de ressources suffisantes ne permet pas à la mère de le remplacer par une nourrice; dans un certain nombre de familles riches, où l'on recherche avant tout ses aises, sans se préoccuper de choisir la meilleure manière d'allaiter.

L'allaitement au biberon peut convenir dans les campagnes, pour les enfants nés forts, dans les meilleures conditions hygiéniques, et auxquels on peut donner de bon lait de vache. Mais, dans les grandes villes, à Paris surtout, il est détestable, tant à cause de la mauvaise qualité du lait, qu'à cause de la faiblesse naturelle des nourrissons, et de la privation de l'air pur des campagnes.

DE L'ALLAITEMENT A LA CUILLER ET AU PETIT POT.

Quant à l'allaitement à la cuiller ou au petit pot, c'est de tous le moins avantageux. L'enfant boit ainsi trop pomptement, sans avoir le temps de faire de la salive, comme lorsqu'il suce le biberon; il en résulte qu'il digère moins bien; en dernier lieu, il désapprend à téter : c'est chose fâcheuse, parce qu'il est possible que, dans l'état de dépérissement où il peut tomber, il n'y ait pas d'autre ressource que de lui donner une nourrice. Quoi qu'il en soit, cet allaitement, tout mauvais qu'il est, doit être conservé; il est le seul praticable dans le cas de *bec de lièvre avec division de la voûte du palais*, vice de conformation qui n'est pas très-rare.

— *En résumé*, tous les modes d'allaitement peuvent trouver leur application; aucun ne doit être rejeté absolument. Mais on doit poser en principe et en première ligne *l'allaitement maternel* : c'est le mode par excellence; les autres sont destinés uniquement à le remplacer, lorsqu'il est impraticable.

Les mères délicates qui entreprennent de nourrir leur enfant, ne doivent pas allaiter pendant la nuit.

L'enfant n'a besoin que de chaleur et de sommeil durant les deux premiers jours de sa naissance; mais il faut le surveiller de peur qu'il ne dorme trop longtemps.

La coutume vulgaire de donner de la bouillie aussitôt après la naissance est une pratique mauvaise, sinon pour les enfants robustes des campagnes, au moins pour les enfants délicats des grandes villes.

Au bout de quelques semaines, les repas de l'enfant doivent être réglés.

Il ne faut pas sevrer trop tôt, mais aussi il ne faut

pas sevrer trop tard ; l'époque ordinaire est de dix à quinze mois.

Une *bonne nourrice*, d'une constitution irréprochable, intelligente et honnête, peut fournir le meilleur allaitement, après l'allaitement maternel.

L'*allaitement par les femelles d'animaux* vaut mieux que l'*allaitement au biberon*; et celui-ci mieux que l'*allaitement à la cuiller* et au *petit pot*.

DU TABAC.

Il serait inutile de discuter sur l'origine plus ou moins extraordinaire de l'usage du tabac ; ridicule ou non, c'est un fait établi, une habitude acquise parmi nous. Nous voulons seulement ici en régler l'emploi : faire connaître les circonstances où il est utile et avantageux; celles où il est nuisible ; celles enfin où il est, au moins, inutile et superflu.

Le *tabac* est débité sous trois formes différentes, qui correspondent aux trois manières principales d'en user : le *tabac à fumer*, le *tabac à chiquer* et le *tabac à priser*.

Du tabac à fumer.

Des effets du tabac à fumer. — On fume le tabac de plusieurs manières : incisé ou en feuilles roulées, avec une pipe, ou en cigares et cigarettes.

De quelque manière que ce soit, la fumée qu'on aspire produit certains effets, à peu près constants, chez les individus qui sont à leur premier essai ; de ces effets, les uns sont immédiats, les autres surviennent un peu plus tard.

Un goût âcre et mordant, accompagné d'un *parfum particulier* délicieux et savoureux pour les fumeurs de profession, rebutant et nauséabond pour ceux qui n'aiment pas la pipe; une sensation de chaleur piquante et brûlante dans la bouche, dont les parois sont rouges et comme enflammés; un afflux considérable de salive, et un besoin continuel de cracher; des efforts de toux avec grimaces, lorsqu'un peu de fumée est avalée de travers; enfin les yeux rouges et larmoyants, la face colorée et la tête chaude, une certaine excitation cérébrale : tels sont les premiers effets ressentis par les fumeurs peu expérimentés. Mais ce n'est pas tout. Il survient bientôt de nouveaux accidents : à la rougeur et à l'animation de la face succèdent la pâleur, l'aspect terne et languissant des yeux. On éprouve un sentiment de malaise général avec horripilation, du froid et de l'anéantissement, comme si on allait se trouver mal, ou avoir une faiblesse. Presqu'en même temps, on est pris d'envie de vomir, ou de légères coliques; on est étourdi et ébloui. A un degré plus avancé, on chancelle, on ne peut plus se tenir debout, on a du mal à coordonner ses idées; il survient des vomissements des aliments récemment ingérés, ou bien des coliques avec des évacuations.

Ces derniers effets du tabac sont de véritables accidents d'empoisonnement auxquels on remédie par le repos dans un appartement bien aéré, par des boissons aqueuses, de l'eau de Seltz, l'abstinence de toute espèce de nourriture jusqu'à ce que tout ait entièrement disparu.

Par l'effet de l'habitude, cette action si marquée du tabac finit par s'amoindrir et disparaître même complétement. La rougeur et l'animation de la face, la sécrétion plus ou moins abondante de la salive, enfin, une certaine excitation générale : voilà seulement ce qui reste aux fumeurs habitués.

Des cas où le tabac à fumer est considéré comme utile. — Le tabac à fumer est, dit-on, plutôt avantageux que nuisible aux individus d'une constitution molle, lymphatique. Il est communément conseillé aux personnes qui ont beaucoup d'embonpoint, dans le but de les faire maigrir; ce résultat est loin de s'obtenir facilement, le plus souvent, il est nul ou à peu près. Il est certaines dispositions à engraisser, quelquefois héréditaires, qui persistent tout de même et quand même. Au lieu de s'en tenir exclusivement à l'usage de la pipe, les personnes grasses maigriraient plus sûrement, en obéissant à un ensemble de moyens conseillés par l'hygiène, tels que : la sobriété dans le boire et le manger, une alimentation légère quoique suffisante, l'abstinence des boissons alcooliques, les occupations actives, un exercice convenable, un sommeil peu prolongé, etc.

Il est sain de fumer, dit-on souvent, *cela chasse le mauvais air.* On comprend en effet que l'action stimulante du tabac puisse être de quelque utilité, lorsqu'on est exposé à respirer de l'air altéré par des émanations malfaisantes, non pas précisément pour chasser ces influences dangereuses, mais pour disposer notre corps favorablement, et le mettre en état d'y résister. Sont dans ce cas la plupart des individus adonnés aux professions insalubres, comme les vidangeurs, les égoutiers, les tanneurs et corroyeurs, etc.

L'usage de la pipe peut encore être avantageux dans la mauvaise saison, durant le froid humide, dans les pays où l'air est habituellement épais, chargé des miasmes des étangs ou des marais; c'est pour cela que les habitants du nord, et, en particulier, des contrées humides et froides, comme la Hollande, consomment du tabac à fumer plus qu'en tout autre pays. Les marins, toujours exposés au froid humide, passent une grande partie de leur temps à fumer.

L'utilité et les avantages du tabac à fumer sont-ils suffisamment démontrés par les motifs que nous venons d'énumérer? Nous ne le pensons pas; nous sommes convaincu, au contraire, que les bons effets de la pipe sont douteux, et qu'en tout cas, il serait facile d'y suppléer par des moyens plus convenables et mieux appropriés aux circonstances.

Nous concluons donc que l'habitude de la pipe, condamnée en principe, ne peut être tolérée que chez ceux qui l'ont contractée depuis longtemps, et chez lesquels il ne serait peut-être pas inoffensif de la supprimer brusquement.

Des cas où le tabac à fumer est nuisible. — Le tabac à fumer est nuisible aux personnes excitables, sanguines, nerveuses ou bilieuses, à celles qui sont maigres, épuisées par des souffrances habituelles, aux convalescents, aux individus qui toussent, à ceux qui sont échauffés ou constipés, qui ont des malaises d'estomac. Le tabac à fumer est encore mauvais pour les enfants et les vieillards.

Des cas où le tabac à fumer est inutile ou superflu. — Ces cas sont les plus nombreux; ils comprennent l'immense majorité des fumeurs qui se sont adonnés à la pipe, sans savoir pourquoi, souvent par occasion, pour faire comme les autres et passer le temps, quelques-uns, étant encore enfants, pour se grandir et se donner de l'importance.

Dans cette catégorie de fumeurs, il est bon de distinguer, en premier lieu, ceux qui appartiennent à la classe riche ou aisée, qui usent ordinairement des cigares plus ou moins estimés, depuis le *caporal* jusqu'au *cigare de la Havane;* en second lieu, les individus appartenant aux classes peu aisées, les ouvriers de toutes sortes, qui vivent chaque jour du produit de leur travail. Aux premiers qui ont du superflu, il est bien permis de s'accorder une petite satisfaction, qui profite d'ailleurs au gouvernement. Quant aux seconds, c'est différent : les ouvriers doivent avant tout éviter les dépenses inutiles, quand les ressources suffisent à peine aux nécessités présentes. S'ils ont une certaine aisance, la caisse d'épargne est là pour recevoir leurs économies, dépôt précieux pour les mauvais temps, les maladies, la vieillesse et les infirmités. Deux sous de tabac par jour font *trois francs* au bout d'un mois, et *trente-six francs* au bout d'un an :

c'est déjà le prix d'un petit loyer dans les villes de province. L'ouvrier ne doit donc pas légèrement et inutilement s'adonner à la pipe; si sa santé ne souffre pas de cette dépense, sa bourse s'en trouve appauvrie.

Ajoutons que l'usage du tabac à fumer est l'objet de beaucoup de désagréments. S'il est vrai que le tabac frais ait une odeur agréable pour quelques-uns, l'odeur vieillie et concentrée de la pipe est pour tous un objet de répugnance, et insupportable pour certaines personnes. Jointe à une haleine déjà fétide par elle-même, elle imprègne les habits et tous les objets contenus dans les appartements où l'on séjourne. Combien de fumeurs incommodes parmi les voyageurs, par exemple dans les voitures publiques? Ce n'est pas tout. L'habitude de fumer, le *brûle-gueule*, en particulier, amène l'irritation des gencives et des lèvres, noircit les dents, use les incisives, qui offrent souvent des échancrures tout à la fois incommodes et disgracieuses. Enfin, il est un dernier inconvénient de la pipe, et ce n'est pas le moindre : c'est le danger de mettre le feu, autant par les étincelles qui s'échappent avec la fumée que par les allumettes chimiques que les fumeurs ont sans cesse dans leurs poches, et qu'ils frottent et sèment imprudemment partout où ils se trouvent. Il ne se passe pas d'année que l'on n'entende dire dans les campagnes que le feu a été mis dans un grenier à foin, dans des *barges* de paille, dans des gerbes, etc., par l'imprudence d'un fumeur. Ce danger est si redouté, que certains fermiers refusent de prendre à leur service des ouvriers qui fument habituellement.

Du tabac à chiquer.

Si la pipe est désagréable, la *chique* est dégoûtante, aussi elle a généralement peu de faveur, même parmi les ouvriers. On comprend encore qu'on puisse éprouver quelque satisfaction à savourer et à lâcher au vent des bouffées de fumée de tabac, mais remuer et serrer entre les dents une *boulette âcre* et *irritante*, qui grossit la joue d'une manière peu gracieuse et oblige à cracher à chaque instant un *suc jaunâtre*, c'est l'effet d'un goût dépravé, qui se rencontre heureusement peu aujourd'hui.

Du tabac à priser.

Des effets du tabac à priser. — L'usage de la *tabatière* n'est guère moins répandu que celui de la *pipe*. Si le tabac à fumer est, en général, préféré par les hommes, les femmes se servent presque exclusivement du tabac à priser.

La poudre de tabac introduite dans les narines provoque immédiatement de violents éternuements chez ceux qui n'y sont pas habitués; chez les *priseurs de profession* cet effet disparaît, reste seulement, dans l'un et l'autre cas, l'augmentation de la sécrétion des fosses nasales: il en résulte une irritation habituelle, une sorte de rhume de cerveau qui oblige à se moucher à chaque instant.

Des cas où le tabac à priser est considéré comme utile. — Il est des médecins qui conseillent l'usage du tabac en poudre dans quelques circonstances : à ceux, par exemple, qui ont des maux de tête continuels, avec sentiment de pesanteur au front et sècheresse habituelle des narines ; toutes les fois qu'il peut être nécessaire de provoquer des éternuements, dans le but de faciliter la respiration, notamment chez des personnes nerveuses, affectées de spasmes, d'étouffements; enfin, aux individus à constitution molle et lymphatique, qui ont des humeurs, des flux ou écoulements blancs, aux yeux et aux oreilles, en particulier. Il est certains individus qui prétendent que le tabac débarrasse la tête, donne des idées et facilite le travail d'esprit.

Ces bons effets du tabac à priser sont contestables, au moins, la plupart du temps, et d'ailleurs, ils ne nous semblent pas prouver suffisamment son utilité primitive. Il en est ici comme pour le tabac à fumer ; on tolère, à cause de l'ancienneté de l'habitude contractée.

Des cas où le tabac à priser peut être nuisible. — Le tabac à priser est nuisible aux individus sanguins, sujets aux étourdissements, aux personnes nerveuses et délicates, à celles qui ont, parfois, des affections croûteuses de la lèvre supérieure et de l'entrée des narines, à tous ceux, enfin, qui sont affectés de descentes ou hernies, ou qui y sont disposés.

Des cas où le tabac à priser est inutile ou superflu. — Il en est des *priseurs* comme des *fumeurs*, la plupart ont contracté leur habitude sans motif, pour se donner de la contenance, pour se distraire, *chasser les vapeurs noires* et la *mauvaise humeur*, comme on dit, enfin, par imitation, pour faire comme tant d'autres, et céder aux invitations de Pierre ou de Paul. Cependant l'usage de la tabatière n'est pas sans inconvénient et sans désagrément, quels que soient le luxe et la recherche qu'on y apporte; qu'on parfume le tabac, à la rose, au citron ou à la vanille, on ne peut, quoi qu'on fasse, prévenir l'odeur désagréable de l'air expiré par les narines chez les individus qui prisent habituellement; tout ce qu'il y a de disgracieux et de dégoûtant dans ce *rubis jaune* qu'ils ont souvent au bout du nez, pendant les repas, par exemple. Ajoutons que le tabac peut, quoi qu'on en dise, rendre l'odorat moins fin et moins subtil, entretenir des rougeurs, des excoriations à l'entrée des narines. Enfin le tabac à priser comme le tabac à fumer, entraîne un grand inconvénient pour les bourses mal garnies : c'est une dépense inutile. Il est des individus qui absorbent pour *six sous* de tabac par jour, sans compter tout ce qu'ils en perdent. Et puis, il ne faut pas oublier que l'habitude, peu prononcée d'abord, finit par devenir une sujétion impérieuse. On voit de vieilles femmes dans la misère qui aiment mieux se passer de pain que de se priver de tabac : l'ouvrier en a bien assez de se pourvoir du nécessaire, sans se charger du superflu!

Lorsque l'habitude du tabac est très-ancienne, il pourrait y avoir de l'inconvénient à la supprimer brusquement; il vaut mieux user de précaution.

En résumé. — Concluons que nous ne sommes pas

nés pour consommer du *tabac;* que si l'usage de la *pipe* et de la *tabatière* peut être difficilement toléré dans quelques cas, la *chique* doit être proscrite partout et toujours; si le tabac est sans grands inconvénients pour la santé, il est une cause de sujétions désagréables et incommodes, enfin, une source de dépenses superflues.

TROISIÈME PARTIE.

APPLICATION DE L'HYGIÈNE A LA MÉDECINE USUELLE. — PRÉCAUTIONS. — PREMIERS SOINS. PREMIERS SECOURS.

Nous avons résumé, dans la seconde partie de ce livre, l'ensemble des moyens les plus convenables pour conserver notre santé.

Malheureusement les sages préceptes de l'hygiène ne sont pas toujours écoutés; quelquefois aussi, il faut l'avouer, ils sont insuffisants.

Dans l'un et l'autre cas, nous ne pouvons prévenir l'invasion de la maladie.

Mais, lorsque celle-ci est à nos portes, lorsque ses avant-gardes viennent nous avertir de son attaque prochaine, préparée et préméditée, il ne faut pas encore nous livrer en vaincus; il faut, au contraire, dresser nos batteries, nous mettre sans délai en mesure de résister et de faire bonne contenance.

Assez souvent découragé par une première résistance, l'ennemi se retire et nous laisse le champ libre.

Tout cela veut dire que les maladies sont ordinairement annoncées par des malaises ou des indispositions, qui en sont comme le prélude, le premier degré; en se soignant immédiatement, en s'entourant tout de suite de précautions convenables, on peut quelquefois arrêter en chemin la maladie, la faire échouer à son début, souvent en modérer l'intensité et la durée, d'autres fois enfin prévenir une terminaison funeste.

Il est donc bon que chaque individu puisse s'appliquer ces mesures de sécurité, et soit instruit de ce qu'il doit faire pour sa défense personnelle. C'est ce que nous verrons dans cette troisième partie sous le titre de *Précautions* et *Premiers soins*.

Ce n'est pas tout. Nous sommes tous exposés à des accidents graves, dont l'invasion plus ou moins subite ne nous permet de nous prémunir en aucune manière; notre vie dépend alors d'un prompt et intelligent secours, administré par une personne voisine, par le premier venu que la Providence peut nous envoyer; heureux si ce passant charitable et compatissant peut deviner ce qui peut nous sauver. Ici, c'est un noyé, là, un homme qui tombe frappé d'un coup de sang, ailleurs une attaque de convulsions, ailleurs encore un empoisonnement par des substances nuisibles. Partout il faut des secours appropriés et immédiats. On n'a pas le temps d'aller chercher un médecin, souvent éloigné, comme il arrive dans les campagnes; en attendant son arrivée, le malade peut mourir : c'est l'occasion des *premiers secours*, que tout individu devrait être en mesure d'administrer, le cas échéant.

En donnant ces conseils, nous n'avons pas l'intention de sortir de l'hygiène pour faire de la médecine. Quand la maladie est développée, un médecin seul peut la guérir; lui seul peut la juger, la suivre et la traiter selon mille circonstances qu'il apprécie. Ce que nous voulons seulement ici, c'est :

1° Donner les conseils que réclament les indispositions; favoriser le résultat du traitement de la médecine par un concours de précautions bienfaisantes et adjuvantes, au début, dans le cours et à la fin des maladies.

2° Faire connaître les préservatifs fournis par l'hygiène dans les maladies épidémiques, l'application prompte et immédiate des remèdes que réclament les maladies contagieuses, les virus et les venins.

3° Enfin, dans les accidents subits, remplacer le médecin, lorsqu'on ne peut l'obtenir, lorsqu'on n'a pas le temps d'aller le chercher, ou en l'attendant.

Ces connaissances, à la portée de tout le monde, et que nous trouvons tous les jours l'occasion d'exercer, forment en réalité le *complément de l'hygiène*, le lien qui unit celle-ci à la médecine proprement dite.

PREMIÈRE SECTION.

DES INDISPOSITIONS ET DES MALADIES.

L'*indisposition* est un état de trouble ou de malaise passager, qui peut être très-pénible, mais qui ne nous empêche pas absolument de travailler, et qui généralement a une terminaison heureuse.

On désigne vulgairement sous le nom de *maladie* un état de souffrance ou d'altération de notre santé plus ou moins prolongé, plus ou moins considérable, qui nous oblige à suspendre nos occupations, et peut se terminer d'une manière plus ou moins grave.

Ces deux états sont bien différents; il y a loin, en effet, d'une *grande fièvre* (*fièvre typhoïde*) ou d'une *fluxion de poitrine*, à un *mal de dents* ou à un *rhume de cerveau*.

Tout le monde convient qu'il faut soigner les maladies : c'est tout simple, c'est une affaire de bon sens et d'instinct. On sent bien que ce n'est pas le lieu de plaisanter, car on pourrait le payer cher.

Il n'en est pas de même des indispositions; on les néglige, on n'en fait pas moins ses affaires, tranquille sur le résultat et la fin presque toujours favorables.

Mais, attendez! De l'indisposition à la maladie, il n'y a quelquefois qu'un pas, la transition est insensible, souvent la première n'est que l'avant-garde de l'autre : tout cela dépend de nos dispositions actuelles que nous ne connaissons pas. Tel qui, après un refroidissement, une suppression de transpiration, négligera aujourd'hui sans inconvénient de soigner un *point de côté*, sera pris une autre fois d'une *pleurésie* très-grave. Les effets varient également avec les individus; parce que tel homme aura pu braver impunément le danger, il ne s'ensuit pas que tel autre puisse le faire pareillement.

La conséquence, c'est qu'il faut toujours soigner les indispositions, au moins autant qu'on le peut; l'ouvrier qui continue son travail malgré la fièvre fait un très-mauvais calcul; pour gagner du temps, souvent il en perd. Un à deux jours de repos auraient guéri l'indisposition, tandis qu'il en faudra dix à quinze, sinon davantage, pour guérir la maladie qui en sera la suite.

PREMIÈRE DIVISION.

DES INDISPOSITIONS.

CHAPITRE I.

DES SOINS QUE RÉCLAMENT LES INDISPOSITIONS, EN GÉNÉRAL.

Les soins que réclament la plupart de nos indispositions rentrent en général dans les attributions de l'hygiène. Ce sont :

1° Des *recettes simples*, de *petits moyens d'un emploi facile*, usités à l'extérieur ou à l'intérieur, et qu'on doit toujours connaître et conserver dans les ménages;

c'est pour cela qu'on donne à leur ensemble, à leur recueil le nom de *Médecine domestique*.

2° Le *repos à la chambre, levé ou couché*.

3° La *diète*, ou plus souvent la *demi-diète* composée de bouillons ou potages, de boissons aqueuses délayantes et adoucissantes.

I.

Des moyens simples employés dans les indispositions.

I.

DES MOYENS EMPLOYÉS A L'EXTÉRIEUR.

Ces moyens sont les suivants :

1° *Les lotions*. — On désigne sous le nom de *lotion* l'action de laver, d'humecter, de *bassiner* une partie extérieure du corps avec de l'eau ou un liquide quelconque, chaud ou froid; c'est ainsi qu'on mouille, qu'on lotionne la peau avec de l'*eau de guimauve*, lorsqu'elle est le siége d'une *éruption*, de *dartres*, de *boutons*, etc.

2° *Les irrigations*. — C'est l'opération par laquelle on arrose une partie du corps à l'aide d'un liquide, qu'on fait couler sous forme de jet ou de pluie ; par exemple, pour laver une plaie qui contient de la malpropreté, de la boue, ou des matières venimeuses, on se sert du robinet d'une fontaine, ou d'une éponge imprégnée d'eau qu'on exprime d'une certaine hauteur. L'*irrigation* est *continue* quand le jet n'est pas interrompu, quand l'eau ne cesse pas de couler. On obtient cet effet, si utile dans les *entorses*, en suspendant aux soliveaux ou plaçant sur une table ou un meuble suffisamment élevé, un seau, dont on perce le fond ou le côté à l'aide d'une petite vrille. On passe dans le trou une corde, un filet, une bandelette de linge, qu'on noue à l'un des bouts, dans le seau, et qu'on dirige convenablement sur le membre blessé, recouvert de compresses de linge. L'eau coule le long de la bandelette, et on peut ralentir le courant autant qu'on le veut, en la mettant plus ou moins grosse.

3° *Les fomentations* sont des applications pratiquées sur la peau à l'aide de compresses de linge, de morceaux d'étoffe, de flanelle, de molleton, imprégnés de liquides adoucissants, calmants ou résolutifs (*décoction de racine de guimauve, de tête de pavot, de fleurs de sureau, eau-de-vie camphrée*, etc.). On associe souvent les lotions, les irrigations et les fomentations.

4° *Les cataplasmes* ou *bouillies* se composent avec du *son de froment*, de la *farine de graine de lin*, des *feuilles cuites*. — On délaie avec de l'eau bouillante, de manière à former une pâte de consistance convenable, qu'on étend sur un linge, un mouchoir, de la filasse, etc. On applique les cataplasmes à nu ou entre deux linges; dans ce dernier cas, on a bien soin d'humecter la face qui est en contact avec la peau. On peut remplacer l'eau par la *décoction de racine de guimauve, de morelle, de tête de pavot*. Les cataplasmes constituent des applications émollientes et calmantes, qui sont utiles dans tous les cas de douleur ou d'inflammation d'une partie du corps. — Il faut rapporter aux cataplasmes les applications de *feuilles végétales*, les *feuilles de bette*, *de choux*, par exemple, dont on enlève les côtes ou nervures.

5° *Les bains* sont *généraux* ou *partiels*, suivant qu'on plonge dans l'eau la totalité du corps (*bains entiers*) ou seulement une de ses parties (*demi-bains, bains de siége, bains de pieds*). Ils sont *simples*, ou *composés*, *médicamenteux*, suivant qu'ils sont formés avec de l'eau pure, ou qu'on y mélange diverses substances (*bain aromatique*, *bain émollient*). Enfin ils sont *tièdes*, *chauds*, *frais* ou *froids*. Ils sont encore *naturels* ou *artificiels*, suivant qu'ils sont pris dans la mer, une rivière, ou dans une baignoire.

Tous ces bains sont d'un usage journalier, domestique ; ils trouvent à chaque instant leur application dans les ménages.

6° *Les bains de vapeur* et *les fumigations* s'obtiennent avec la vapeur d'eau simple, ou certaines décoctions de plantes médicinales (le *genêt*, le *genièvre*, les *plantes aromatiques* ou *herbes fortes*, etc.), dont on dirige la fumée sur la totalité ou sur une partie du corps. Dans le premier cas, on fait communiquer, à l'aide d'un tuyau, le couvercle d'une chaudière avec un tonneau, dans lequel on se place de manière à ne sortir que la tête au travers des couvertures qui en ferment exactement l'entrée. On a soin de donner à la vapeur une chaleur convenable. — Dans le second cas, on dirige la vapeur aqueuse sur un point du corps, sur le siége, par exemple, en se plaçant sur une chaise percée sous laquelle on met le vase à fumigation et qu'on entoure de couvertures. — A l'aide d'un entonnoir adapté à l'ouverture d'un vase de largeur convenable, on dirige la vapeur dans les narines. — On peut aspirer cette vapeur en ajustant à un vase à goulot un bouchon que l'on perce de deux trous ; l'un sert à laisser entrer l'air, à l'autre, on fixe un tuyau par lequel on aspire.

On peut faire des fumigations sèches en s'exposant à la fumée de plantes sèches ou de poudres diverses (du soufre, par exemple), qu'on projette sur des charbons ardents.

7° *Les frictions* et *les onctions* s'opèrent sur la peau à l'aide de préparations huileuses auxquelles on donne le nom de *liniments*, ou à l'aide de *pommades* diverses composées avec la graisse de porc ou axonge, ou avec l'huile et la cire, comme le *cérat*. Ces applications sont utiles, comme les fomentations et les cataplasmes, toutes les fois qu'il faut adoucir ou calmer les douleurs, ou faire fondre des *glandes*, des *tumeurs*, etc. ; dans les *maladies de la peau*, les *gerçures*, etc., etc. Enfin le cérat sert avec la charpie à panser les *plaies*, les *brûlures*.

8° *Les gargarismes* sont des préparations liquides destinées à agir sur la bouche et l'arrière-gorge. On les prépare vulgairement avec la décoction de *racine de guimauve*, de *tête de pavot*, plus souvent avec la décoction de *pointes* ou de *feuilles de ronce*, dans de l'eau d'orge miellée. Pour s'en servir, on incline la tête en arrière, en faisant des efforts d'expiration et de resserrement du gosier, de manière à maintenir aussi longtemps que possible le contact du liquide avec l'intérieur de la gorge.

9° *Les lavements* sont destinés à agir sur la fin du gros intestin. On les distingue en *lavements entiers*, *demi-lavements* et *quarts de lavement*. Ils agissent de plusieurs manières : Les uns relâchent, favorisent l'évacuation des matières fécales, ce sont les *lavements purgatifs*, *laxatifs* ou *évacuants*, qui sont presque toujours des lavements entiers ou des demi-lavements, composés avec de l'*eau simple* ou de l'*eau de guimauve* additionnée de *miel*, d'*huile*, d'une petite quantité de *sel de cuisine*, de *vinaigre*, d'*eau de savon*, etc.

Les autres, comme les *lavements astringents* ou *resserrants*, ont pour effet de diminuer les évacuations alvines trop abondantes, de combattre la *diarrhée* ou le *cours de ventre*. On les compose avec l'*eau de riz simple* ou *amidonnée*, dans laquelle on fait quelquefois infuser la huitième partie ou le quart d'une *tête de pavot* moyenne. Ils s'administrent par quart, de manière à être conservés plus facilement. On les répète souvent plusieurs fois par jour.

Les *lavements médicamenteux proprement dits*, plus énergiques, purgatifs, astringents ou autres, sont du ressort de la médecine active.

10° *Les injections* se rapprochent des lavements en ce qu'elles se composent de liquides destinés à être portés, à l'aide d'une seringue de calibre variable, dans certains conduits du corps, comme le conduit de l'oreille, par exemple. Les injections sont *émollientes*, *adoucissantes, calmantes, astringentes, résolutives*, etc., comme les lotions et les fomentations.

11° *Les collyres.* — On désigne sous ce nom des préparations habituellement liquides, destinées à agir sur les yeux, tantôt pour bassiner ou lotionner les paupières, tantôt pour être versées, instillées tout à fait sur le globe de l'œil. On les compose avec l'*eau distillée de roses* ou l'infusion de ces fleurs dans l'eau de fontaine; avec l'*eau de plantain, de mélilot*.

12° *Les sinapismes* sont des espèces de cataplasmes, de bouillies qu'on prépare avec la *farine de moutarde noire,* pure ou mélangée avec du son ou mieux de la farine de lin, qui a l'avantage de donner du liant. On délaie les sinapismes avec de l'eau tiède, ou même avec de l'eau froide, jamais avec de l'eau bouillante, comme pour les cataplasmes ordinaires. Il faut bien se garder d'y ajouter du vinaigre, il diminue leur action au lieu de l'augmenter. — A défaut de moutarde, on peut remplacer les sinapismes par un cataplasme de farine de lin délayée avec du vinaigre bouillant; on peut encore le rendre plus actif en le saupoudrant de poivre.

Les sinapismes proprement dits, préparés avec la moutarde, sont généralement appliqués sur les extrémités des membres, et en particulier sur les jambes, où on les promène en dedans de la jarretière, aux mollets et aux coude-pieds. Ils ont pour effet d'irriter, de faire rougir la peau, et par suite d'éloigner l'irritation de la tête ou de la poitrine, de faire descendre le sang, comme on dit, ou bien de réveiller l'action nerveuse pervertie, engourdie, comme dans les convulsions, l'évanouissement, etc.

On doit surveiller avec soin les sinapismes à la moutarde pure. Leur action est variable suivant l'âge et les individus; mais, règle générale, on doit les enlever ou les changer de place aussitôt que le malade se plaint très-fort que cela le pique, disant qu'il ne peut plus y tenir, ou bien, dans le cas de perte de connaissance, lorsque la peau qu'ils recouvrent est devenue rouge.

L'oubli de ces précautions peut amener des accidents très-graves; un sinapisme, abandonné sur le même point pendant plusieurs heures, peut non-seulement faire des cloches à la peau comme un vésicatoire, mais il peut la détruire comme une brûlure profonde.

13° *Les ventouses.* — On applique les *ventouses* à l'aide d'un verre à boire, à bord droit, lisse et épais; on projette dans le fond un petit morceau de papier, ou un peu de coton, de filasse auxquels on a mis le feu, et aussitôt après, on renverse rapidement le verre sur la peau, en ayant soin que le bord porte de tous côtés. Les objets enflammés s'éteignent, s'étouffent, et par le fait du refroidissement de l'air échauffé et raréfié, il se fait un certain vide, de telle sorte que la peau *souffle,* s'élève et se gonfle, comme aspirée dans l'intérieur du verre. Quand la ventouse a produit un effet suffisant, on la fait tomber en pinçant ou pressant un peu la peau autour de l'ouverture du verre. Celui-ci se détache en même temps que l'air se précipite à l'intérieur et que la peau s'affaisse. Les ventouses ainsi appliquées peuvent être utiles dans les *douleurs*, les *points de côtés, etc.*

14° *Les vésicatoires* ou *emplâtres de mouches* sont des applications de *poudre de cantharides*, dont le but est de produire sur un point de la surface du corps une vessie remplie de sérosité. Quand on se borne à évacuer l'eau contenue dans la cloche, et à panser ensuite avec de la crème, du beurre frais ou du cérat, la surface ne tarde pas à guérir : on a alors les *vésicatoires volants*. Au contraire, on *entretient le vésicatoire*, on le *fait suppurer* en enlevant le lendemain ou le surlendemain de l'application la petite peau affaissée, et en pansant à vif avec la *pommade aux mouches*, ou mieux avec la *pommade au garou* ou au *sain-bois*. La pommade, comme le cérat, s'étend sur du papier brouillard, à papillottes, ou sur une feuille de lierre, de chou, de bette, et on met par-dessus une compresse et une bande.

Les vésicatoires volants s'appliquent sur tous les points du corps, tandis que les vésicatoires entretenus ou suppurants se placent de préférence dans certains lieux, ordinairement au bras, à la jambe, ou derrière le cou, à la nuque.

Le but qu'on se propose en appliquant un vésicatoire est de porter l'irritation au dehors en l'éloignant d'un organe central malade; ou d'établir un point de suppuration, une voie d'évacuation des humeurs nuisibles du corps.

— *Les cautères* ou *fontaines* se font avec la *pierre à*

cautère. On les établit ordinairement au bras ou à la jarretière. On les panse avec un pois rond, une boulette de cire, ou avec un pois d'iris.

15° *Les sangsues* s'appliquent à la surface du corps, pour sucer et extraire le sang accumulé sur un point, sur une partie engorgée ou correspondant à un organe intérieur enflammé.

La sangsue grise et verte, ou la *sangsue médicinale*, est seule bonne à employer; la sangsue noire ou *sangsue de cheval*, qu'on trouve communément dans les mares et les eaux bourbeuses et stagnantes, est tout à fait impropre, sans être nuisible et malfaisante, comme on le croit généralement.

Pour placer les sangsues, on lave avec soin la peau, on coupe et on rase les poils au besoin. La surface bien nettoyée, humectée, si l'on veut, avec un peu d'eau sucrée, on applique les sangsues à l'aide d'un petit verre renversé, d'une compresse de linge, ou mieux, lorsque cela se peut, avec une pomme tronquée et creusée. De temps en temps on soulève un peu la pomme pour s'assurer qu'elles mordent bien. Lorsqu'elles ont toutes pris, on se garde de les tirailler ou de les déranger. On les laisse se gorger et tomber d'elles-mêmes; si quelques-unes restent en place, quoiqu'elles soient bien pleines, on les fait lâcher prise en les touchant avec un grain de sel ou un peu de tabac.

Quand les sangsues sont tombées, on se hâte de laver les piqûres avec de l'eau tiède, pour les rendre bien saignantes, et on les recouvre d'un cataplasme de son chaud. Cette bouillie, qui remplit l'office d'une éponge, s'imprègne de sang. On la renouvelle plusieurs fois, et on en continue l'application plus ou moins longtemps, suivant la quantité de sang qu'on veut obtenir. Après avoir enlevé le cataplasme, si les piqûres continuent à saigner, comme cela arrive souvent chez les jeunes enfants, on les recouvre d'amadou, et au besoin de compresses serrées à l'aide d'une bande.

— A la suite de tous ces moyens extérieurs, nous n'avons mentionné ici les vésicatoires, les cautères et les sangsues, que pour indiquer la manière de les appliquer, de faire les pansements nécessaires. Nous ne les considérons pas, en effet, comme de petits moyens à la portée de tout le monde ; nous pensons, au contraire, que l'indication doit en être toujours établie par le médecin ; comme nous le dirons plus loin, ces médications actives sont malheureusement trop vulgaires ; on en abuse trop souvent en les appliquant légèrement et inconsidérément.

II.

DES MOYENS EMPLOYÉS A L'INTÉRIEUR.

Dans les indispositions comme dans les maladies, il est souvent indispensable de se mettre à la diète plus ou moins sévère, de se priver de nourriture, mais on ne peut se passer de boissons aqueuses ; elles sont en général très-utiles, non-seulement dans la fièvre pour éteindre la soif, mais encore pour délayer le sang et les humeurs, pousser aux sueurs et aux urines, et expulser par ces voies les divers principes de maladie.

Les boissons médicamenteuses sont nombreuses et variées; les unes portent le nom de *tisanes;* les autres conservent le nom commun de *boissons,* diversement qualifiées suivant leur mode d'action.

1° *Les tisanes* sont habituellement des boissons chaudes, qui se préparent avec les différentes parties des plantes médicinales.

On les obtient par *infusion*, par *décoction* ou par *macération.*

Les *infusions* se font, en général, avec les fleurs, les feuilles, les parties herbacées des plantes aromatiques, en particulier. On les obtient, comme le tilleul et le café, en plongeant les parties végétales, sèches ou vertes, dans l'eau bouillante, couvrant exactement, et laissant reposer loin du feu, pendant un temps plus ou moins long.

Les principales infusions sont : 1° calmantes (*infusions de tilleul, de feuilles d'oranger, de laurier palme*); 2° pectorales, adoucissantes (*infusions de quatre-fleurs, de mauve, de violette, de guimauve, de coquelicot*, ensemble ou séparément); 3° expectorantes, ou pour faire cracher (*infusions d'hysope, de lierre terrestre, de capillaire*); 4° sudorifiques, pour faire suer ou transpirer (en général toutes les infusions aqueuses, chaudes, et, en particulier, celles de *thé léger*, de *fleurs de sureau*); 5° diurétiques, ou pour faire uriner (*infusions de pariétaire, de fleurs de bourrache*, etc.); 6° stimulantes (*café, thé; menthes ou baumes, herbe au chat*, etc.); 7° amères, toniques (*chicorée sauvage, petite centaurée*, etc.).

— Les *décoctions* sont des tisanes qui se préparent

avec les parties dures des plantes, dont on ne peut extraire les principes que par une cuisson prolongée, telles sont les graines, les fruits, les tiges ligneuses, les racines, etc. A cet effet, on fait bouillir au feu pendant un temps plus ou moins long.

Les principales décoctions sont : 1° adoucissantes, pectorales (*orge entier ou perlé, avoine ou gruau, racine de guimauve blanche*, etc.); 2° délayantes (*chiendent, réglisse*); 3° rafraîchissantes, acidules (*décoction de pommes de reinette*); 4° astringentes ou resserrantes (*tisane de riz*); 5° relâchantes (*décoction de pruneaux*). — Toutes les tisanes s'édulcorent avec la réglisse, le miel ou le sucre.

— Les *macérations* se font à froid, en laissant dans l'eau durant plusieurs jours les substances végétales, jusqu'à ce qu'elles se soient déchargées de leurs principes (*macération de baies de genièvre*).

2° *Les boissons proprement dites* sont : 1° l'*eau pure* et l'*eau panée;* 2° l'*eau mousseuse* ou l'*eau de Seltz,* qu'on peut composer soi-même ; 3° l'*eau ferrée ;* 4° les *boissons acidules,* préparées avec l'eau à laquelle on ajoute un peu de bon vinaigre, du suc ou des confitures de *groseilles,* etc.; 5° les *limonades*, qui se font avec l'*orange* ou le *citron*, qu'on pèle comme une pomme et qu'on coupe ensuite par rondelles, sur lesquelles on verse un litre d'eau bouillante ; en édulcorant on frotte les morceaux de sucre sur l'écorce, pour donner du parfum et du goût; 6° l'*eau gommée;* 7° l'*eau vineuse;* 8° l'*eau miellée.* — La plupart de ces boissons peuvent se préparer en un instant en ajoutant à l'eau les différents sirops de gomme, de groseilles, d'oranger, etc.

Les sucs d'herbes se font avec la *chicorée*, la *laitue*, le *cresson*, le *cerfeuil*, le *persil*, etc. Sur ces plantes, fraîches et pilées, on verse une certaine quantité d'eau, et on en extrait le suc par expression dans un linge. Les sucs d'herbes se donnent comme rafraîchissants aux personnes qui n'ont pas d'appétit, ou à celles qui ont des embarras de bile, qui ont la jaunisse.

Les bouillons médicamenteux se préparent au gras ou au maigre : les premiers avec le jarret de veau (*bouillon de veau*) ; les seconds avec l'*oseille*, le *persil*, le *poireau* et le *cerfeuil* (*bouillon aux herbes*); on y ajoute un peu de sel et de beurre. Ces bouillons sont laxatifs; on s'en sert habituellement pour aider à l'effet des purgatifs ou médecines.

II.

Du repos.

Quand on est indisposé, la première condition de traitement est le *repos*. Le repos est chose facile pour les gens oisifs, qui ne cherchent que leur bien-être, sans s'inquiéter du lendemain. Il n'en est pas de même de ceux qui sont voués à des professions actives. Emportés chaque jour au milieu de leurs nombreuses occupations, ils ont beaucoup de peine à se soustraire aux exigences de leur position et à prendre le repos qui est si nécessaire à l'entretien de leur santé. Quant à l'ouvrier, qui vit au jour le jour, lui et sa famille, il lui est encore plus difficile de se reposer pour une simple indisposition ; s'il arrête son travail, plus d'argent, plus de pain. Il ne cède le plus souvent qu'à la force du mal ; il va tant qu'il peut du lundi au samedi ; le dimanche devient pour lui un jour de repos providentiel pour se guérir des fatigues et des malaises de la semaine. Heureusement, doué d'une bonne constitution, il se remet promptement. Malheur à ceux qui, au lieu de profiter du repos salutaire du dimanche, vont accroître leurs fatigues et se créer des infirmités pour leur vie dans les divertissements funestes et les orgies souvent prolongées jusqu'au lundi !

III.

De la diète.

Avec le repos, la *diète* est nécessaire, sinon la diète absolue, au moins la diète partielle. Quand on ne dépense pas, quand on ne travaille pas, on n'a pas besoin de prendre autant de nourriture ; c'est une croyance généralement reçue : aussi les malades s'y soumettent eux-mêmes volontiers, n'écoutant que leur instinct ou le défaut d'appétit. S'ils font infraction à cette règle salutaire, c'est le plus souvent parce qu'ils cèdent aux conseils des commères, d'une foule de gens ignorants, communs surtout dans les campagnes. Ces mauvais conseillers prêchent que la diète tue, qu'il faut manger tout de même et quand même.

La *demi-diète,* qui est plus particulièrement réclamée par les indispositions, consiste dans l'usage exclusif des boissons, des bouillons et des soupes, des bouillies féculentes, des fruits cuits, etc., tous aliments simples, plus ou moins liquides, et d'une facile digestion.

CHAPITRE II.

DES SOINS QUE RÉCLAMENT, EN PARTICULIER, LES DIVERSES INDISPOSITIONS ET LES PETITS ACCIDENTS.

I.

Des indispositions ou dérangements légers de la santé, qui surviennent spontanément par le fait d'une cause qui est au dedans de nous.

I.

INDISPOSITIONS QUI CONSISTENT DANS UN ÉTAT DE MALAISE OU DE SOUFFRANCE GÉNÉRALE.

1° *État de malaise de ceux qui sont gênés par le sang.*

Cet état se traduit par la rougeur de la face, la chaleur douce et humide de la peau, le mal de tête avec étourdissement et éblouissement, la largeur et la force du pouls.

Lorsqu'on est gêné par le sang, il faut se mettre à l'usage des boissons aqueuses, délayantes et adoucissantes, tisanes de réglisse, de chiendent miellées et nitrées (on met une pincée de sel de nitre dans chaque tasse), tisanes d'orge, de gruau coupées par moitié avec le lait d'amandes, eau panée, etc. Il faut diminuer les aliments, et insister sur ceux qui nourrissent le moins, tels que les œufs frais, les viandes blanches, les légumes sucrés non farineux, et non venteux, etc.; se priver de toutes sortes de liqueurs fortes ou excitantes, vin, eau-de-vie, café, etc. Les bains de pieds simples ou additionnés de cendre, de vinaigre, de sel, de moutarde, sont aussi très-utiles aux personnes sanguines.

Si ces moyens n'empêchent pas le retour des bouffées de chaleur à la face avec étourdissement, il y a lieu de consulter un médecin.

2° *Des pâles couleurs, ou malaises des personnes qui ont le sang clair et pâle.*

Les hommes et les femmes sont exposés à ces accidents à la suite d'une longue privation de lumière, d'aliments nourrissants, et de pertes de sang abondantes. Les jeunes filles surtout y sont sujettes depuis l'âge de douze à quatorze ans jusqu'à celui de dix-huit à vingt; c'est particulièrement à elles qu'on attribue les *pâles couleurs.* Cet état s'accompagne d'un grand nombre de troubles, tels que vertiges, maux de tête, palpitations, maux d'estomac, vomissements, constipation, anéantissement, langueur générale. Il réclame des soins et un régime particulier : aliments gras, succulents, viandes noires (bœuf ou mouton), rôties, grillées, ou au moins simplement apprêtées. Eau ferrée, rougie, pour boisson.

On ne peut trop combattre l'abus que font les jeunes filles des mauvais aliments, tels que les crudités, les fruits à demi-mûrs, les mets vinaigrés, salés et épicés, etc.

Il est souvent indispensable de consulter, lorsque les accidents sont plus marqués; un traitement plus actif ne peut être dirigé que par un médecin.

3° *Indispositions des personnes lymphatiques, ou gênées par les humeurs.*

Il s'agit ici des sujets qui ont le teint pâle, les chairs molles et flasques, quelquefois comme bouffies, qui sont exposés aux engorgements de glandes, particulièrement sous la gorge, et pour lesquels on craint les *scrofules* ou *écrouelles*.

Ces individus ont souvent de la toux, du dérangement de corps, des maux d'yeux, des écoulements d'oreilles, etc. Ils sont peu résistants, sujets aux engelures, aux maladies de peau; chez eux, les moindres coupures ou écorchures s'enveniment et sont longues à guérir.

Il faut combattre ces mauvaises dispositions par un bon régime alimentaire, composé surtout de viandes saines. Peu de laitage; de l'eau rougie pour boisson. On essaie de fortifier les personnes de ce tempérament par l'exercice ou le travail au grand air, les bains frais ou bains de rivière, les frictions stimulantes sur tout le corps.

4° *État d'indisposition des personnes gênées par la bile, ou qui ont un embarras du ventre.*

Les individus bilieux sont plus exposés que d'autres à cet état de malaise, dont les caractères sont les suivants : Peau sèche et brûlante, teint jaune, mal de tête; pas d'appétit, bouche amère et pâteuse (goût de bile), langue blanche et large, mal de cœur ou coliques; constipation; urines rouges, chargées.

Dans ce cas, au repos et à la diète, il faut ajouter

les boissons rafraîchissantes, comme la limonade, la solution de sirop de groseilles; des tisanes ou bouillons laxatifs, la tisane de pruneaux, les bouillons de veau, aux choux verts ou à l'oseille, les sucs d'herbes. Si ces moyens sont insuffisants, il faut consulter le médecin.

5° *État de souffrance des personnes nerveuses.*

Il est un autre état qui fait beaucoup souffrir, et qui est heureusement moins grave qu'il n'est effrayant: c'est l'ensemble des troubles si pénibles que ressentent souvent les personnes nerveuses, les femmes en particulier. Rien de plus bizarre et de plus variable que ces accidents; ils courent d'un point du corps à l'autre, de la tête à la poitrine, de la poitrine au ventre; ce sont des vertiges, des éblouissements, des maux de tête, de violentes douleurs au front, à la face, des embarras de la langue, des serrements du gosier ou sentiment d'étranglement; des palpitations de cœur, de l'essoufflement, de l'oppression, des serrements de poitrine, des réveils en sursaut, comme si l'on étouffait; des vomissements, des douleurs d'estomac, des coliques avec gonflement du ventre par les vents; quelquefois de violentes douleurs dans les membres, des spasmes, des convulsions ou maux de nerfs, etc. Ces accidents sont communs surtout chez les jeunes filles.

Comment les prévenir, comment y remédier? C'est par les moyens suivants: Tisanes calmantes (tilleul, oranger, laurier-palme, anis, camomille); aliments légers et de facile digestion; pas d'excitants; bains généraux; frictions générales; exercice, distraction; repos absolu de l'esprit, surtout de l'imagination; éloigner tout ce qui peut troubler le moral. Dans un cas pressant, en attendant un homme de l'art, on peut donner quelques gouttes d'éther (10 à 20 gouttes) en plusieurs fois dans de l'eau sucrée.

6° *Des fièvres légères.*

1° Fièvres avec courbature.

Souvent, sans cause connue, ou après des travaux manuels pénibles, de longues veilles, une marche forcée, etc., on est pris de fièvre, avec un sentiment de brisement général des membres, de lassitude profonde, surtout dans la région des lombes ou des reins; on est anéanti; comme on le dit vulgairement, *on n'a ni force ni vertu*, on est sans volonté et sans courage. Dans ce cas, le repos au lit, un grand bain tiède, un peu de diète, des boissons rafraîchissantes, comme la limonade, l'eau panée aiguisée de vinaigre, quand il n'y a pas de chaleur et de toux; des boissons chaudes, stimulantes et sudorifiques, comme le tilleul, le thé léger, etc, quand on est disposé à transpirer, sont les moyens les plus propres à guérir. Ils sont faciles à pratiquer sans le secours du médecin; on a bien tort de négliger ces précautions, qui peuvent quelquefois préserver d'une grande maladie.

2° Fièvres d'accès simples.

Au printemps et à l'automne, dans les pays bas et humides, où existent des étangs ou des fossés d'eau stagnante, cette fièvre, à laquelle les médecins donnent le nom de *fièvre intermittente,* règne presque constamment sur le plus grand nombre des individus. Elle est essentiellement caractérisée par ses intervalles de repos, revenant, à la même heure ou à peu près, tous les jours, tous les deux jours ou de deux jours l'un (un jour bon entre deux mauvais), tous les trois jours, etc.—L'accès commence par un violent frisson ou tremblement, avec claquement de dents, puis vient la chaleur, puis la sueur; pendant ce temps, on est forcé de garder le lit. L'accès passé, le malade est guéri, il peut reprendre ses occupations; mais le retour continuel des mêmes accidents ne tarde pas à altérer profondément la santé; l'appétit se perd; on pâlit et on maigrit, et les forces s'en vont.

Les meilleurs moyens de prévenir les fièvres d'accès sont les suivants : éviter les refroidissements, sortir au milieu du jour plutôt que le soir et le matin; se vêtir chaudement; prendre une bonne nourriture; éviter tous les excès; boire des tisanes amères, de petite centaurée, de gentiane, coupées avec un peu de bon vin rouge. Si, malgré ces précautions, les accès se déclarent, il ne faut pas attendre trop longtemps sans appeler un médecin; autrement la fièvre deviendrait rebelle et difficile à guérir.

II.

INDISPOSITIONS OU SOUFFRANCES LOCALES, LIMITÉES A UNE PARTIE DU CORPS.

1° *Des maux de tête et de la migraine.*

Il y a bien des formes et des degrés de mal de tête, depuis une simple douleur qui porte sur le front, les yeux, derrière les oreilles, ou à la nuque, jusqu'aux violentes douleurs nerveuses, souvent limitées à un côté de la tête, comme la migraine.

La *migraine* est une indisposition, qui d'ordinaire dans les familles *suit le sang;* elle revient plus ou moins souvent, à des époques à peu près régulières; elle s'accompagne presque toujours de dérangement de l'estomac, de vomissement. C'est un état extrêmement pénible, qui force à suspendre le travail.

Les maux de tête légers n'empêchent pas de continuer ses occupations, si ce n'est les travaux d'intelligence et de cabinet. On les prévient et on y remédie en évitant les causes de fatigue physique et intellectuelle, les veilles surtout, la perte du sommeil, en vivant avec beaucoup de sobriété, avec des aliments sains, non excitants, en ne restant pas trop sédentaire, se promenant ou travaillant au grand air, en évitant de se tenir la tête nue à l'ardeur du soleil, ou de demeurer longtemps courbé ou penché la tête en bas. Cette précaution est surtout applicable aux personnes sanguines. En pareil cas, on se trouve bien des bains de pieds simples ou avec la moutarde, et on se tient le ventre libre à l'aide de bouillons laxatifs ou de lavements.

Quant à la migraine, lorsqu'elle est ancienne et héréditaire, c'est une maladie qu'il ne faut pas chercher à guérir, parce qu'il pourrait en résulter un plus grand mal. On peut éloigner les accès en prenant les précautions précédentes, et en particulier en surveillant et réglant les repas. Les écarts de régime, les troubles de digestion, sont des causes prédisposantes. Durant les accès, il faut se coucher, se mettre à une diète absolue ou à de simples bouillons, et prendre une tisane calmante (tilleul, oranger, etc.).

Lorsque les douleurs de tête sont prolongées et très-violentes, on a besoin de recourir à un traitement actif approprié.

2° *Des maux d'yeux.*

On s'inquiéte généralement et avec raison des maladies des yeux. C'est une croyance populaire que ces organes sont délicats et qu'il faut soigner les moindres accidents qui s'y font remarquer. La vue est un don si précieux !

Lorsque, sous l'influence d'un coup d'air ou de toute autre cause, les yeux deviennent rouges et enflammés, sensibles à la lumière, les paupières gonflées, les mouvements difficiles comme si on avait du gravier dans les yeux, il faut éviter de sortir au grand air et au grand jour, se laver avec un *collyre à l'eau de roses*. Chez une personne saine et bien portante, ces petits moyens suffisent habituellement.

On se tourmente à tort généralement de ces accidents, surtout lorsqu'on voit des *taches sanguines* (*ecchymoses*) à la surface de l'œil; on croit avoir un coup de sang sur les yeux. Mais il n'en est rien, il faudrait pour cela qu'il y eût étourdissement, tendance à la perte de connaissance.

Lorsque le clair de l'œil ou la *cornée transparente* est intacte, on ne doit pas s'inquiéter, mais aussitôt qu'on y aperçoit quelque petit nuage ou une teinte opaque, un petit boursouflement, quelquefois de petits creux, de petites fossettes, qu'on ne voit bien qu'en tournant l'œil de côté, il faut consulter sur-le-champ un médecin et un médecin expérimenté; car on ne manque pas de charlatans qui se vantent de guérir les maladies des yeux : autant de malades, autant de dupes !

Les enfants et les personnes scrofuleuses sont surtout exposés aux maladies des yeux, aux diverses taches ou taies qui les obscurcissent. Dans ce cas, le médecin joindra au collyre approprié un traitement interne pour changer la constitution, qui est la cause première de tous ces accidents.

Lorsqu'on ne voit rien dans l'œil, la vue peut être fatiguée, ou trop courte, ou trop longue. Dans ces trois cas, on y remédie à l'aide des conserves, des lunettes de myope (*qui voit de près*) et des lunettes de presbyte (*qui voit de loin*).

3° *Des maux d'oreilles.*

Les affections des oreilles, souvent accompagnées de violentes douleurs, réclament en général un traitement actif. Lorsqu'elles sont légères, on peut y remédier en instillant dans le conduit de l'oreille du *baume tranquille*, de l'*huile d'olives*, en y injectant à l'aide d'une petite seringue de l'*eau de guimauve*, de *pavot*, etc. Aussitôt qu'on est sensible au bruit, il faut se boucher le trou de l'oreille avec une boulette de coton. La *surdité* ou *perte de l'ouïe* est souvent incurable ; on la diminue en renforçant les sons à l'aide d'un *cornet acoustique*, en forme de trompe.

4° *Des affections de la bouche. — Aphtes. — Muguet. — Fluxions ou maux de dents.*

Il est des personnes qui sont très-sujettes aux *aphtes*, petits ulcères grisâtres qui viennent sur la langue ou en dedans des joues et des lèvres, et qui gênent beaucoup pour manger. Ils sont souvent produits par l'usage de la pipe, de boissons ou aliments irritants, salés, épicés ou fumés, etc. On guérit ces aphtes en les touchant avec un petit pinceau trempé dans du *vinaigre très-fort*, du *jus de citron*, ou encore avec une *pierre d'alun*.

Le *muguet* est une exsudation blanchâtre par points ou par petites plaques, qui survient dans la bouche des enfants nouveau-nés, en particulier de ceux qui ne sont pas allaités, ou dont la nourrice a un lait insuffisant ou le bout de sein mal formé. Lorsque le muguet est léger, on le guérit facilement en touchant les parois de la bouche à l'aide d'un pinceau enduit d'un mélange de miel et de jus de citron ; s'il persiste ou devient plus grave, on est souvent forcé de donner une nourrice à l'enfant, lorsqu'il est élevé au biberon ou au petit pot, ou de changer de nourrice, si celle qu'il a est mauvaise. C'est au médecin à décider dans ces cas quel est le meilleur parti à prendre.

Les *fluxions* et les *maux de dents* sont généralement dus à des dents gâtées; il ne faut pas hésiter à se les faire arracher, lorsqu'elles sont très-cariées et font souvent souffrir. L'*eau-de-vie*, l'*essence de girofle*, la *créosote*, le *chloroforme*, calment quelquefois les douleurs. Ces derniers caustiques demandent à être employés avec une grande précaution, pour ne point brûler les lèvres et la bouche.

Pour la fluxion des joues, il faut employer des fomentations de fleurs de sureau, s'envelopper la joue avec du coton, prendre des bains de pieds, et se tenir chaudement.

5° *Des rhumes de cerveau.*

C'est une mauvaise chose que de chercher à guérir ou à supprimer les *rhumes de cerveau* aigus, qui reviennent à certaines époques régulières. Lorsqu'ils sont très-violents avec mal de tête, on se trouve bien d'un bain de pieds, de fumigations émollientes; on est rarement forcé de suspendre complétement son travail et de rester à la maison. Il faut cependant se ménager pendant le rhume de cerveau, parce que le plus souvent il est suivi de la toux; il descend dans la poitrine, comme on le dit.

6° *Des maux de gorge.*

Les *maux de gorge* simples avec difficulté pour avaler, avec ou sans enrouement, sont peu inquiétants.

chez les adultes. On les guérit en se couvrant bien la gorge avec du coton ou de la laine, en prenant des boissons chaudes et se gargarisant avec une décoction d'orge ou de pointes de ronces miellée.

Mais ils sont plus graves chez les enfants, surtout depuis un an jusqu'à six ans; il faut les soigner avec la plus grande attention, en particulier dans la saison froide. Aussitôt qu'on s'aperçoit qu'un enfant est enroué, qu'il a du mal à avaler, que sa toux est rauque ou changée, il faut redouter le *croup* et consulter aussitôt un médecin. Si la maladie survenait tout à coup au milieu de la nuit, et s'annonçait par un accès de *suffocation* avec la *toux croupale*, il faudrait tout de suite faire vomir avec le *sirop d'ipécacuanha* ou avec un *grain d'émétique* dans un demi-verre d'eau sucrée, par cuillerées d'enfant, de dix minutes en dix minutes, jusqu'à effet suffisant. On n'aurait rien de mieux à faire en l'absence du médecin ou en attendant son arrivée, lorsqu'il ne peut venir immédiatement.

7° *De la toux ou des rhumes de poitrine.*

Il faut prendre soin des rhumes, malgré le préjugé vulgaire, qui prétend *qu'un rhume négligé dure moins longtemps qu'un rhume soigné*. Cela veut dire tout simplement que d'ordinaire on a beau faire, la toux continue et dure son temps; de sèche qu'elle était d'abord, elle devient plus humide, on crache plus facilement: c'est *le rhume qui mûrit*, avant de s'en aller tout à fait. Si, dans la mauvaise saison, les individus robustes peuvent guérir un rhume tout en travaillant, tout en continuant leurs occupations, pour le plus grand nombre, ceux en particulier qui ont la poitrine délicate, les femmes, les enfants, les vieillards, les asthmatiques, etc., il y aurait danger et témérité à ne pas prendre toutes les précautions convenables. Pour ceux-ci, il n'y a pas loin du rhume à la pleurésie et à la fluxion de poitrine, maladies avec lesquelles on ne plaisante pas. Le *repos à la maison*, la *demi-diète*, les *bouillons de veau aux carottes et aux navets*, les *tisanes pectorales* et *adoucissantes, d'orge, d'avoine, de pas-d'âne, de violettes, de fleurs de guimauve*, etc., additionnées de *gomme* ou coupées avec *un peu de lait*, sont des moyens suffisants pour hâter la maturité des rhumes. En général, les rhumes prennent leur temps, comme nous venons de le dire ; cependant on réussit quelquefois à les supprimer, à les faire avorter à leur début. La recette est bien connue; elle jouit malheureusement d'une trop grande faveur, on en abuse trop souvent, dans les campagnes en particulier : c'est la *rôtie au vin*, ou simplement le *vin chaud*. Qu'un individu fort et bien portant, qui a un bon estomac, prenne au commencement d'un rhume une assez forte dose de *vin à la cannelle*, *sucré* et *très-chaud*, ou deux ou trois verres d'une *infusion chaude de thé*, *de fleurs de camomille* ou *de sureau*, additionnée *d'eau-de-vie ;* qu'il se couche aussitôt après, avec un supplément de couvertures, il ne tardera pas à être pris d'une transpiration abondante, et le lendemain matin le rhume sera guéri. Mais, pour que ce moyen puisse agir efficacement, il faut, nous le répétons, un sujet bien portant, exempt d'un tempérament exagéré, sanguin ou nerveux. Ajoutons qu'il ne réussit bien que chez les personnes sobres qui s'abstiennent de tous les excès.

8° *Des palpitations ou battements de cœur.*

Les *palpitations*, plus communes chez les femmes que chez les hommes, sont ordinairement nerveuses, lorsqu'elles surviennent avant l'âge de quarante ans. Pour les guérir, il faut prendre un exercice très-modéré, marcher à pas lents, s'abstenir de tous les violents efforts, prendre une nourriture douce et légère, porter des vêtements larges, et éviter tout ce qui peut gêner la circulation, les cravates trop serrées, les corsets, les jarretières, etc. Si, malgré ces moyens, les battements de cœur continuent, il faut recourir à des moyens plus actifs.

9° *Des maux d'estomac. — Fatigues. — Digestions pénibles.*

Rien de plus commun que ces accidents d'estomac, souvent si rebelles; mais il est moins difficile de les prévenir que de les guérir. Dans l'un et l'autre cas, on ne peut y parvenir qu'avec le secours de l'hygiène, à l'aide d'un régime alimentaire sévère et approprié; une nourriture saine et de facile digestion, essentiellement composée de bouillons et de potages gras, de viandes rôties ou simplement apprêtées. Laitage, œufs frais, légumes sucrés. Fruits cuits ou bien mûrs. Eau rougie, ou mieux, eau mousseuse (eau de Seltz) pour unique boisson aux repas. Être sobre de crudités, de fruits, de salades. Pas de ragoûts, de mets échauffants et irritants, de soupe au lard, de viande de porc salée ou fumée. Pas d'excitants (vin, café, eau-de-vie, liqueurs, etc.). Éviter la vie sédentaire, les préoccupations d'esprit. Exercice et travail en plein air. Repas bien réglés; repas du soir peu copieux. Telles sont les principales règles du régime qu'on doit suivre, lorsqu'on est affecté de dérangements de l'estomac.

Si, dans ces circonstances, on est pris de vomissements habituels, à jeun ou après les repas, la maladie est plus sérieuse; il faut sans retard consulter.

10° *Des dérangements du ventre. — Indigestion. — Coliques. — Diarrhée. — Constipation.*

La santé, le bien-être et la force des individus dépendent souvent de l'état des fonctions du ventre. On reconnaît les bonnes constitutions à la régularité avec laquelle s'accomplissent ces fonctions; c'est toujours la preuve qu'on se nourrit bien, qu'on tire bon profit des aliments que l'on prend. On doit aller à la garderobe tous les jours, une ou deux fois, ou au plus tard tous les deux jours, sans coliques, et sans être resserré ni relâché. Il est bon de prendre l'habitude de se débarrasser le ventre le matin; les digestions s'en font mieux pendant le jour, et on a en outre l'avantage de n'être pas dérangé dans ses occupations, qui souvent obligent à se retenir, ce qui est toujours une mauvaise chose.

Il y a *indigestion* toutes les fois que les aliments passent de l'estomac dans les intestins sans être digérés; il en résulte un certain nombre d'accidents, tels que coliques, vomissements, diarrhée, pâleur, défaillance, évanouissement, etc. L'indigestion provient d'aliments pris en trop grande quantité ou de mets lourds, indigestes. Sans invoquer la nature ou la quantité des aliments, elle peut être provoquée par un exercice trop fort, par une violente impression morale, par un bain de pieds simple ou avec la moutarde, un grand bain immédiatement après le repas. Lorsque les aliments pèsent longtemps sur l'estomac sans pouvoir passer, on y remédie en favorisant le vomissement avec de l'eau tiède ou à l'aide des doigts, introduits dans le gosier. Dans le cas où le ventre s'est débarrassé par en haut ou par en bas, il faut se coucher dans une chambre aérée, après avoir quitté ses vêtements, ceux surtout qui gênent la circulation du ventre, comme les corsets. La diète, le thé léger, le tilleul, l'eau de Seltz, suffisent pour remettre de l'indigestion. On prend de nouveaux aliments avec précaution; on commence par un bouillon, le bouillon gras de préférence.

Les *coliques* sont souvent dues à de mauvaises digestions; elles accompagnent habituellement la diarrhée et la constipation. On les apaise à l'aide de cataplasmes appliqués sur le ventre, et composés avec le son, la farine de graine de lin, délayés avec la décoction de guimauve, de tête de pavot, de feuilles de morelle, de jusquiame ou *hannebanne*. On joint à cela des infusions de tilleul, de feuilles d'oranger, de laurier-palme, de coquelicots, etc. Un bain peut aussi être très-utile. Enfin, on guérit les coliques en faisant cesser la diarrhée et la constipation.

La *diarrhée* simple peut être la suite d'une indigestion, ou être occasionnée par le froid des pieds, une impression morale vive, etc. On y remédie en se mettant à la diète, ou au moins en faisant des repas moins copieux, composés exclusivement d'aliments gras, bouillons et soupes en particulier. Eau rougie. Pas de fruits, de crudités, de melons, de cidre nouveau surtout. Si ces moyens ne suffisent pas, on boit de l'eau de riz gommée, et on s'administre des quarts de lavements (que l'on garde) avec de l'eau de son, dans laquelle on délaie un peu d'amidon, de manière à la blanchir comme du lait.

La *constipation* est un accident plus fréquent que la diarrhée; pour beaucoup de personnes, surtout dans les villes, dans la classe aisée, c'est un état habituel. Les habitudes sédentaires, les occupations de l'esprit, l'exercice continuel de l'imagination, chez les gens du monde une nourriture très-succulente, le pain de froment fabriqué avec la fleur blanche épurée, la négligence que l'on apporte à satisfaire les besoins dès qu'ils se font sentir, etc., etc., sont des causes auxquelles il est difficile de remédier. Aussi tous les moyens échouent le plus souvent; un seul réussit, c'est le lavement habituel, quotidien, qui devient indispensable au plus grand nombre. On possède aujourd'hui des instruments variés, portatifs, plus ou moins ingénieux, et dont il est facile de se servir soi-même. Dans les grandes villes, le *clysopompe* a désormais et nécessairement pris place parmi les meubles de toilette.

Les ouvriers, surtout dans les campagnes, sont au contraire rarement exposés à la constipation ; il faut en trouver la cause dans leurs conditions hygiéniques différentes, en particulier, l'exercice corporel plutôt qu'intellectuel, une nourriture moins animalisée, le pain plus grossier fabriqué avec les farines inférieures ou non épurées de froment, les farines d'orge ou de seigle, etc.

En l'absence de la seringue, à laquelle on se résigne encore bien difficilement dans les cas ordinaires, surtout parmi les ouvriers des campagnes, les bouillons de veau, de choux, d'oseille, la tisane d'orge miellée, le jus de pruneaux, le laitage, etc., peuvent, dans certains cas, diminuer la constipation.

11° *Accidents du côté des urines.*

Aussitôt que le besoin d'uriner se fait sentir, après un intervalle de temps assez long, lorsqu'on sent que la vessie doit être pleine, il faut le satisfaire sans délai. Cette recommandation s'adresse particulièrement aux hommes de bureau, qui s'absentent difficilement, qui négligent de le faire, aimant mieux se retenir jusqu'au moment où ils seront libres. Ces habitudes sont mauvaises ; elles peuvent amener des rétentions d'urine, ou autres affections graves de la vessie.

Lorsqu'on est échauffé, qu'on a des ardeurs d'urine, il faut prendre des boissons adoucissantes, comme la décoction d'orge simple ou coupée avec du lait d'amandes et additionnée d'un peu de sel de nitre. Prendre un bain ou un demi-bain et se mettre à un régime adoucissant.

12° *Des douleurs de rhumatisme.*

Il n'est pas facile de guérir les *douleurs de rhumatisme*, lorsqu'elles sont périodiques, anciennes et surtout héréditaires. Il faut avant tout se prémunir contre le froid humide en portant des gilets de flanelle. Les fumigations aromatiques ou avec les herbes fortes, les frictions avec l'eau-de-vie camphrée, les cataplasmes de farine de graine de lin délayés avec la décoction de morelle et de tête de pavot, etc., sont des moyens propres à hâter la disparition des douleurs et à en prévenir le retour.

13° *Des éruptions de peau.*

La peau est le siége d'éruptions de nature très-diverse se présentant sous la forme de rougeurs plus ou moins étendues, de boutons, de pustules, de petites vessies, de croûtes, etc. Parmi ces nombreuses affections, il en est de graves, accompagnées de fièvre, comme la *variole* et la *scarlatine*. Les autres ne sont pas aussi dangereuses, mais elles sont souvent incommodes et rebelles; elles réclament des soins particuliers. Les troisièmes enfin sont peu importantes et se guérissent d'elles-mêmes. Les premiers soins que réclament les éruptions des deux derniers genres ordinairement accompagnées de démangeaisons, se réduisent en général à une grande propreté, à des lotions émollientes ou avec de l'eau de savon, à des bains, des tisanes dépuratives (*de douce-amère, de pensée sauvage, de parelle, de fumeterre*). Il faut se défier de toutes les pommades que débitent les charlatans, de ces eaux merveilleuses qui font passer du premier coup les boutons à la face, les taches de rousseur, etc.; toutes ces recettes sont au moins inutiles, sinon nuisibles.

Disons un mot en particulier de la *gale* et des *croûtes à la face des enfants.*

La *gale* est une maladie de peau occasionnée par un insecte invisible à l'œil nu, qui s'insinue sous l'épiderme et produit une petite élevure dont la pointe contient un peu de sérosité et qui est le siége d'une démangeaison insupportable. Cette affection se gagne par le contact avec la peau ou les vêtements, mais c'est surtout en couchant avec les individus malades qu'on est le plus exposé à la contracter. On reconnaît la gale aux petites vessies placées aux mains entre les doigts, au niveau de leur jonction, au poignet, au coude en dedans du bras, du côté de la saignée. Si l'on s'aperçoit de cette éruption et de la démangeaison, après avoir couché avec quelqu'un que l'on connaît peu, ou que l'on sait malpropre et peu soigneux, il n'y a pas de doute sur la nature du mal, il faut immédiatement aller prendre un bain chaud et se laver tout le corps avec de l'eau de savon; on va ensuite demander un bon traitement à un médecin, plutôt que de se frotter le corps avec telle ou telle pommade de commère, mauvaise ou mal employée. Dans les familles nombreuses, lorsque l'un des membres est affecté, il faut se hâter de le mettre en traitement et de le séquestrer de manière à ce qu'il ne puisse transmettre la maladie. Ne jamais oublier les soins de propreté, refuser de coucher avec des individus qu'on suspecte et qu'on ne connaît pas, comme le font souvent les ouvriers dans les gargottes ou les logements garnis, mener une conduite irréprochable : tels sont les moyens à peu près infaillibles pour se préserver de la gale, dont on se cache et dont on a honte, parce que c'est la maladie des *gens crapuleux*.

Les *croûtes à la face* (*gourmes*, *riffle*, etc.) sont fréquentes chez les jeunes enfants, particulièrement autour des lèvres et sur les joues. Elles surviennent le plus souvent chez des sujets de bonne mine et bien portants, et c'est avec raison qu'on ne cherche pas à les guérir brusquement. Des lotions fréquentes, avec de l'eau de son ou de guimauve, avec l'eau de savon, après avoir détaché les croûtes à l'aide de cataplasmes, d'onctions avec de l'huile d'olives; des pansements fréquents avec du papier enduit de cérat, de grands bains, de légers purgatifs, une nourriture saine, de l'exercice au grand air : tel est tout le traitement de ces suintements croûteux.

Lorsqu'ils se développent à la tête, il faut couper les cheveux et traiter de la même manière sans se laisser effrayer par les engorgements de glandes autour du cou; ils sont, dans ce cas, la conséquence de l'éruption, et non l'indice des *écrouelles*.

Il ne faut pas confondre non plus ces croûtes du cuir chevelu avec la *teigne*, affection plus importante qui détruit les cheveux, et pour laquelle on doit réclamer les soins d'un médecin, plutôt que d'en confier la cure à des ignorants ou des *spéculateurs*, dont les procédés ne sont rien moins qu'infaillibles.

14° *Des vers intestinaux.*

Il y en a de plusieurs espèces : les uns sont ronds et gros comme des lombrics ou vers de terre ; ce sont les vers ordinaires, ou *ascarides lombricoïdes* ; les autres sont tout petits comme des pointes d'aiguilles : on les appelle *ascarides vermiculaires*. Les derniers, enfin, sont extrêmement longs (de plusieurs mètres de longueur), formés d'anneaux, ou aplatis comme des rubans ; c'est, entre autres, le *ténia*, ou *ver solitaire*.

On reconnaît la présence des *vers*, ou *gros ascarides*, si communs chez les enfants, aux signes suivants : la pâleur terne de la figure, ou bien la teinte blanchâtre autour des lèvres, les yeux larges, cernés ; les démangeaisons au bout du nez ; la perte d'appétit ou les appétits bizarres, des coliques, des alternatives de constipation et de diarrhée ; enfin l'expulsion par les selles ou par la bouche d'un ou plusieurs vers. — On les détruit en faisant avaler le matin, à jeun, deux ou trois jours de suite, 4 à 6 grammes de *mousse de Corse* ou de *semen-contra* (*herbe aux vers*) infusés dans une tasse de lait.

Les *petits ascarides* se logent ordinairement à la partie inférieure du gros intestin, au-dessus de l'anus ;

ils occasionnent une démangeaison, un agacement considérables, qui empêchent les enfants de dormir, et tourmentent les grandes personnes elles-mêmes qui y sont sujettes. On s'en débarrasse en prenant à l'intérieur de l'*herbe aux vers*, et en s'administrant des quarts de lavement avec de l'infusion d'*absinthe*.

Quant au *ver solitaire*, on rencontre beaucoup de personnes qui croient l'avoir, mais elles ne peuvent en être certaines que lorsqu'elles en ont rendu des portions plus ou moins considérables. En pareil cas, au lieu de se frapper l'imagination et d'ajouter foi à tout ce qu'on débite sur les pernicieux effets de ce ver, il faut s'adresser à un homme de l'art.

II.

Des accidents ou lésions extérieures peu graves produites ordinairement par une cause en dehors de nous.

I.

BLESSURES OU VIOLENCES EXTÉRIEURES.

Les *coupures*, les *égratignures*, les *écorchures*, etc., sont des plaies simples et légères auxquelles les ouvriers adonnés aux travaux manuels sont particulièrement exposés. Ces petits accidents, dont les doigts sont habituellement le siége, guérissent promptement; ils ne réclament d'autre pansement qu'un *morceau de taffetas d'Angleterre*, une *bandelette de diachylon*, ou une petite bande de toile roulée par-dessus un petit fragment de linge, enduit de cérat, de crème ou de beurre frais. A la place du linge, qui est exposé à se coller sur la plaie, il vaut mieux employer un peu de *papier à papillottes*, ou à son défaut, une feuille lisse et souple d'une plante saine que l'on connaît, sans vouloir se servir à tout prix d'une feuille de *toute-bonne*, de *joubarbe*, etc.

Laver avec soin ces plaies pour les débarrasser du sable, de la terre qu'elles peuvent contenir; étancher le sang doucement, au lieu de serrer, de presser outre mesure pour le faire couler; éviter toute autre application que celle dont nous venons de parler; employer, avant tout, un pansement propre et simple : tels sont les meilleurs moyens de guérir rapidement ces légères blessures.

Les *piqures*, les *morsures*, etc., guérissent moins promptement, en raison des circonstances qui peuvent les compliquer, une épine, une pointe d'aiguille restées dans la plaie, ou bien de la bave d'animaux en colère, enragés ou venimeux. Il faut donc, avant tout, dans ces cas, s'occuper d'enlever les corps étrangers, de laver les morsures, de les presser et de les faire saigner; et, au besoin, de les cautériser, comme nous le verrons bientôt en parlant des virus et des venins.

Les étudiants en médecine sont exposés à se piquer les doigts en disséquant des cadavres, souvent dans un état de putréfaction avancée. Lorsqu'ils s'en aperçoivent, ils doivent aussitôt se laver, et ensuite se presser, se sucer le doigt pour extraire le sang, et enlever avec lui tout principe étranger malfaisant.

Les *contusions*, *meurtrissures*, *pinçures*, etc., produites par des coups, des chutes, etc., se traduisent par un certain gonflement, accompagné d'une noirceur bleuâtre ou jaunâtre, occasionnée par du sang extravasé sous la peau, du *sang tué*, comme l'on dit vulgairement. Pour guérir les contusions, on peut les recouvrir immédiatement de persil, d'ache, ou de cerfeuil pilés, d'une compresse imbibée d'eau légèrement salée ou additionnée d'un peu d'eau-de-vie; mais rien ne vaut mieux que des fomentations avec l'*eau blanche* qu'on se procure chez un pharmacien.

Les *entorses*, qui surviennent aux jointures dans les mouvements *forcés* ou *faux*, sont des accidents généralement graves, très-longs à guérir, quand on ne recourt pas tout de suite aux moyens suivants :

Plonger immédiatement le membre affecté dans l'eau froide ; continuer cet effet sans interruption, en l'enveloppant de compresses imprégnées d'*eau blanche* ou d'eau simple, tenues constamment fraîches et humides ; ou mieux, établir sur la partie lésée *un filet continu d'eau fraîche*, comme nous l'avons dit en parlant des *irrigations*. (Voyez page 326.) Ces irrigations sont entretenues pendant deux à trois jours, jusqu'à ce que la chaleur du membre ait diminué, et surtout que les mouvements puissent s'exécuter sans douleur.

Ce moyen est *souverain*, presque infaillible ; on ne saurait trop le vulgariser. Mais pour réussir, il faut qu'il soit bien exécuté ; il ne faut pas attendre pour appliquer l'eau froide que l'inflammation et le gonflement soient venus, car on n'a plus alors les mêmes chances du succès. Il ne faut pas non plus que le traitement soit interrompu, se borner, comme on le fait d'ordinaire, à se plonger quelques instants dans un sceau d'eau fraîche.

Les personnes qui toussent, dont la poitrine est malade, les femmes, dans certaines circonstances particulières, doivent éviter de se servir du moyen que nous venons d'indiquer.

II.

AFFECTIONS OU LÉSIONS EXTÉRIEURES DIVERSES.

Les *cors aux pieds, oignons, durillons, œils de perdrix*, etc., sont dus à des chaussures mal faites, trop larges ou trop étroites ; ils gênent considérablement la marche, et, une fois développés, il est bien difficile de les faire disparaître radicalement. L'important est d'empêcher qu'ils ne gênent; on y arrive aisément en prenant souvent des bains de pieds chauds pour les ramollir, et en les coupant ensuite avec un canif ou des ciseaux, avec précaution, couche par couche, ou mieux, quand on le peut, en les détachant, les *énuclant* avec les ongles, de manière à les enlever d'une seule pièce et en entier. Quand ils se sont reproduits, on recommence la même opération ; c'est une nécessité comme celle de se couper les ongles.

L'*ongle entré dans les chairs* est une lésion qui gêne beaucoup la marche. On y remédie en retranchant avec de forts ciseaux toute la portion latérale de l'ongle, qui tend toujours à s'insinuer sous le rebord formé en dedans par la pulpe du gros orteil.

Les *clous* ou *furoncles*, contrairement à la plupart des affections dont il est question ici, surviennent spontanément sous l'influence d'une cause ou disposition qui est au dedans de nous. On les regarde habituellement et avec raison comme favorables. Ils n'en sont pas moins fort incommodes, surtout dans certaines régions, comme le siége. On les *fait mûrir*, on facilite la sortie du *bourbillon* en les recouvrant de *cataplasmes*, *d'emplâtres de diachylon* ou *d'onguent de la mère*. Quand ils sont très-volumineux et longs à mûrir, il ne faut pas hésiter à les faire ouvrir. Lorsqu'on a des clous, il est quelquefois utile de se purger.

La *tourniole* et le *panaris* ne sont que deux degrés de la même affection, l'une légère, superficielle, limitée à la peau qui entoure l'ongle, l'autre située à l'extrémité du doigt, à une profondeur plus ou moins considérable. Si la tourniole peut se traiter et se guérir facilement par des cataplasmes, des pansements simples, on ne peut en dire autant du panaris. Aussitôt qu'on est averti de la gravité du mal, par la chaleur du doigt et les élancements douloureux qu'on y ressent profondément, il n'y a pas à hésiter un seul instant, et à attendre que cela mûrisse; au lieu de se passer de sommeil et de s'exposer à des suites très-graves, il faut s'armer de courage et aller trouver un chirurgien qui fera une incision salutaire, non pas sans faire mal, mais en un clin d'œil, et l'on sera bientôt guéri.

Les *gerçures* ou *crevasses* surviennent pendant l'hiver aux lèvres et surtout aux mains; au bout de sein chez les femmes qui allaitent. On guérit les premières en se graissant avec des pommades adoucissantes, avec du suif, en évitant d'aller au grand air et au vent, de s'attendrir les lèvres avec des *cache-nez*, en portant des demi-gants ou des *mitaines*, en évitant de se laver ou de se mettre trop souvent les mains dans l'eau.

Quant aux gerçures du mamelon ou du bout de sein, si communes chez les nourrices, nous avons dit en parlant de l'allaitement les soins qu'elles réclament. (Voyez page 303.)

Les *engelures* s'observent ordinairement chez les individus lymphatiques qui ont les chairs molles, les joues plaquées de rouge, les mains toujours froides et violacées, surtout en hiver ; elles sont plus fréquentes aux mains qu'aux pieds, plus communes chez les femmes que chez les hommes, chez les jeunes gens que chez les personnes qui sont âgées de plus de trente ans. Les engelures se déclarent durant toute la saison froide, mais particulièrement au commencement de l'hiver, et chaque fois qu'il survient un dégel subit. Il est difficile de les guérir lorsqu'elles sont développées et que la mauvaise saison est avancée ; on se borne à des onctions, à des fumigations adoucissantes et émolientes, à éviter autant que possible l'action trop vive et immédiate du feu ou de l'air froid. Ce qu'on doit s'efforcer d'obtenir par ces petits soins, c'est qu'elles ne s'ulcèrent pas, ne *se mettent pas au vif;* elles sont alors plus incommodes, très-longues à guérir ; on est forcé de les panser avec du cérat, comme des plaies.

On doit surtout chercher à prévenir les engelures; on y parvient souvent, en conseillant avant leur apparition, un mois ou six semaines avant les premiers froids, l'emploi des moyens suivants :

Se laver les mains tous les jours, une fois au moins, dans de l'*eau alunée* (4 grammes d'alun pour un verre), ou mieux dans de l'eau aiguisée avec un peu d'*acide sulfurique* ou d'*acide muriatique* (20 à 30 grammes d'acide pour 1 litre d'eau).

La *gelure* est l'état d'une partie du corps engourdie par un froid intense, et plus ou moins gelée. Cet accident peut survenir dans les hivers très-rudes, aux oreilles, au nez, aux mains et aux pieds, en particulier sur des individus qui restent immobiles et inactifs, couchés sur le sol, comme les ivrognes, par exemple, qui, le long d'un chemin, tombent sur la glace ou dans la neige.

Pour ranimer un membre ou une partie gelée, il faut bien se garder de les réchauffer devant le feu, vivement et brusquement, de faire passer de l'air froid du dehors dans un appartement très-chaud. Il en est en pareil cas des hommes et des animaux comme des plantes; cette transition, ce passage subit les tuerait en désorganisant les parties compromises. Il faut transporter l'individu affecté dans une chambre où il ne fait ni chaud ni froid, faire plonger les parties gelées dans de l'eau froide, ou les envelopper avec des linges imbibés d'eau froide. Elles dégèlent ainsi tout doucement; la circulation du sang, et par suite la chaleur naturelle s'y rétablissent. Dans le cas où une partie étendue du corps aurait subi l'action du froid, il faudrait un traitement actif approprié.

Les *brûlures* sont produites par le feu, par de l'eau ou autres liquides bouillants, par certaines substances, comme l'*huile de vitriol*, l'*eau forte*, etc.

On traite les brûlures légères en faisant immédiatement des applications d'*eau blanche* ou simplement d'eau froide. Ces fomentations, continuées sans interruption, préviennent l'inflammation; et par suite accélèrent la guérison. On peut aussi couvrir la brûlure de *ouate*, d'une couche épaisse de *gelée* ou *confitures de groseilles*, de *râpure de pommes de terre;* ou mieux encore on peut se servir de linges imbibés d'*eau de chaux, mélangée avec moitié huile d'olives ou d'amandes douces*. On devra toujours recourir à ces moyens simples plutôt que d'employer, sur l'avis de tel ou tel, des recettes dont on ne connaît pas la valeur.

III.

INTRODUCTION DE CORPS ÉTRANGERS.

L'*œil* est exposé à l'introduction de poussières répandues dans l'air, d'insectes, de petites mouches, qui viennent se heurter entre les paupières en voltigeant. On éprouve aussitôt une sensation très-pénible, on pleure, on clignotte sans pouvoir s'en empêcher; il semble qu'on en a dans l'œil gros comme le bout du doigt, tandis que c'est une petite parcelle presque invisible. Pour retirer ces corps étrangers, on se sert d'une petite lame ou d'un fluteau de papier roulé. On abaisse et on relève avec soin les paupières, en les attirant en dedans, puis en dehors, pendant qu'on tourne l'œil en sens contraire; on ne tarde pas à voir l'objet qui occasionne tant de trouble; on l'enlève avec la plus grande facilité avec la pointe du fluteau de papier, et sans crainte de blesser comme on pourrait le faire avec un corps dur, une tête d'épingle, par exemple.

Lorsque des corps étrangers s'insinuent dans l'épaisseur des enveloppes de l'œil, dans la partie claire ou la *cornée transparente* surtout, comme les *grains d'acier* chez les meuniers qui *piquent* la meule, il faut sans délai aller trouver un chirurgien; à l'aide d'un instrument convenable il enlèvera cette parcelle métallique, qui amènerait bientôt de l'inflammation.

Les corps étrangers qui peuvent s'introduire dans l'oreille sont des objets arrondis et d'un petit volume, comme un *pois rond*, avec lequel un enfant s'amuserait, une petite épingle qui échapperait en se nettoyant le conduit, enfin des insectes vivants, tels que des *perce-oreilles*, des *punaises de lit*, une *petite sangsue*, etc. Dans le premier cas, il faut aussitôt se faire extraire les objets introduits par un médecin; dans le second, on ne doit pas s'effrayer de la sensation pénible produite par les mouvements de l'insecte au fond du conduit, par la pensée qu'il va percer quelque chose et pénétrer dans le crâne. Cette pénétration n'est pas possible, et les insectes dont nous parlons, surpris de se trouver dans une *impasse*, rebrousseraient leur chemin plutôt que de percer la *membrane du tympan*, qui ferme exactement le fond du conduit et le sépare des cavités profondes de l'oreille. En tout cas, si, après s'être penché la tête de côté et avoir introduit un cure-oreille, qu'on promène en différents sens, l'insecte ne sort pas, on renverse la tête en sens contraire, et on se remplit le conduit avec de l'eau salée, ou, à défaut, avec de l'huile d'olives, de l'eau-de-vie, etc. L'animal cesse ses mouvements et ne tarde pas à périr; il peut dès lors être entraîné avec le liquide que l'on fait sortir ; sinon, on le fait extraire, comme tout autre corps étranger inerte.

Il n'est pas rare de voir des enfants s'introduire des corps étrangers dans le nez, tels que des *haricots*, etc. Lorsqu'on fait une application de sangsues à l'entrée des narines, l'une d'elles peut encore s'y introduire. Dans le premier cas, il ne faut pas perdre de temps pour faire extraire le haricot, parce que, pénétré d'humidité, il ne tarderait pas à se gonfler, et deviendrait par là même difficile à saisir et à attirer au dehors. Quant à la sangsue introduite, en aspirant de l'eau salée on la ferait lâcher prise, et en fermant ensuite la narine libre, et faisant un violent effort comme pour se moucher, on pourrait l'expulser au dehors; dans le cas où elle serait logée profondément, en reniflant, elle tomberait dans le gosier, et on la cracherait bien vite.

Les corps étrangers qui peuvent s'arrêter dans la *gorge* et l'*œsophage* sont le plus souvent des aliments avalés, par mégarde ou *goulûment* sans être broyés, comme des portions de fruits, ou même des fruits entiers, tels que des prunes, etc., des os, des arêtes de poisson. D'autres fois, les objets introduits sont des pièces de monnaie, etc. Que faire? Lorsque ce sont des aliments susceptibles d'être digérés ou d'un volume peu considérable, on cherche à les avaler en buvant beaucoup, en avalant du pain frais. Si cela ne peut passer, on va trouver un chirurgien, qui saura bien enfoncer les aliments dans l'estomac avec une éponge imprégnée d'huile, fixée au bout d'une baleine flexible. S'il s'agit d'une pièce de monnaie ou autre corps volumineux non digestible, il faut se hâter de prévenir un homme de l'art, car, dans ce cas, la compression exercée sur la trachée ou le conduit de l'air peut faire suffoquer.

Lorsque, en respirant, des corps étrangers viennent à passer dans les conduits de la respiration, le larynx et la trachée, on est pris immédiatement d'accidents horribles de suffocation. On peut s'en faire une idée par la gêne et le trouble occasionnés par une goutte de liquide qui va de *travers* en buvant, quand on s'*engoue*. Les corps solides introduits peuvent être des portions assez considérables d'aliments, un haricot, une petite pièce de monnaie, comme une pièce de cinquante centimes.

Dans ce cas, il n'y a pas de temps à perdre, il faut courir chez le chirurgien le plus voisin. Si les efforts de toux et d'expectoration sont insuffisants, l'ouverture de la trachée peut prévenir la suffocation.

IV.

DE QUELQUES LÉSIONS OU INFIRMITÉS GÉNÉRALEMENT INCURABLES ET PERMANENTES.

Des hernies ou descentes.

On reconnaît qu'on a une *descente*, lorsque, après un violent effort, on se trouve dans l'aîne une tumeur, une saillie molle, qui *force* au dehors quand on est debout et qu'on tousse, qui rentre au dedans et disparaît quand on est couché. Il ne faut pas temporiser en pareil cas; le seul moyen de prévenir de graves accidents est de porter un bandage approprié, après avoir pris l'avis d'un médecin.

Des varices ou veines rompues.

On désigne ainsi des veines, non pas *cassées*, mais *dilatées*, qui forment sous la peau, particulièrement aux jambes, aux jarrets, aux cuisses, des cordons, des paquets vasculaires plus ou moins engorgés et volumineux. Les varices sont incurables; elles gênent beaucoup la marche, et elles entretiennent souvent, surtout lorsqu'elles sont anciennes, des *ulcères* très-difficiles à guérir. Le meilleur moyen de prévenir les conséquences et les inconvénients des varices, c'est de porter de bonne heure des *bas lacés*, en coutil, et mieux, en peau de chien.

Des hémorrhoïdes.

Les *hémorrhoïdes* sont des pertes de sang par l'anus, communes chez les hommes sanguins, de quarante à cinquante ans; elles s'accompagnent souvent de tumeurs plus ou moins volumineuses, qui, venant à se gonfler et à s'enflammer de temps en temps, occasionnent beaucoup de gêne et de douleur, dans la marche et dans l'action de s'asseoir, en particulier.

Les hémorrhoïdes déjà anciennes, se montrant à des époques régulières, sont habituellement un bienfait de la nature, qui peut détourner un coup de sang, une apoplexie, etc. Il faut donc, en général, les respecter, ne pas chercher à les guérir. Les bains frais ou tièdes, les lotions, les cataplasmes, les lavements émollients ou huileux, les onctions avec l'*onguent populeum*, l'usage habituel de coussins ou de siéges bourrés, sont autant de moyens qui diminuent les douleurs et l'incommodité occasionnées par les tumeurs hémorrhoïdales.

DEUXIÈME DIVISION.

DES MALADIES.

DES SOINS QUE RÉCLAMENT LES MALADIES.

I.

Des soins au début des maladies.

1.

DES SIGNES AUXQUELS ON RECONNAIT QU'ON EST MALADE.

On reconnaît qu'on est malade lorsque les indispositions se prolongent, malgré la prudence et les petits moyens conseillés, lorsque la lésion ou l'accident survenu amène de grands désordres dans nos fonctions et est évidemment de nature grave. Enfin si, après plusieurs jours de malaises, tels que courbature, perte de l'appétit, langueur, quelquefois faiblesse générale, etc., on est pris d'un frisson ou tremblement violent, suivi d'une forte fièvre, avec mal de tête, délire, avec toux et point de côté, avec une grande sensibilité du ventre, avec des vomissements ou avec de la diarrhée, etc., on peut juger presque à coup sûr qu'on va faire une maladie, surtout s'il existe, dans la localité ou dans le voisinage, des affections épidémiques.

On s'aperçoit qu'*on a la fièvre* aux signes suivants : on est abattu, affaissé, on ne peut se tenir debout, on a la face rouge, les yeux sensibles à la lumière, l'ouïe fatiguée par le moindre bruit; toute la surface du corps est brûlante, sèche ou humide de sueur; enfin on a le souffle précipité, haletant, le pouls fréquent et vif; on est triste et inquiet.

Ces instructions paraissent au premier abord inutiles et insignifiantes, parce que, dit-on, quand on est malade, chacun sent bien son mal, notre instinct seul suffit pour nous avertir. Malheureusement il n'en est rien; quand nous sommes malades, tous, à commencer par le médecin lui-même, nous ne savons pas apprécier justement l'état dans lequel nous sommes, nous nous faisons presque toujours une complète illusion. On se croit fort et résistant; habituellement en bonne santé, on ne peut croire qu'on devienne malade; et, par une sorte d'amour-propre maladroit et bien mal placé, on résiste en plaisantant ceux qui, plus prudents que nous, n'attendent pas longtemps pour se soigner. Peine et bravade inutiles! il n'en faut pas moins céder et tomber humiliés. Vous n'êtes encore qu'à moitié de votre maladie, quand ceux que vous traitiez de poltrons et de mignards, sont lestes et guéris; à eux d'user à leur tour de représailles.

Combien d'individus, déjà malades, se forcent souvent pour prendre part à une fête, assister à quelque réjouissance; le lendemain, ils sont au lit, leur curiosité leur coûte cher, si elle ne leur est pas pernicieuse.

Rien de plus commun que de voir des ouvriers travailler avec la fièvre, ou, après s'être couchés bien malades la veille, se lever et sortir le lendemain, profitant d'une rémission trompeuse qui les ramène bientôt chez eux plus souffrants encore qu'ils n'étaient. La misère et le besoin commandent le travail, il est vrai, mais il faut bien céder à la maladie; vouloir gagner du temps en pareil cas, c'est toujours en perdre. Ajoutons que la témérité et l'imprudence ne sont pas partout aussi excusables; s'il est de bons travailleurs qui veulent braver la fièvre pour gagner le pain de leur famille, malheureusement il en est bien d'autres qui n'ont que des motifs de désordre et de fainéantise.

II.

QUAND ON EST MALADE, IL FAUT SANS RETARD SE METTRE AU LIT, A LA DIÈTE, ET AUX TISANES OU BOISSONS AQUEUSES.

Il faut donc prendre son parti quand on se sent malade, ne pas s'inquiéter et s'effrayer d'avance de la longueur et de la gravité du mal, mais au contraire espérer de s'en tirer promptement, à l'aide de sages précautions et de bons soins.

Il faut aussitôt rentrer à la maison et *se mettre au lit*. Si l'on tremble et qu'on ait froid, avant de se coucher, on fait bassiner ou repasser les draps avec un fer bien chaud, on se couvre convenablement et on se met aux pieds une bouteille d'eau ou une brique enveloppée de linge, à une chaleur douce et suffisante. On ne gagnerait rien à vouloir attendre, ramassé dans un coin de la cheminée et penché sur le feu; c'est le moyen d'augmenter le mal de tête et la fièvre. Pour se reposer parfaitement, il faut être couché.

En second lieu, il faut *se mettre à la diète*, remplacer les aliments solides par les *boissons aqueuses*. Quand on éprouve un malaise général par suite de la fièvre ou de l'ébranlement qui résulte de l'état de souffrance d'un organe ou d'une partie du corps, on ne doit pas manger; l'estomac et les intestins ont autant besoin de repos que nos membres. Prendre des aliments, surtout quand l'estomac lui-même est malade, c'est vouloir marcher avec une jambe cassée. Et puis, à quoi bon se nourrir? Ne consomme-t-on pas d'ordinaire en raison de son exercice, de son travail; on a donc moins besoin de réparer, puisqu'on ne dépense pas. Enfin, quand on est malade, on a dans le corps, dans le sang, des humeurs qui doivent être rejetées au dehors par le travail de certains de nos organes, par les sueurs et par les urines en particulier; il ne faut donc pas détourner l'action si importante de la peau et des reins, il faut au contraire la favoriser en prenant à la place d'aliments des tisanes et des boissons délayantes.

L'eau panée, les tisanes d'orge, d'avoine, de chiendent, de bourrache, de fleurs de violettes, etc., édulcorées avec le sucre, le miel ou la racine de réglisse, portent le nom de *boissons délayantes*, parce qu'on se propose en les prenant d'étendre, de délayer en quelque sorte les humeurs, et par suite, d'en adoucir l'effet, et surtout de les entraîner au dehors par les sueurs et les urines, que les boissons prises en abondance ont coutume d'exciter. Il ne faut donc pas craindre de boire beaucoup, de boire chaud quand on tousse ou qu'on est disposé à la moiteur, frais ou à la chaleur de l'appartement dans le cas contraire.

Mais si l'eau et les boissons aqueuses sont bonnes au début des maladies, les boissons excitantes sont très-mauvaises.

Quand un individu, dans les campagnes en particulier, vient à rentrer à la maison tout grelottant de fièvre, on n'a habituellement rien de plus pressé que de lui faire avaler une bonne *rôtie* ou une forte tasse de *vin chaud*. On veut ainsi le réchauffer et le fortifier. Nous avons indiqué (page 352) le cas exceptionnel où ce procédé pouvait être utile. Mais employé sans discernement, à tout instant, comme on le pratique, le vin chaud est un moyen détestable qui peut être suivi d'accidents très-graves. Provoquer des vomissements, des coliques, augmenter la fièvre et le mal de tête, donner du délire, sont les moindres effets qui peuvent résulter de l'administration de ce breuvage imprudent et banal.

III.

AU DÉBUT DES MALADIES, IL FAUT S'EMPRESSER D'APPELER UN MÉDECIN, PLUTÔT QUE DE SE LIVRER AUX REBOUTEURS, AFFRANCHISSEURS, CHARLATANS OU AUTRES PRÉTENDUS GUÉRISSEURS NON TITRÉS.

Pour soigner et guérir les maladies, il faut être médecin, c'est-à-dire avoir fait de longues et consciencieuses études sur l'organisation de l'homme, connaître les innombrables maladies dont il peut être affecté, avec leurs formes, leur marche, leur durée si variables. Dans la pratique de la médecine, comme dans l'application de l'hygiène, il faut tenir le plus grand compte des différences qui existent entre les individus, telles que les âges, les tempéraments, les constitutions, etc. La difficulté n'est pas tant de trouver le remède que de savoir l'employer, l'appliquer à propos, en temps et lieu. Pour guérir les maladies, il faut non-seulement être médecin instruit, il faut encore être honnête, consciencieux et dévoué.

Si le public voulait se donner la peine de réfléchir à toutes les qualités que possède un médecin sage et expérimenté, il saurait mieux l'apprécier; il n'irait pas si souvent compromettre sa santé en donnant sa confiance à des spéculateurs avides ou ignorants, tels que les jugeurs d'eau, les rebouteurs, les charlatans, etc.

Comment voulez-vous qu'un homme grossier et sans instruction, qui souvent même ne sait ni lire ni écrire, puisse connaître quelque chose à votre maladie par la seule inspection de vos urines? Il est bon d'examiner les urines des malades; mais seules, il est bien rare qu'elles renseignent suffisamment sur la nature d'une maladie, et encore ne juge-t-on jamais de leurs caractères à la simple vue; en tout cas, on a besoin d'une exploration plus compliquée, d'un examen complet du sujet.

Mais le jugeur d'eau s'inquiète peu de tout cela; il voit tout de suite votre affaire, c'est-à-dire qu'il vous épie, il tâche, sans que vous vous en doutiez, de saisir une de vos paroles pour le mettre sur la voie, lui dicter une réponse qui offre au moins une apparence de vérité, et qui vous étonne; d'un autre côté, il s'entend avec tel compère ou telle commère par lesquels vous avez été reçu à votre arrivée, et qui, tout en vous parlant indifféremment, se sont mis au courant de votre mal. On peut voir encore mieux que tout cela; j'ai connu pour mon compte un célèbre *jugeur* qui rendait encore ses oracles, quoiqu'il fût aveugle depuis plusieurs années, et âgé de plus de 80 ans. On n'en venait pas moins le consulter de plusieurs départements!

Que dire des *rebouteurs*, des *affranchisseurs*, auxquels

les ouvriers des campagnes accordent si souvent leur confiance? Qu'ils ne sont ni plus ni moins capables que les *jugeurs*. Pour bien remettre et maintenir en place un membre *démis* ou *cassé*, il faut connaître la composition du membre, la conformation des os et des jointures, la manière dont l'accident a pu se produire, etc. Sans cela, on agit en aveugle, comme les rebouteurs, qui font constamment la même manœuvre, tirent en tout cas dans le même sens, et ont toujours bien soin de reconnaître des *cassures*, des *déboîtements*, lors même qu'il n'en existe pas; dans ce cas, la cure est facile!

Si les *affranchisseurs* s'entendent à soigner les *bestiaux* malades, ce n'est pas une raison pour qu'ils soignent bien les hommes; les vétérinaires instruits savent que c'est chose très-différente, et ils ne sortent pas de leurs attributions.

Quant aux *charlatans*, marchands *d'orviétans*, et autres guérisseurs ambulants, qui vendent des remèdes bons pour tous les maux, qui guérissent le *cancer*, le *mal caduc*, etc., ce sont des industriels qui professent l'art de faire des dupes. Avis aux ignorants et aux gens crédules, qui, un jour de foire ou de marché, au chef-lieu de canton, se laissent prendre à l'air important, aux beaux discours du savant docteur, richement habillé et galonné, monté sur le devant de son carrosse. Cet homme *fait du vent* et vous *jette de la poudre aux yeux*, et pas autre chose.

Les *somnambules*, les *magnétiseurs*, sont aussi des spéculateurs qui profitent de phénomènes naturels pour faire du merveilleux, et se donner comme des *clairvoyants* et des *prophètes*. Leur but unique, c'est de gagner de l'argent; si la somnambule vous donne une ordonnance qui vous guérit, c'est qu'elle a derrière elle un médecin pour la formuler.

A ce propos disons, pour être juste et vrai, qu'il est dans la médecine, comme dans les corps les plus respectables, des hommes dégradés et indignes, qui abusent de leur titre, excités par l'ambition d'un faux nom et par l'appât du gain. Ces médecins trompeurs et charlatans sont malheureusement trop communs, surtout à Paris et dans les grandes villes. On lit malgré soi leurs éblouissantes affiches sur les murs des lieux fréquentés, et leurs réclames servent à garnir la dernière page des journaux ou feuilles publiques. Malheur à ceux qui se laissent prendre à la promesse engageante d'une consultation gratuite! Vous ne payez rien, en effet, dans le cabinet du docteur, mais attendez! On vous donne l'adresse d'un pharmacien qui seul peut vous composer la *fiole jaune* ou la *fiole rouge* qui sont indiquées sur l'ordonnance; c'est là que vous viderez votre bourse. Vous ne saviez pas que le médecin et l'apothicaire étaient deux compères, deux agents de la même industrie, dont ils partagent entre eux les bénéfices!

On prend scrupuleusement des remèdes qui coûtent si cher; un mois, deux mois se passent, pas de guérison; on a perdu son temps et son argent.

Si j'ai insisté ici si longuement sur la nécessité d'un discernement sévère dans le choix des hommes qui font profession, ou se vantent de guérir, ce n'est pas, à coup sûr, par un élan de *jalousie de métier*, mais au contraire avec la ferme conviction de l'utilité de ces conseils et dans le but de détruire le pernicieux aveuglement de tant d'individus qui ne savent pas voir où sont leurs véritables intérêts.

Concluons donc que lorsqu'on est malade, et surtout malade au lit, on doit s'adresser exclusivement à un médecin expérimenté auquel on apprendra ses dispositions, ses antécédents, si l'on n'est pas déjà connu de lui.

En second lieu, il faut appeler le médecin promptement, afin de ne pas laisser la maladie s'aggraver, en ne faisant rien quand il faudrait agir, ou en employant des remèdes nuisibles ou mal appliqués. Cette recommandation s'adresse surtout aux ouvriers des campagnes, qui sont habituellement d'une négligence inconcevable. A moins d'accidents subits et effrayants, ils attendent souvent jusqu'à la fin de leur journée, sinon jusqu'au dimanche ou un jour de fête, pour aller chercher le médecin. Si parmi leurs bestiaux, un cheval ou un bœuf tombent malades, ils laissent leur travail et courent en toute hâte chercher le vétérinaire, plus diligents pour leurs bêtes qu'ils ne le sont pour eux-mêmes.

Ce défaut de précautions provient ordinairement d'une économie mal entendue, et quelquefois d'un autre préjugé dont nous allons parler.

IV.

C'EST UN PRÉJUGÉ FAUX ET RIDICULE QUE LES MÉDICAMENTS GATENT LE CORPS OU ALTÈRENT LA CONSTITUTION.

Il est des gens qui redoutent le médecin et le pharmacien quand ils sont malades, parce que, disent-ils, les drogues *ruinent la santé*. Disons d'abord que ceux qui adressent ces reproches aux médecins, le font d'ordinaire lorsqu'ils se portent bien, lorsqu'ils n'ont pas besoin d'eux; mais aussitôt qu'ils se sentent malades, ils deviennent dociles, et ils sont les premiers à réclamer des remèdes. D'autres fois ce jugement défavorable vient d'une interprétation fausse, de ce que, chez certaines personnes maladives ou incurables, on attribue à l'effet des médicaments ce qui n'est que le résultat d'une constitution originairement mauvaise, ou d'un mal inguérissable; on les fait nuisibles, quand ils sont seulement inactifs ou insuffisants.

La preuve, dit-on souvent, que tel ou tel médicament *perd le corps*, c'est qu'il est un poison. Un poison! C'est vrai, mais à une certaine dose, et à ce prix-là, tous les meilleurs médicaments sont des poisons, le *sulfate de quinine* lui-même, ce *remède héroïque* dans les fièvres d'accès. On peut même aller plus loin, et dire que le vin et l'eau-de-vie sont des poisons; pour l'eau-de-vie, c'est incontestable, une certaine dose, un litre, par exemple, avalé en une seule fois, peut amener la mort.

Rien n'est donc plus faux que ce raisonnement. Toute la question en médecine se réduit à une dose convenable et à une bonne administration des remèdes.

V.

LES REMÈDES NE GATENT LE CORPS QUE LORSQU'ILS SONT MAL APPLIQUÉS. — DE L'ABUS DE LA SAIGNÉE, DES PURGATIFS ET DES VÉSICATOIRES.

Oui, les remèdes *gâtent le corps*, mais c'est lorsqu'ils sont inventés et ordonnés par les malades eux-mêmes ou des personnes inexpérimentées. Comme nous l'avons déjà dit, on est toujours mauvais médecin pour soi-même. Il est des individus mal portants, heureusement en petit nombre, qui ont la prétention de comprendre leur maladie, et d'arriver à se guérir en lisant des livres de médecine. Après avoir feuilleté le premier bouquin venu, ils se croient savants et *maîtres passés*. Mais laissez-les faire, ils ne tardent pas à ressentir les effets de leur science; incapables de comprendre ce qu'ils lisent, ils s'attribuent des maladies qu'ils n'ont pas, et ce sont toujours les plus graves. Semblables aux jeunes étudiants en médecine, au moindre malaise ils se croient perdus; leur moral se prend; ils deviennent tristes, convaincus que rien ne pourra les guérir; ils sont, en effet, incurables de l'imagination, et je plains sincèrement le médecin qui sera appelé à les soigner.

Sans vouloir se rendre compte et raisonner dans les livres, ceux qui tombent malades écoutent les allants et venants; chacun dit son mot et fait son ordonnance; on vous cite l'exemple de tel ou tel, malade tout comme vous, et qui s'est radicalement et promptement guéri en faisant ce qu'on vous conseille.

Un grand nombre de personnes ont des idées arrêtées sur leurs dispositions; elles ont la prétention de savoir ce qui les gêne, quand elles sont souffrantes; pour l'une, c'est le sang, c'est l'irritation; pour d'autres, c'est la bile, c'est l'humeur, etc. Cela veut dire tout simplement qu'il faut à la première une *saignée*, aux dernières un *purgatif* ou un *vésicatoire*, et on n'hésite pas, sans prendre conseil d'un médecin, à employer ces moyens, ne fût-ce même qu'à titre de remèdes de précaution.

La saignée, les médecines et les vésicatoires ne sont pas de petits moyens auxquels on puisse recourir légèrement, sans crainte d'en abuser. Si nous avons parlé dans le chapitre précédent des sangsues et des vésicatoires, c'était seulement pour faire connaître la manière de les appliquer et de les panser.

La saignée, en particulier, est une opération très-importante qui ne doit être pratiquée que lorsqu'elle est reconnue indispensable par un médecin. Appliquée mal à propos, à contre-temps, elle peut être suivie d'accidents graves, sans parler de l'habitude fâcheuse que l'on contracte en se faisant saigner souvent. Quant à l'influence mauvaise exercée sur la vue, c'est une opinion qui n'est pas suffisamment prouvée.

Ajoutons que la saignée est une opération délicate et difficile à pratiquer, surtout chez certains individus qui ont l'artère du pli du coude superficielle, ou qui ont beaucoup d'embonpoint. Les sœurs de charité, les sages-femmes, etc., qui font des saignées, ont besoin d'une grande prudence; elles ne doivent jamais ouvrir au pli du coude d'autre veine que celle qui est en dehors, et ne jamais faire de tentatives lorsqu'elles ne voient pas ou ne sentent pas distinctement le vaisseau.

Si l'on se fait saigner souvent, avec légèreté et sans discernement, on abuse encore davantage des médecines, parce que le moyen est plus facile à employer. On décide la question le matin en s'éveillant, et on envoie bien vite chez le pharmacien chercher une *bouteille d'eau de Sedlitz*, du *séné*, ou plus souvent du *sucre purgatif*. On avale la drogue avec confiance; si au bout d'une heure cela ne marche pas, on renvoie chercher une nouvelle dose qu'on ajoute à la première; ou bien on recommencera le lendemain ou le surlendemain, jusqu'à effet suffisant. On ne se juge bien et dûment purgé que lorsqu'on a eu huit ou dix garde-robes et *qu'on a rendu beaucoup de bile*.

Que penser de ceux qui s'administrent de violents purgatifs comme le fameux *remède de Leroy?* C'est bien d'eux qu'on peut dire véritablement qu'ils se perdent le corps. A force de *se râcler les intestins*, ils se donnent des inflammations et irritations du ventre; leurs digestions se font mal, ils ont des coliques continuelles, ils maigrissent; et on peut être sûr *qu'ils ne feront pas de vieux os*.

Il est bon de se purger, mais il faut en avoir besoin,

et il n'y a qu'un médecin qui puisse en juger. Les purgatifs sont en général dangereux au début des maladies, quand on a une violente fièvre, avec des sueurs ou une éruption à la peau, et dans bien d'autres circonstances qu'il serait inutile de signaler ici.

Enfin, les vésicatoires sont employés sans discernement, tout aussi souvent que les purgatifs, et si on les applique légèrement, on les supprime de même. De grands inconvénients peuvent résulter de ces pratiques imprudentes, et c'est bien à tort que beaucoup de gens pensent qu'un vésicatoire *ne fait pas de mal s'il ne fait pas de bien*. Chez les jeunes enfants, en particulier, on en abuse singulièrement; on les applique volontiers peu de temps après la naissance pour des croûtes, des suintements à la tête, au visage. Au lieu de guérir ces éruptions, qu'on peut souvent regarder comme bienfaisantes, les vésicatoires ne servent qu'à exciter les petits malades, à leur donner de la fièvre, et à les faire dépérir.

— En résumé, quand on reconnait qu'on est malade, qu'on a la fièvre, il faut cesser son travail, se mettre au lit, à la diète et aux boissons aqueuses. Il ne faut pas tarder à appeler un médecin expérimenté; on doit avoir grande confiance dans les remèdes qu'il vous administre sagement et sciemment; se défier, au contraire, des moyens conseillés par les premiers venus; et, en particulier, ne jamais recourir inconsidérément à la saignée, aux purgatifs et aux vésicatoires.

II.

Des soins durant les maladies.

Les soins dont nous avons parlé dans l'article précédent, constituent tout le traitement, au début de la maladie, en attendant l'arrivée du médecin, ils sont exercés sans contrôle, abandonnés à l'intelligence et au bon sens du malade et de ceux qui l'entourent. Il n'en est plus ainsi des soins dont il va être question ici. Ils sont toujours conseillés et surveillés par le médecin lui-même, parce que le succès du traitement dépend souvent de l'exactitude avec laquelle ils sont exécutés.

Il est bon qu'on soit instruit d'avance, dans les familles, de la manière de soigner un malade, parce que cela ne s'apprend pas en un jour, et qu'on n'a jamais, en pareil cas, trop d'expérience et de savoir-faire.

1.

QUALITÉS DES GARDES-MALADES.

Durant les maladies, l'individu affecté ne peut diriger les soins qu'on lui donne; égaré par le délire, en proie à la souffrance, tourmenté par des appréhensions diverses, exposé à des caprices, etc., il doit être considéré comme un enfant sans raison, qui ne sait pas ce qui lui convient, et auquel on fait du bien malgré lui. Énumérer ces conditions, c'est déjà exprimer toute l'importance du garde-malade, l'intelligence et l'aptitude qui lui sont nécessaires pour s'acquitter convenablement de sa mission. Mais ce n'est pas tout; il faut qu'il soit charitable, patient, compatissant; *il doit être religieux.* La religion seule peut donner la charité et le dévouement dont il a besoin, et, s'il a pour devoir de favoriser et d'assurer l'intervention du médecin, c'est à lui encore qu'il appartient de préparer les voies du prêtre : par son caractère il doit inspirer la résignation à la souffrance et la confiance en Dieu, qui seul peut rendre la santé et conserver la vie. Les femmes, plus douces, plus patientes, plus compatissantes que les hommes, conviennent mieux que ces derniers pour soigner les malades; c'est pour cela que presque tous les hôpitaux sont desservis par des sœurs de charité; pour un frère de Saint-Jean-de-Dieu, on a des centaines de sœurs de Saint-Vincent-de-Paul. Qui oserait mettre en doute la sagacité, le dévouement et l'abnégation de ces saintes femmes, l'utilité de tous ces ordres religieux voués au soulagement des misères humaines!

Lorsqu'il survient des malades dans une famille riche ou pauvre, les parents, souvent forcés de se faire remplacer ou seconder par une personne étrangère, savent apprécier les avantages et la sécurité qu'ils trouvent dans les sœurs de charité. On ne peut contester à une mère le zèle et le dévouement admirables qu'elle apporte à soigner son enfant, mais sa liaison intime avec cet enfant si cher, lui ôtent le courage et la présence d'esprit dont elle a besoin; elle est heureuse, en pareil cas, de pouvoir s'adjoindre une garde pieuse, calme, expérimentée.

II.

SOINS DES MALADES.

Les soins que réclament les malades se rapportent aux objets suivants : 1° le lit et les vêtements; 2° la chambre; 3° l'exécution sévère des prescriptions du médecin; 4° le moral, la gaieté et le courage.

1° *De la composition et de l'arrangement du lit.*

D'une manière générale, le *lit* d'un malade doit être composé de telle sorte qu'il ne soit ni trop dur ni trop mou, qu'il n'enfonce pas au milieu; c'est dire que le matelas vaut mieux que la couette. L'inclinaison du malade doit être modérée, de manière qu'il ne glisse pas au pied du lit. A l'aide du traversin et de plusieurs oreillers, on maintient la tête et la poitrine plus ou moins élevées; on les dispose de telle sorte que les reins, le dos et le cou soient mollement soutenus et ne portent pas à faux. On ajoute au drap de dessous des alèzes ou garnitures, selon le besoin, et à celui de dessus une ou plusieurs couvertures, un couvre-pieds, selon la saison et l'état du malade. Ce lit, placé au milieu de la chambre ou hors d'une alcôve, ne doit pas être trop élevé; il doit être éloigné du mur, ou pouvoir s'attirer de manière qu'on puisse circuler tout autour.

Les *vêtements* du malade consistent dans la chemise, un gilet ou camisole de coton ou de laine, selon la saison, un bonnet ou un simple serre-tête de toile. Le caleçon et les bas ne doivent être conservés que dans des cas exceptionnels, chez les asthmatiques, les individus affectés de maladies du cœur, qui dans leurs accès d'oppression sont forcés de se lever ou de mettre les jambes pendantes sur le bord du lit.

Pour qu'un malade soit toujours bien couché, il faut, autant qu'on le peut, lui donner du linge blanc, c'est-à-dire, renouveler ses draps et le changer de chemise. La première opération n'est pas toujours praticable de la même manière; on ne doit pas faire le lit plus d'une fois en vingt-quatre heures, et dans certains cas, on est forcé d'attendre durant un temps plus ou moins long. Quoi qu'il en soit, on doit toujours procéder avec les mêmes précautions et la même promptitude. Dans les grandes maladies, on passe le malade de son lit dans un lit de sangle, ou, à son défaut, dans un autre lit; il serait trop faible pour se soutenir dans un fauteuil. Pour transporter le malade on rapproche les deux lits, de manière à ce que la tête de l'un réponde aux pieds de l'autre et réciproquement; on passe un avant-bras sous les reins, l'autre sous la partie moyenne des cuisses, pendant que le malade se suspend à votre cou en joignant fortement ses deux mains. Tout étant ainsi bien disposé, la personne chargée de bassiner le lit, l'ouvre en entier. Celui qui porte le malade marche doucement et à petit pas de peur de glisser; arrivé sur le bord du nouveau lit, qu'on a soin de fixer quand il ne touche pas au mur, il dépose son fardeau légèrement et sans secousses. Quand le lit n'est pas trop élevé, on met un genou sur le bord, pour s'arc-bouter les reins et se donner plus de force pour abaisser lentement les bras déjà fatigués. Lorsque les malades sont en délire, sans connaissance, ou trop faibles pour s'aider, on est obligé de les transporter en deux; l'un, se tenant derrière la tête, soutient le buste avec les mains placées sous les aisselles, l'autre porte la partie inférieure du corps en saisissant les jambes au niveau des jarrets. Si le malade souffrait beaucoup des reins, deux autres personnes seraient obligées de les lui soutenir à l'aide d'une alèze.

Ces précautions sont particulièrement indispensables chez les individus affectés d'accidents aux membres inférieurs, d'une grande sensibilité du ventre, comme les femmes en couche, etc.

Au lieu de changer de lit, quand le malade est assez fort, il se soulève sur ses deux mains, à défaut d'une corde pendue au plafond; et deux personnes, placées de chaque côté du lit, passent et étendent sous lui les alèzes ou garnitures, et, au besoin même, un drap blanc:

Si le malade est trop faible pour se soulever, on le soutient sur un côté, puis sur l'autre, et on parvient aisément à étendre sous lui le drap blanc qu'on avait roulé à moitié le long du corps. Ce dernier parti est celui qu'on doit prendre, lorsque les individus présents n'ont pas la force de porter le malade de son lit dans un autre. Dans toutes ces opérations, on a soin que le malade ne se refroidisse pas; dans ce but, on le couvre convenablement.

Le malade doit être bien placé au milieu du lit, de manière à ce qu'il ne verse ni d'un côté ni de l'autre.

Quelquefois on est obligé de le tenir couché sur le côté; dans ce cas, on le calc avec des draps roulés ou des oreillers.

Sans faire le lit, il faut toujours avoir la précaution de le débarrasser au dedans des particules ou petits corps étrangers plus ou moins durs qu'il peut contenir, comme du pain émietté et desséché. Il n'est rien qui fatigue et irrite davantage; en même temps on efface les plis des draps, on les roule fortement sous le matelas.

Avant de s'occuper du lit, s'il est besoin, on change le malade de chemise, et en outre toutes les fois qu'il transpire et que son linge est traversé de sueur.

Deux personnes sont utiles dans cette occasion. L'une chauffe la chemise à la cheminée ou au milieu de la chambre, en la tenant au-dessus de quelques morceaux de papier enflammés; la fumée et l'air chaud s'élèvent dans l'intérieur et l'échauffent en la dilatant comme une cloche ou un ballon. C'est un procédé expéditif, lorsqu'on n'a ni feu ni flamme. L'autre personne débarrasse rapidement des vêtements humides ou malpropres; les bras de la vieille chemise étant quittés, on l'enlève par-dessus la tête, vite et en même temps qu'on passe la nouvelle. Chez les femmes, l'opération est encore plus sûre; l'ouverture de la chemise doit être assez large pour permettre de la tirer par en bas, après avoir déjà mis la chemise blanche. De cette manière, la malade évite de rester nue un seul instant, et tout refroidissement est impossible.

Voilà pour les soins principaux que réclament le lit et les vêtements. Dans les besoins d'uriner et d'aller à la garde-robe, il faut s'opposer en général à ce que le malade se lève chaque fois; il peut se servir de son vase dans le lit. Dans le cas de très-grande faiblesse, un urinal pour les hommes et un bassin plat pour les femmes sont indispensables.

2° *De la chambre.*

La *chambre* d'un malade doit être tenue sainement autant que possible. Dans ce but, on n'y laisse séjourner aucune évacuation contenue dans un vase ou imprégnant des linges. On a grand soin de renouveler l'air, en ouvrant la fenêtre seulement au milieu du jour et au soleil; on peut même souvent fermer les rideaux de l'alcôve ou du lit du malade, et changer l'air en un clin d'œil en ouvrant en même temps les portes et les fenêtres. Cette opération doit se faire lestement et avec prudence.

On tient l'appartement à une température douce, modérée, à l'aide d'un feu gradué, qui, outre l'avantage de chauffer les boissons, a encore celui de renouveler l'air de la chambre, de chasser l'humidité.

Il ne faut pas que la chambre d'un malade soit trop éclairée. Lorsqu'on a la fièvre, la lumière vive fatigue la tête. Dans le cas de maladies d'yeux, on entoure le lit de rideaux verts, dans le but de supprimer ou au moins d'adoucir considérablement le jour trop vif.

La chambre doit, autant que possible, être éloignée de la rue ou du bruit qui se fait autour de la maison.

En tous cas, il faut sous ce rapport user de grandes précautions, et entretenir toujours le plus grand calme autour du malade; éviter de parler trop haut, de remuer les meubles brusquement; ne pas laisser les enfants jouer ou crier dans la chambre; enfin éviter surtout le trop grand nombre de visiteurs; rien n'est fatigant pour un malade comme les conversations bruyantes et souvent indiscrètes des allants et venants.

3° *De l'exécution rigoureuse des prescriptions du médecin.*

Le médecin ne peut guérir qu'à la condition d'être bien secondé par les personnes qui entourent le malade, et ne le quittent pas jour et nuit; c'est du garde-malade, comme nous l'avons dit en commençant, que dépend en grande partie le succès du traitement. A quoi bon appeler un médecin, si on ne veut pas l'écouter et exécuter fidèlement ses ordonnances? On rencontre quelquefois des malades qui aiment à se vanter de ne rien faire de ce que prescrit le médecin. Ceux qui agissent ainsi ne sont pas bien malades, et si parmi eux il en est quelques-uns qui guérissent tout de même et quand même, le plus grand nombre paient bien cher leur aveuglement et leur légèreté; lorsqu'ils sont devenus dociles, il n'est quelquefois plus temps; le mal est sans remède!

Quand on a confiance dans le médecin, on doit prendre fidèlement et ponctuellement les remèdes qu'il conseille, bons ou mauvais; il faut mettre la répugnance de côté, et tout faire pour se guérir. Il est souvent possible de pallier la saveur amère ou désagréable des médicaments à l'aide de préparations composées, plus ou moins dispendieuses. Le mieux est de les avaler au naturel. Sous ce rapport, l'ouvrier en particulier ne doit pas se montrer difficile; c'est à lui d'aider, par sa bonne volonté, le médecin qui se propose de le guérir en ménageant sa bourse autant qu'il le peut.

Dans les grandes maladies, c'est du garde-malade que dépend plus que jamais l'application convenable des moyens de guérison. C'est lui qui doit retenir les conseils du médecin, conserver son ordonnance pour la consulter au besoin et l'exécuter de point en point. Il doit disposer sur une table, à côté du lit, les potions, la tisane, etc. Cet appareil de traitement se trouve ainsi sous la main et sous l'œil du malade qui aime à voir les instruments de sa guérison. Le crachoir, l'urinal ou le vase de nuit doivent toujours être à proximité.

Rien ne doit être oublié par le garde-malade; il doit toujours veiller, avoir l'œil aux moindres besoins du patient, et même les deviner, les prévenir. Une montre ou une horloge peu bruyante servent à le renseigner sur le temps qui s'est écoulé, sur l'heure et le retour d'une nouvelle opération, d'une nouvelle administration de tel ou tel remède, etc. Les applications extérieures fomentations et cataplasmes, les boissons, sirops ou potions, les lavements, etc., tout doit être exécuté en son temps et en son lieu.

L'adresse et l'expérience, comme nous l'avons dit,

sont indispensables à la bonne administration des soins. Changer le malade de côté, l'asseoir, lui soulever la poitrine et la tête pour le faire boire, ou lui donner une cuillerée de liquide, le placer convenablement pour lui donner un lavement, etc., etc., voilà autant de petits soins et d'opérations auxquels le garde-malade doit être exercé.

4° Il faut entretenir la gaieté, le calme et le courage du malade.

S'il faut soigner avec attention le physique du malade, prévenir ses moindres besoins matériels, d'un autre côté, il ne faut pas oublier son *moral*.

L'attention, la douceur et les prévénances, la discrétion la plus parfaite sur l'issue plus ou moins grave de la maladie, la citation et le récit de cas semblables heureusement terminés et connus du malade, la précaution de s'abstenir de toutes les conversations ou réflexions tristes ou inquiétantes, la perspective, au contraire, d'une guérison prochaine, d'une saison meilleure, de riants projets, enfin les consolations intimes de l'amitié, l'invitation à la résignation religieuse, à la confiance en Dieu, l'administration prudente et délicatement préparée des sacrements de l'Église : tels sont les moyens nombreux auxquels il faut recourir pour donner au malade du calme et du courage, pour relever son espérance, et lui donner une entière confiance dans sa guérison. Lorsque la maladie est incurable et doit se terminer prochainement et irrévocablement d'une manière fatale, c'est alors qu'il faut plus que jamais apporter au pauvre malade les dernières consolations qui lui restent ici-bas, les témoignages de l'amitié et par-dessus tout les espérances de la religion, qui lui font entrevoir, à travers ses souffrances, une vie meilleure et impérissable.

III.

Des soins au déclin des maladies, dans la convalescence.

Si les malades ont besoin de grandes précautions au début des maladies, des soins les plus assidus durant leur cours, quelle attention ne doit-on pas apporter à les soigner dans leur convalescence. Après s'être donné tant de mal, avoir passé par tant de souffrances et d'incertitudes, il serait triste et douloureux de voir une rechute fatale suivre de près une imprudence volontaire.

Les soins des malades en convalescence ont pour but de régler : 1° la nourriture ; 2° l'air ; 3° la propreté ; 4° l'exercice.

I.

DE LA NOURRITURE DES CONVALESCENTS.

S'il est un point que l'on doit surveiller pour les personnes qui relèvent de maladie, c'est bien certainement l'alimentation. Tant que le mal faisait des progrès, avec des accidents graves, une fièvre violente, la diète était de rigueur ; mais aussitôt que la fièvre tombe ou que les désordres locaux viennent à cesser, on peut administrer quelques aliments liquides et d'une digestion facile, et de préférence des bouillons gras, de poulet, de veau d'abord, et bientôt après de bœuf, un lait de poule, etc. Si le mieux se soutient, aux bouillons on ajoute des petits potages brouillés au pain desséché et écrasé, au tapioka, à la semoule, au vermicelle, etc., des soupes maigres, telles que la panade simple ou à l'oseille, etc. Enfin, ce n'est qu'au bout de quelques jours de consolidation de la convalescence qu'on peut autoriser l'usage des viandes blanches, poulet ou veau, des œufs frais à la coque, laiteux, des légumes herbacés, tels que les épinards, des fruits cuits, et peu de temps après, des viandes saines rôties, grillées, ou simplement apprêtées. Pour boisson, on ne tarde pas à ajouter à l'eau sucrée un peu de vin rouge, de manière à la rougir seulement. Tous les aliments indigestes, la viande de porc, les salés et les fumés, les ragoûts, les légumes venteux, les salades ou assaisonnements au vinaigre, doivent être rejetés avec soin. Pas de cidre sans eau, de vin pur, surtout de vin blanc, pas d'eau-de-vie ni de liqueurs. Telle est la nature des aliments qui peuvent être successivement accordés aux personnes convalescentes.

La quantité de la première nourriture doit être d'abord très-mesurée, afin de juger la manière dont elle est digérée. Si ces légers aliments passent bien, on les augmente graduellement et avec prudence. C'est ainsi que les convalescents arrivent promptement à une guérison parfaite et radicale. Malheureusement il s'en faut beaucoup que les choses se fassent ainsi. Dans les campagnes en particulier, on ne comprend pas cette sage mesure ; on cède indiscrètement aux désirs et quelquefois à la voracité des malades, et on leur donne tout ce qu'ils réclament : du lard salé, de l'andouille, des saucisses, de la salade, etc., etc., du cidre fort, souvent de la rôtie au vin, et de tout cela sans précaution et sans discernement. Aussi, combien de rechutes mortelles ! Que de convalescents, dans les *grandes fièvres* surtout, succombent au moment où l'on se flattait de les sauver d'une maladie qui fait tant de victimes !

II.

DE L'ACTION DE L'AIR SUR LES CONVALESCENTS.

Nous l'avons dit, en parlant des soins durant les maladies : il faut entretenir exactement la salubrité de l'air de la chambre des malades, en ouvrant les portes et les fenêtres avec précaution, à certains moments de la journée. C'est particulièrement dans la convalescence que cette dispensation d'air pur et renouvelé est nécessaire pour refaire le sang appauvri par la souffrance, la diète prolongée et le séjour au lit. Il faut profiter d'un temps doux, sec et clair pour ouvrir la fenêtre de la chambre, au milieu du jour, aux rayons du soleil, qui ranime la joie et fortifie l'espérance dans le cœur de l'heureux convalescent !

Mais cette exposition à l'air du dehors ne doit pas se faire sans discernement, par tous les temps. Lorsque les malades commencent à se lever, ils doivent éviter de rester à la fenêtre, ou entre deux portes ouvertes, dans un courant d'air. C'est en particulier dans les affections de poitrine, les pleurésies, les pneumonies, les catarrhes qu'il faut éviter l'introduction de l'air froid, et par-dessus tout de l'air froid et humide du soir et du matin. Ajoutons que le même conseil s'adresse aux convalescents des fièvres éruptives, comme la rougeole et la scarlatine; dans la première, pour éviter un catarrhe, des fluxions sur les yeux ou les oreilles; dans la seconde, pour prévenir l'hydropisie, l'enflure générale.

III.

DES SOINS DE PROPRETÉ DANS LA CONVALESCENCE.

Dans la convalescence, les soins de propreté de la chambre et du malade sont plus faciles à exécuter que pendant la maladie, et doivent être surveillés exactement. Le lit et les vêtements en particulier peuvent être changés et renouvelés fréquemment. Enfin le moment est venu d'entretenir la propreté du corps à l'aide de lotions et de bains tièdes; on doit commencer par laver les mains et la figure. Les hommes peuvent se faire raser, opération qu'on avait ajournée parce qu'elle est fatigante pour un malade. En tout cas, ces soins si utiles aux fonctions de la peau et au retour des forces générales doivent être pratiqués avec toute la prudence nécessaire.

IV.

DE L'EXERCICE DANS LA CONVALESCENCE.

Le malade n'a plus de fièvre, il commence à trouver le bouillon bon; les forces reviennent, il peut déjà se tenir assis dans son lit; bientôt on pourra le lever quelques instants, et lui faire essayer quelques tours dans la chambre. Dès ce moment l'exercice actif commence pour le convalescent. Mais l'exercice ne se traduit pas seulement par les mouvements; il existe encore dans le jeu de toutes les fonctions volontaires, telles que la vue, l'ouïe, la parole, la conversation, et en même temps dans l'activité de l'intelligence, le travail de l'esprit.

Le convalescent doit user avec grande prudence de l'exercice corporel, surtout au grand air, dans les premières sorties. Celles-ci ne doivent être permises qu'au milieu de la journée, et par un beau temps; les premiers jours, il ne faut pas prolonger la marche, sans quoi le corps encore peu résistant ne tarderait pas à entrer en sueur, et le moindre coup d'air suffirait pour donner un refroidissement dangereux.

La conversation trop prolongée, les visites trop fréquentes sont une cause de trouble dans la convalescence; il n'est pas rare que l'excitation qui en résulte amène le retour de la fièvre et de quelques accidents.

Les convalescents doivent s'abstenir de tout travail intellectuel, ils n'ont pas encore la tête assez solide; l'attention longtemps continuée les fatigue promptement et les énerve.

Enfin, on doit éloigner des convalescents toutes les préoccupations morales, les moindres sollicitudes : de la distraction, du calme, de la sérénité et de la gaieté, telles sont les meilleures conditions d'une prompte et sûre guérison.

DEUXIÈME SECTION.

DES PRÉSERVATIFS CONTRE LES MALADIES ÉPIDÉMIQUES; CONTRE LES MALADIES CONTAGIEUSES; CONTRE LES VENINS.

CHAPITRE I.

DES MALADIES ÉPIDÉMIQUES OU MIASMATIQUES.

Il est des maladies qui ont pour habitude de porter leurs ravages en même temps sur un plus ou moins grand nombre d'individus; il n'y en a jamais pour un seul de pris; on ne tarde pas à en voir d'autres dans le même pays, dans la même localité. Ces maladies règnent en même temps sur une grande étendue, voyagent d'un lieu dans un autre, décimant les populations chacune à leur tour : ce sont les *maladies épidémiques*, les *maladies régnantes*, les maladies qui *courent*, comme l'on dit. La cause qui les produit semble résider dans certaines émanations invisibles, auxquelles on donne le nom de *miasmes* (Voyez page 82. De l'air altéré par des miasmes); de là encore le nom de *maladies miasmatiques*.

Ces miasmes peuvent se transmettre à distance et communiquer la maladie de différentes manières : 1° par l'air empoisonné, infecté, qui entoure les malades, et qui est porté d'un endroit dans un autre par les vents ; 2° par les objets qui ont servi aux malades, les vêtements en particulier ; 3° par les individus qui les ont approchés ; ceux-ci peuvent apporter la maladie sans en être atteints eux-mêmes.

L'hygiène, qui a pour but de conserver la santé et de préserver des maladies en général, s'occupe en particulier de prévenir l'invasion de ces affections épidémiques, qui sont autant de calamités publiques. C'est le soin des gouvernements qui, en pareil cas, sont appelés à conseiller toutes les mesures sanitaires indispensables ; c'est le domaine de l'hygiène publique qui ne peut nous occuper ici. Il est bon cependant que chaque individu, en son particulier, sache à quoi s'en tenir pour se mettre en garde, le cas échéant, contre ces fléaux qui, comme le choléra, viennent de temps en temps apporter parmi nous la désolation et la mort. S'il est des mesures générales de salubrité, il en est aussi de privées, de particulières à chaque individu ; c'est de ces dernières que nous voulons parler ici.

I.

Des meilleurs préservatifs dans les épidémies en général.

Nous l'avons dit en commençant ce livre, il n'est point de *panacée* ou de remède à tous maux, capable de prévenir et de guérir toutes les maladies. Le *camphre*, sous ce rapport, ne mérite pas plus de confiance que le *vinaigre des quatre-voleurs*, et autres recettes ou pratiques ridicules, illusoires et superstitieuses, comme l'habitude scrupuleuse de porter dans ses poches certains objets insignifiants auxquels on donne le nom d'*amulettes*. Qu'on laisse ces amulettes aux personnes pusillanimes qui y ont foi, mais qu'on leur apprenne en même temps à se prémunir contre une sécurité dangereuse en prenant des mesures de précaution plus sages, plus efficaces et plus raisonnables.

Les vrais préservatifs sont fournis par l'hygiène et la morale, ces deux guides de l'homme ici-bas.

I.

CONSEILS DE L'HYGIÈNE DURANT LES ÉPIDÉMIES.

Ces conseils peuvent se résumer ainsi : 1° Exercice régulier au grand air, en plein jour et au soleil, dans les lieux les plus salubres, loin du foyer de l'épidémie; éviter avec grand soin toutes les causes de grandes fatigues, les travaux forcés corporels ou intellectuels, les veilles prolongées; quand on le peut, s'éloigner du foyer de la maladie régnante.

2° Régime alimentaire sain et fortifiant. Repas bien réglés. Éviter tous les excès de table; s'abstenir surtout de l'abus des excitants, vin, eau-de-vie, et de toutes les boissons enivrantes.

3° Prendre tous les soins possibles de propreté pour le corps et tous les objets usuels, pour les habitations, les vêtements, etc.

Porter de préférence, et autant que possible, des vêtements de laine; de la flanelle immédiatement appliquée sur la peau.

4° Veiller à la pureté de ses mœurs ; fuir toutes les occasions de débauche et de libertinage.

5° S'armer de gaieté, de calme, de sang-froid ; éloigner toutes les affections morales, toutes les causes d'inquiétude et de tristesse, etc.

II.

SECOURS DE LA RELIGION.

Au sein de ces grandes calamités publiques, c'est dans la religion, dans la prière et la confiance en Dieu qu'il faut chercher la force et le courage, puiser cette sécurité résignée qui attend sans s'inquiéter et se tient prête à tout événement à la volonté de la Providence. Les gouvernements catholiques ne s'associent-ils pas aussi en pareil cas aux prières publiques que l'Église ordonne pour implorer la fin de ces affreuses maladies, que nos ancêtres considéraient comme des punitions divines ?

II.

Des principales maladies épidémiques.

Les principales épidémies qui ont régné en France, et qui pour la plupart peuvent encore se produire parmi nous, sont : la lèpre, la peste, le typhus, le choléra, la fièvre typhoïde, la dyssenterie, la grippe, la rougeole, la scarlatine, la suette-miliaire, la variole, etc.

De la lèpre, de la peste et du typhus. — Nous ne parlons ici de ces maladies que pour mémoire.

La *lèpre*, rapportée en France au temps de saint

Louis, a complétement disparu depuis plus de deux cents ans.

La *peste d'Orient* est aujourd'hui retranchée dans certaines contrées lointaines, comme l'Égypte, où elle décima nos soldats dans cette campagne où le célèbre chirurgien Desgenettes osa s'inoculer le virus pour leur prouver que la maladie n'était pas contagieuse et ranimer leur courage abattu. La dernière épidémie observée en France a été celle de Marseille en 1720; elle enleva en Provence plus de 80,000 individus.

La question des préservatifs contre l'invasion de la peste intéresse en particulier aujourd'hui les départements du midi de la France, qui bordent la mer Méditerranée, par laquelle s'opèrent les communications avec l'Orient. Aussi à leur arrivée sur le sol de France, à Marseille par exemple, les navires sont séquestrés; hommes, bagages et marchandises, forcés de faire un séjour plus ou moins long, qu'on appelle *quarantaine*, sont soumis durant ce temps à un contrôle sévère; les vêtements, les étoffes, tous les objets provenant de l'étranger, sont aérés, purifiés, désinfectés, avant d'être rendus au commerce et à la circulation.

Quant au *typhus*, c'est une maladie qui ne se montre que dans les grandes réunions d'hommes, resserrés dans un petit espace, dans les camps, les hôpitaux, les prisons : nous n'avons pas à nous en occuper ici.

Du choléra. — Si nous n'avons plus aujourd'hui la lèpre et la peste, à leur place nous possédons le *choléra* : nous n'avons guère gagné au change. Les épidémies si meurtrières de 1832 et de 1849, celle qui règne de nouveau cette année (1854), et qui fait encore en ce moment de nombreuses victimes à Paris et dans plusieurs de nos départements, toutes ces invasions successives nous font redouter avec raison de nouvelles calamités. Il est donc bon de se prémunir continuellement contre les redoutables atteintes du fléau.

Lorsqu'une épidémie de choléra commence dans une ville, dans une localité, les habitants doivent recourir aux moyens généraux énumérés plus haut, et en particulier aux précautions ou dispositions suivantes :

1° Éviter avec grand soin de s'exposer à l'air froid et humide, aux refroidissements divers; dans ce but, bien se couvrir, porter des vêtements chauds et épais.

Dans le choléra comme dans la dyssenterie et autres maladies où le ventre est particulièrement affecté, on a conseillé avec raison de porter habituellement une *ceinture abdominale*, en flanelle de laine ou en molleton.

2° Prendre des bains de pieds, de grands bains chauds; se frictionner le corps et les membres avec une flanelle sèche ou imprégnée d'eau-de-vie ou d'une liqueur stimulante et aromatique, de manière à faire rougir, à réchauffer la peau.

3° Suivre un régime très-fortifiant, composé autant que possible de viandes saines, rôties, grillées ou simplement apprêtées; user modérément d'un peu de vin. Mais surtout ne pas abuser de la bonne chère; s'abstenir des aliments froids ou indigestes, du lard et de la viande de porc sous toutes les formes; des légumes, salades, etc., qui garnissent l'estomac sans nourrir; des fruits crus, demi-mûrs, des melons surtout, à la fin de l'été. User de boissons chaudes, stimulantes, thé, café, tilleul, infusion de feuilles d'oranger, etc. Éviter avec grand soin l'abus des boissons alcooliques. Les ivrognes ont jusqu'à ce moment presque constamment payé leur tribut au choléra; ils sont toujours les premiers pris.

4° Dans le choléra plus encore que dans une autre épidémie, il faut du sang-froid, une prudente sécurité, sans peur, mais aussi sans bravade.

Quand une localité est envahie par la maladie, il faut, lorsqu'on le peut, s'éloigner avec sa famille, femme et enfants, et aller habiter jusqu'à la fin de l'épidémie dans un lieu salubre, où il n'existe encore aucune trace du fléau.

Des premiers soins à donner aux cholériques. — Il n'y a pas de temps à perdre dans le choléra ; aussitôt que les premiers accidents se manifestent, en attendant le médecin, il faut agir par les moyens suivants :

Au début, le malade n'éprouve encore que de la faiblesse, des pesanteurs de tête, des coliques, et bientôt après du dévoiement, des gardes-robes plus ou moins abondantes, quelquefois déjà accompagnées de vomissements : c'est la *cholérine.* Elle est un avertissement précieux ; bien soignée, elle peut sauver du choléra.

Que faire donc?

Quitter aussitôt son travail ; se mettre au lit, appliquer sur le ventre des cataplasmes de farine de graine de lin délayée avec la décoction de tête de pavot. Bouteille d'eau chaude aux pieds. Diète. Tranquillité de l'esprit. Infusions chaudes de mauve, de tilleul, de camomille, d'anis, qu'on remplace bientôt, lorsque les selles augmentent, par de l'eau de riz ou de l'eau à laquelle on ajoute deux blancs d'œufs par litre. Quarts de lavement avec l'eau de riz, dans laquelle on délaie un peu d'amidon. Promener sur les membres, placer au creux de l'estomac des sinapismes avec la moutarde, ou, à son défaut, des cataplasmes de graine de lin délayée avec du vinaigre bouillant. Entourer le malade de briques chaudes.

Ces premiers soins, promptement et adroitement administrés, sont souvent suivis de succès; ils préviennent ou amoindrissent la dernière période, signalée par les accidents effrayants du choléra proprement dit ou confirmé.

De la fièvre typhoïde. — Les *fièvres typhoïdes* ou les *grandes fièvres*, comme on les désigne habituellement dans les campagnes, sont des maladies malheureusement trop communes.

Bien différente du choléra, qui apparait au milieu de nous à de rares intervalles, la fièvre typhoïde ne nous quitte pas, pour ainsi dire; elle règne presque toujours épidémiquement, tantôt sur un point, tantôt sur un autre, surtout dans le cours de l'été. Si ses ravages sont moins effrayants, moins subits et moins envahissants que ceux du choléra, ils ne sont pas pour cela moins redoutables, en raison de leur durée indéfinie. Il n'est pas aujourd'hui chez nous de maladie aiguë qui fasse plus de victimes, surtout parmi les jeunes gens de 12 *à* 25 *ans*.

Le meilleur moyen de se préserver des grandes fièvres consiste à suivre les préceptes d'une bonne hygiène :

Respirer de bon air, prendre un exercice modéré ; éviter surtout d'approcher les malades après de pénibles travaux, de grandes fatigues. Ce conseil s'adresse particulièrement aux ouvriers des campagnes, qui, après une journée de rude besogne, viennent passer la nuit auprès d'un malade, tandis que, exténués de fatigues, ils auraient tant besoin de repos et de sommeil. Ils sont alors bien plus impressionnables, et ils peuvent dans ces circonstances gagner la maladie, qui habituellement ne semble pas contagieuse. En pareil cas, il faut donc suspendre ou modérer son travail, bien se nourrir, se fortifier par tous les moyens possibles.

S'abstenir des aliments qui peuvent disposer aux indigestions, à la diarrhée ou dérangement de corps.

Éloigner toutes les impressions morales ; se mettre à l'abri du trouble occasionné par les passions, telles que la colère, l'ambition, l'envie, etc.

Voilà les moyens préservatifs qu'on devra observer fidèlement, et d'autant mieux qu'on sera nouveau venu dans un pays, dans une ville, à Paris, par exemple, où la fièvre typhoïde prend de préférence ceux qui arrivent et qui ne sont pas encore bien acclimatés.

— Dans la convalescence des fièvres typhoïdes, on voit survenir, surtout dans les campagnes, des accidents très-graves par suite de l'abus des premiers aliments accordés aux malades.

Il faut donc surveiller les convalescents sous ce rapport, et ne pas céder inconsidérément à leur appétit.

De la dyssenterie.— La *dyssenterie* est souvent épidémique, et alors elle peut être très-meurtrière, surtout parmi les jeunes enfants, les vieillards et les personnes faibles ou mal portantes. L'abus des melons, des fruits demi-mûrs, des raisins verts, de toutes les crudités, les aliments indigestes et irritants, les viandes salées et fumées; l'abus de l'eau et des boissons froides, dans les grandes chaleurs; toutes les causes de grandes fatigues, les travaux pénibles, les longues marches, les veilles prolongées; enfin, le froid humide et surtout le froid des pieds, etc. : voilà autant de circonstances qui favorisent le développement de la dyssenterie et qu'il faut éviter avec soin.

Lorsque les premières atteintes de la maladie se manifestent, il faut immédiatement se mettre au repos et à la diète, boire en abondance de l'eau de riz gommée ou additionnée de blanc d'œuf, se mettre sur le ventre un cataplasme émollient. Si les coliques sont très-violentes, on peut, en attendant l'arrivée du médecin, faire bouillir une *tête de pavot* concassée dans un verre d'eau, et prendre cette décoction bien sucrée, *comme une potion*, par cuillerées d'heure en heure *jusqu'au calme*.

— Dans la convalescence de la dyssenterie, il faut, comme dans la fièvre typhoïde, user des premiers aliments permis par le médecin avec une grande circonspection. Les moindres infractions de régime peuvent amener des rechutes funestes.

De la grippe. — La *grippe* est une affection fréquente qui peut règner en même temps sur un très-grand nombre de personnes, devenir une épidémie générale pour tout un pays, comme nous l'avons vu en France en 1837. Elle prend tous les individus, particulièrement ceux qui ont la poitrine délicate.

On peut la prévenir par les précautions suivantes :

Porter des gilets de flanelle de santé. Porter des vêtements chauds, surtout le soir et le matin ; bien se couvrir le cou, la poitrine et les bras. Avoir des chaussures sèches et chaudes, qui préviennent sur les pieds l'action du froid humide. Éviter avec grand soin les courants d'air, toutes les causes de refroidissement. Prendre un exercice modéré en plein air, par un temps sec et clair, plutôt que de se tenir renfermé dans des appartements très-chauds où l'on s'amollit. User d'un régime alimentaire sain, adoucissant ; bouillons et potages gras, laitage, œufs frais, bouillies aux différentes fécules, etc. Boissons chaudes pectorales, infusions de fleurs de violette, de mauve, décoctions d'orge, d'avoine, de réglisse, etc.

Des fièvres éruptives. — Les *fièvres éruptives*, caractérisées par une éruption particulière à la peau, surviennent habituellement chaque année durant l'été, à l'époque des plus grandes chaleurs ; elles sont presque toujours épidémiques.

1° *De la rougeole.* — Il n'est pas d'affection plus fréquente, plus générale que la *rougeole ;* on ne voit guère d'individus arriver à l'âge de trente ans sans avoir été atteints de cette maladie, qui survient particulièrement chez les enfants et les adolescents, et qui, en général, se termine heureusement. Elle peut cependant devenir mortelle ou être la cause d'accidents graves du côté de la poitrine, des yeux et des oreilles, si l'on commet des imprudences durant sa durée. Ce qui fait surtout l'importance de la rougeole, c'est le catarrhe qui l'accompagne constamment.

S'il est difficile de prévenir la rougeole, il faut au moins tâcher de la subir sans danger et sans conséquences fâcheuses. Dans ce but, il faut tenir les enfants bien chaudement, à la diète, aux boissons adoucissantes et délayantes, leur faire garder le lit, au moins dix à quinze jours après la disparition des taches rouges de la peau, éviter avec grand soin les refroidissements lors de leur première sortie.

2° *De la scarlatine.* — La *scarlatine* est une affection de nature plus grave que la rougeole. Dans une épidémie, il faut éviter de fréquenter les malades, surtout à la fin de la maladie, lorsqu'ils commencent *à perdre leur peau.*

Dans la convalescence, on doit prendre encore plus de précautions que dans la rougeole; il faut garder la chambre longtemps, au moins quinze jours après la guérison de l'éruption; le moindre coup d'air pourrait faire enfler tout le corps, comme celui d'un hydropique.

3° *De la suette miliaire.* — Les épidémies de *suette* sont aussi meurtrières, mais moins communes que celles de scarlatine, bien que ces maladies s'associent quelquefois.

Une bonne hygiène, éviter la fréquentation ou le voisinage des personnes affectées, tels sont les meilleurs préservatifs; ils doivent être observés en particulier par les femmes, qui sont dans la période de couches, à l'époque de la fièvre de lait; par les individus qui ont des transpirations habituelles faciles et abondantes, autant de conditions qui favorisent l'invasion de la fièvre miliaire.

4° *De la variole ou petite vérole.* — De toutes les fièvres éruptives, il n'en est pas de plus grave, de plus redoutable que la *petite vérole;* il est inutile d'insister sur ce point, on connaît trop les ravages que cette hideuse maladie exerçait autrefois parmi les populations. Quand elle ne conduisait pas ses victimes au tombeau, elle les laissait aveugles, mutilées, et horriblement défigurées; nous en avons encore quelques exemples sous les yeux.

Préservatif de la petite vérole. — De la vaccine. — Grâce à la découverte de la *vaccine*, on peut aujourd'hui se préserver presque certainement de la petite vérole. Depuis cinquante ans que cette opération se pratique, on a eu tout le temps de se convaincre de ses bienfaits; aussi tout le monde les reconnaît; on ne trouve plus guère aujourd'hui de ces individus ignorants et aveugles qui prétendent que le *vaccin gâte le sang de leurs enfants*. C'est un préjugé faux et ridicule qu'on ne doit pas écouter.

On conseille de faire vacciner les enfants dans leur

première année, et de ne pas négliger de les présenter le huitième jour au médecin, afin qu'il puisse s'assurer du succès de l'opération et délivrer un certificat qui servira plus tard pour être admis à l'école, et recevoir les différents degrés d'instruction, devenus aujourd'hui indispensables à toutes les classes de la société.

Dans le but d'entretenir l'action préservatrice du vaccin, on conseille avec raison de se faire *revacciner* à l'adolescence (de douze à quinze ans).

La petite vérole, tout à la fois contagieuse et épidémique, et le vaccin (qui provient d'un bouton ou pustule que l'on rencontre sur le pis des vaches) sont des maladies qui se gagnent de la même manière que celles qui vont nous occuper actuellement.

CHAPITRE II.

DES MALADIES CONTAGIEUSES OU VIRULENTES.

Nous venons de passer en revue les *maladies épidémiques* transmises par des miasmes répandus dans l'air, transportés par les vents, etc. Il est d'autres maladies qui n'agissent pas ainsi à distance, mais qui se gagnent de l'homme à l'homme ou des animaux à l'homme, par le seul fait du contact immédiat du sang, du pus, de la salive et des humeurs des individus ou des animaux malades sur la peau saine, ou légèrement écorchée, coupée, piquée ou mordue, ou bien sur une *membrane muqueuse* ou partie rose, humide et délicate, comme les lèvres ou l'intérieur de la bouche. Ce sont les *maladies contagieuses proprement dites*, ou *virulentes*.

Les principales maladies contagieuses sont : la *rage*, la *syphilis*, la *morve* et le *farcin*, la *pustule maligne*, le *charbon*.

De la rage. — Aussitôt qu'il est question, dans une localité, de chiens enragés, c'est une excellente mesure de retenir tous les chiens à l'attache, ou au moins de ne pas les laisser en liberté sans muselière. Dans les villes, la police fait justice de ceux de ces animaux dont les propriétaires contreviennent à cet arrêté, en faisant semer dans les rues des boulettes empoisonnées.

Tout animal enragé ou même soupçonné d'être atteint de la maladie doit être détruit immédiatement.

Lorsqu'une personne a été mordue ou présente une plaie qui a été mise en contact avec la bave d'un *animal enragé*, on a recours de suite aux moyens suivants :

On commence par déshabiller l'individu affecté, et on met ses vêtements dans l'eau, pour prévenir la contagion, dans le cas où ils auraient été imprégnés de bave virulente.

Si la plaie est saignante, on la presse dans tous les sens, ou mieux on y applique une *ventouse* pour faciliter l'écoulement du sang. On la lave ensuite, s'il est possible, avec de l'eau tiède, dans laquelle on aura fait fondre du sel ou du savon.

Si la blessure est étroite, pour la faire saigner comme pour la cautériser il est avantageux de l'agrandir avec un instrument tranchant. En tout cas, après avoir lavé et essuyé avec un linge rude pour enlever le sang et le virus, on se met en mesure de faire la cautérisation.

Il faut cautériser immédiatement avec le *fer rouge*, le *beurre d'antimoine*, l'*huile de vitriol* ou l'*alcali volatil*.

On peut toujours se procurer facilement un morceau de fer d'un volume et d'une force appropriés à la largeur et à la profondeur de la morsure. On le fait rougir jusqu'au *blanc*, et on le plonge vivement et hardiment au fond de la plaie.

Les trois autres caustiques, qui sont liquides, s'emploient à l'aide d'un pinceau de charpie effilée. Après l'avoir bien imprégné, on l'applique sur toute la surface de la plaie, en recommençant plusieurs fois la même opération. On met ensuite un pansement simple sur la partie cautérisée ou brûlée.

De ces différents moyens de cautérisation le fer rouge est le meilleur et le plus sûr; il ne faut pas hésiter, dans un cas grave, à lui donner la préférence.

Si l'on conservait quelques doutes sur la profondeur et l'efficacité de la cautérisation, il serait bon d'appliquer un vésicatoire sur le point où elle vient d'être pratiquée.

De la syphilis. — On peut malheureusement aujourd'hui nommer sans indiscrétion cette hideuse maladie, avec laquelle on est familier, dont on ne rougit plus comme autrefois. Cela prouve tout simplement que nos mœurs sont bien dépravées, puisqu'on oublie même les apparences, les convenances sociales.

Sans parler de la faute et de la dégradation morale, si tous ceux qui se livrent au libertinage et à la débauche, les jeunes gens en particulier, connaissaient bien toutes les conséquences du mal auquel ils s'exposent, ils seraient peut-être retenus par la perspective des funestes résultats qui les attendent eux et leur postérité.

Le seul et infaillible moyen de se préserver de la syphilis, c'est la pureté des mœurs, c'est le respect pour la religion. Elle donne à ceux qui ont fait vœu de chasteté, aux prêtres et aux religieux, la force et la grâce nécessaires pour vivre dans une parfaite continence; elle offre à tous les autres le mariage chrétien, qui sanctifie la société légitime de l'homme et de la femme.

Mais lorsque, par l'oubli ou le mépris de ces préceptes sacrés, on a cédé à ses penchants vicieux, lorsque le mal est fait, il faut sans délai lui apporter remède. Bien qu'il en coûte, au premier soupçon de maladie, il faut aussitôt aller trouver un médecin et lui faire l'entier aveu de ses craintes. Lui seul peut, à l'aide de moyens immédiats, d'un traitement approprié, vous sauver de l'infection générale, de la *syphilis constitutionnelle*. Trop souvent, on attend quelques jours, ou l'on fait des remèdes insignifiants, conseillés par des camarades, par tel ou tel qui dit s'en être bien trouvé en pareil cas. Il ne faut pas se fier à ces conseils aveugles; ce n'est ni à un charlatan, ni même à un pharmacien qu'il faut s'adresser, il faut aller tout droit à un médecin discret et expérimenté.

De la morve et du farcin.— La *morve* et le *farcin* sont des maladies contagieuses de même nature, qui peuvent être transmises des animaux, et en particulier du cheval à l'homme, et ensuite de l'homme à l'homme, comme on en a vu des exemples malheureux dans ces dernières années.

Il faut donc se prémunir avec le plus grand soin contre ces redoutables maladies auxquelles sont particulièrement exposés les vétérinaires, les cultivateurs, les marchands de chevaux, les garçons d'écurie, les équarrisseurs, etc.

Aussitôt qu'on se doute qu'un cheval est morveux ou farcineux, il faut immédiatement le faire voir à un vétérinaire. Si la maladie est certaine, il faut le faire abattre sans retard. S'il y a du doute, ou que l'on conserve l'espoir bien incertain de le guérir, il faut au moins l'isoler, le séquestrer des autres animaux, et ne l'approcher qu'avec la plus grande prudence, car il est démontré que la maladie peut se gagner à distance.

Après l'abattage de chevaux morveux, il faut aérer, assainir les écuries avant d'y faire entrer de nouveaux animaux.

Dans le cas où une personne présenterait une plaie à la surface de laquelle le *virus morveux* serait déposé, il faudrait la *cautériser immédiatement* comme la morsure d'un chien enragé.

De la pustule maligne et du charbon. — Comme la morve, ces deux maladies contagieuses se transmettent à l'homme des animaux malades, attaqués de fièvres malignes et charbonneuses. Les bouchers, les tanneurs, les mégissiers, etc., y sont particulièrement exposés.

L'autorité exige l'abattage des animaux atteints de charbon ou de pustule maligne, et leur enfouissement complet dans la terre. Sans ces précautions, les restes de ces animaux, livrés à la consommation ou à l'industrie, pourraient transmettre la maladie à ceux qui en font usage ou aux ouvriers qui les travaillent.

Dans le cas d'une écorchure qui aurait été mise en contact avec du pus provenant d'une affection charbonneuse, il faudrait *cautériser sans délai.*

CHAPITRE III.

DES VENINS ET DES MOYENS DE SE PRÉSERVER DES ACCIDENTS CAUSÉS PAR LES ANIMAUX VENIMEUX OU MALFAISANTS.

On appelle *venimeux* des animaux non malades dont le contact, la morsure ou la piqûre sont suivis d'accidents plus ou moins graves, et on donne le nom de *venin* à l'humeur malfaisante qu'ils secrètent en pareil cas, et qui produit ces effets.

Les venins diffèrent des virus en ce que l'espèce d'empoisonnement qu'ils occasionnent n'est pas contagieux; ce n'est plus une maladie qui peut se gagner, se transmettre d'un individu affecté à un homme sain.

Les animaux venimeux, vraiment redoutables, contre

lesquels nous avons à nous prémunir, sont peu nombreux en France; ils se réduisent à un serpent : l'*aspic* ou la *vipère*. Il en est bien d'autres qui sont un objet d'effroi, et qui passent vulgairement pour malfaisants, tels que la *Couleuvre*, l'*Orvet* ou *Auvain*, la *Salamandre* ou le *Sourd*, le *Crapaud*, la *Chauve-Souris*, etc. Ce sont des préjugés qu'il est important de détruire. La *Couleuvre*, si commune dans nos haies, peut mordre comme les Lézards, mais il n'en résulte aucun accident. Son dard, qu'elle allonge ou qu'elle retire en frémissant, lorsqu'on l'irrite, n'est rien de plus que sa langue fourchue à la pointe, molle et incapable de faire une piqûre, comme on le croit; c'est un épouvantail dont elle se sert pour se défendre, et pas autre chose. Quant à l'*Auvain* et au *Sourd*, qu'on trouve dans les lieux humides comme les caves, etc., il s'en faut de beaucoup qu'ils soient aussi perfides qu'on l'exprime par le dicton populaire : *Si Auvain voyait, et si Sourd entendait, nul homme ne vivrait*. C'est un préjugé heureusement fabuleux; ces deux animaux, ni aveugles ni sourds, sont malgré cela tout aussi peu redoutables que la couleuvre; je doute même qu'ils aient jamais mordu personne.

Le *crapaud* est, de toutes ces vilaines bêtes qui sont un objet de répugnance, surtout pour les femmes et les enfants, la moins à craindre, la plus inoffensive. Il n'en est pas moins sacrifié, écrasé ou embroché par le premier passant chaque fois qu'il est surpris hors de son trou, où il fait entendre son cri monotome après le coucher du soleil dans les belles soirées d'été.

La *chauve-souris* n'est pas plus nuisible que le crapaud ; comme lui, elle n'en veut qu'aux mouches, dont elle fait sa nourriture.

Parmi les insectes, le plus grand nombre sont inoffensifs; quelques-uns sont incommodes, malsains ou malfaisants.

Plusieurs animaux dont nous venons de parler, tels que les salamandres, les crapauds, etc., lorsqu'on les retient ou qu'on les fait souffrir, laissent suinter de leur corps une humeur âcre et irritante, qui pourrait amener de la rougeur ou des élevures, si on osait les prendre immédiatement. On peut en rapprocher un certain nombre d'insectes, dont le simple contact avec la peau peut amener ces légers accidents, tels que les *cantharides*, les *chenilles*, etc.

Il en est d'autres dont on redoute avec raison la piqûre ou la morsure : ce sont les *Punaises,* les *Puces,* les *Poux*, les *Abeilles*, les *Bourdons*, les *Guêpes*, les *Frelons,* les *Cousins,* les *Tarentules,* et les *Araignées de cave.*

Les *punaises de lit*, les *puces* et les *poux* sont appelés *insectes parasites*, parce qu'ils vivent aux dépens de l'homme ou des animaux. Les premières sont surtout communes dans les villes, dans les chambres et les mansardes des vieilles maisons, ou constructions en bois; dans les quartiers populeux, dans les ménages peu soigneux et malpropres, où il y a un grand nombres d'enfants. La destruction des punaises dans ces quartiers est presque impossible, parce qu'elles voyagent, passent d'une maison dans l'autre. On a beau les tuer sur les murs, lorsqu'elles sortent la nuit, secouer en plein air des clisses d'osier qu'on tient à la tête des lits et où elles vont se retirer, secouer les lits eux-mêmes, paillasses et matelas, on ne peut arriver à les détruire. Les fumigations avec le tabac, les onctions pratiquées sur les murs, les fentes des meubles avec certaines pommades, telles que la *pommade mercurielle*, sont des moyens insuffisants, sinon nuisibles. En attendant que les bonnes mesures d'hygiène publique aient assaini et amélioré les logements des ouvriers, le meilleur moyen de prévenir le trop grand développement des punaises, consiste : 1° à enduire aussi bien que possible les parois des appartements, à renouveler les vieilles tapisseries qui sont décollées; 2° à remplacer les vieilles paillasses, à se servir autant qu'on le peut de bois de lit solides et bien joints, ou mieux de lits en fer; 3° enfin à entretenir dans le ménage le bon ordre et une grande propreté. Si toutes ces précautions sont insuffisantes, on parvient à détruire les punaises, en faisant dans les appartements des *fumigations de soufre*.

Après avoir enlevé tous les objets de la chambre, bouché exactement toutes les fentes ou fissures des croisées et de la porte, la serrure même, on projette du soufre sur un réchaud allumé et placé au milieu de la pièce, et on se hâte de sortir en fermant la porte après soi. On laisse ainsi la chambre close pendant vingt-quatre heures, de manière à ce que la fumigation ait le temps de produire sur les punaises son effet destructeur.

Les *puces* et les *poux*, si communs dans les familles nombreuses d'ouvriers, sont surtout attirés par la malpropreté du corps et des vêtements. Ces insectes ne sont pas seulement incommodes, ils peuvent altérer la santé, en faisant perdre le sommeil ; ils sont surtout nuisibles aux petits enfants, dont la peau est plus tendre, plus impressionnable. Les mères trouvent souvent la cause de leurs cris dans une puce qui les tourmente et leur produit d'énormes boursouflures de la peau, comme des piqûres d'orties.

On détruit les poux dans la tête en coupant les cheveux et en faisant des lotions répétées avec l'eau de savon, l'eau-de-vie camphrée, l'infusion de *staphysaigre* ou *herbe aux poux*, etc. Mais il vaut mieux prévenir le développement de ces insectes que d'avoir à les détruire; les meilleurs préservatifs seront toujours les soins minutieux de propreté.

Les *abeilles*, les *guêpes*, etc., sont surtout à redouter par les habitants des campagnes, l'été, dans les jardins où il y a des ruches, ou à l'automne, à l'époque de la récolte des fruits, poires, raisins, que vont sucer les guêpes. Ces insectes font une piqûre tellement douloureuse qu'il n'est pas rare de voir à sa suite des personnes être prises d'évanouissement ou autres accidents; il en résulte une sorte d'érysipèle avec tuméfaction très-dure au centre, où l'insecte a laissé son aiguillon. Un grand nombre de piqûres de ce genre produites par un essaim d'abeilles qui s'abattent sur le même individu, pourraient amener des résultats très-graves, la mort même. On remédie aux piqûres des abeilles et des guêpes en s'empressant d'extraire le *piqueron*, en pressant et en lavant avec de l'eau fraiche.

Quant aux morsures des *scorpions* et des *tarentules*, ces insectes ne se trouvent guère que dans les pays méridionaux, dans le midi de la France, etc. On prévient toute espèce d'accident en lavant la morsure avec de l'eau fraîche, ou mieux encore en pratiquant immédiatement une légère cautérisation avec l'ammoniaque ou alcali volatil.

Terminons ce que nous avons à dire ici sur les venins, par les moyens de prévenir les conséquences de la morsure de la *vipère*, le seul animal qui soit vraiment redoutable dans notre pays, comme nous le disions en commençant. Nous ne parlons pas des *Serpents à sonnettes*, qu'on conserve dans des ménageries pour être livrés à la curiosité publique, et dont la morsure se traite d'ailleurs comme celle de la vipère.

Morsure de la vipère. — On reconnait la vipère à sa tête large, triangulaire, en forme de V, à sa queue courte et brusque, disproportionnée avec le volume et la longueur du corps.

Les accidents qui suivent la morsure de la vipère sont inquiétants et effrayants ; ils peuvent devenir mortels, si l'on ne s'empresse d'y remédier.

Aussitôt après avoir été mordu, on applique une ligature médiocrement serrée immédiatement au-dessus de la plaie.

On presse cette plaie, en la lavant avec de l'eau

fraîche pour exprimer le venin en même temps que le sang ; enfin on y verse deux ou trois gouttes d'*alcali volatil*, et on la recouvre d'une compresse imprégnée de ce liquide.

Dans le cas où l'on redouterait des accidents très-graves, *on cautérisait énergiquement*, comme nous l'avons dit en parlant de la rage : la cautérisation avec un fer rougi à blanc est toujours le moyen le plus sûr. En même temps que l'on agit à l'extérieur, on peut faire avaler une infusion de fleurs de camomille ou de fleurs de sureau, avec addition de trois à quatre gouttes d'alcali volatil.

TROISIÈME SECTION.

DES PREMIERS SECOURS QUE RÉCLAMENT LES ACCIDENTS.

Il s'agit ici de l'assistance immédiate et improvisée, des *premiers secours* que toute personne intelligente et charitable peut trouver l'occasion d'administrer. Il n'est aucun individu qui ne doive désirer vivement de rendre à son semblable, à son ami, à son proche parent les précieux services qu'il serait si heureux lui-même de recevoir en pareil cas. Est-il une satisfaction plus pure que de soulager et de consoler celui qui souffre, de sauver surtout, par un dévouement actif et éclairé, la vie d'un homme, voué peut-être, sans nous, à une mort irrévocable !

Les états ou accidents que nous allons successivement passer en revue ici, ne sont pas tous également funestes. S'il en est plusieurs qui mettent la vie en péril, qui sont des causes ordinaires de *mort subite*, les autres heureusement, tels que les convulsions, les pertes de sang, sont souvent plus effrayants qu'ils ne sont graves. Avant d'indiquer les premiers soins que ces états réclament, nous apprendons donc à les reconnaître afin d'éviter la confusion, et par suite une fatale sécurité d'une part, de l'autre des craintes exagérées. Dans ces cas presque toujours imprévus, la présence d'esprit et le sang-froid doivent venir en aide aux secours actifs, intelligents et dévoués.

CHAPITRE I.

SECOURS AUX ASPHYXIÉS, AUX NOYÉS, AUX PENDUS, AUX ÉTRANGLÉS, ETC.

Secours aux asphyxiés.

Un individu asphyxié *ne respire plus*, mais *son cœur bat encore*, et en prenant l'avant-bras *on trouve le pouls.* Il est sans connaissance, immobile comme s'il était mort; les membres sont mous et sans force. Il a les yeux saillants, la face d'une teinte livide violacée; le corps est généralement chaud.

Mais ce n'est pas tout; on est éclairé sur la nature de l'accident par le lieu, les circonstances et les objets environnants. C'est un ouvrier enseveli sous des décombres, sous un éboulement de sable, ou bien tombé sans connaissance: ici, en entrant dans un souterrain, en descendant dans une cave où une chandelle allumée s'éteint aussitôt; là, en pénétrant dans une fosse d'aisance; ailleurs, en séjournant trop longtemps dans un cellier où il y a des cuves pleines de moût de raisin en fermentation, etc. Enfin, on ouvre par hasard la porte d'une chambre et on trouve un individu qui a voulu se suicider; il est étendu sur le plancher, sur un fauteuil ou dans son lit, *à côté d'un fourneau, d'un réchaud rempli de braise ou de charbon.*

Dans tous ces cas, il n'y a pas de doute; on a affaire à des *asphyxiés par privation d'air*, par le *gaz acide carbonique*, par *l'air des fosses d'aisances,* et la *vapeur du charbon.*

Que faire ?

Il n'y a pas de temps à perdre. Il faut aussitôt éloigner de l'asphyxié tout ce qui gêne l'accès de l'air vers les narines, et s'oppose au mouvement de la poitrine; il faut le coucher la tête élevée, le transporter dans un lieu bien aéré, ou mieux en plein air, si la température le permet.

Dans le cas d'*asphyxie par le charbon*, on enlève immédiatement le réchaud, et on ouvre les portes et les fenêtres pour renouveler l'air en un instant. On lâche, on desserre les vêtements, la cravate, le gilet, le pantalon; on coupe le lacet du corset, si c'est une femme.

A l'aide de la main, d'un morceau d'étoffe de laine ou d'une brosse, on frictionne fortement la poitrine et les membres. On recommence la même opération avec de l'alcool pur, du vinaigre, etc.

Pour réchauffer le corps, on fait usage de briques chaudes; on promène légèrement à sa surface un fer à repasser, une bassinoire, etc., chauffés modérément. On applique de la moutarde aux membres; on promène sous les narines un flacon d'*éther,* de *vinaigre très-fort*, d'*eau de Cologne* ou d'*alcali volatil,* ou enfin, à défaut de ces substances, une allumette soufrée en combustion. On irrite les narines avec les barbes d'une plume.

On peut encore donner avec avantage un lavement

irritant avec de l'eau salée ou vinaigrée. On presse les côtes latéralement avec les deux mains, de manière à imprimer à la poitrine des secousses régulières. Enfin, si ces moyens sont insuffisants et qu'on ne puisse se procurer un médecin, il ne faut pas hésiter à *insuffler de bouche à bouche* de l'air dans les poumons de l'asphyxié. On peut, il est vrai, se servir d'un soufflet qu'on introduit dans les narines; après avoir fermé la narine opposée ainsi que la bouche, *on souffle très-doucement*. Mais on n'a pas toujours cet instrument sous la main; ou bien, si on le possède, il n'est pas neuf, et alors il peut avoir l'inconvénient de faire entrer dans la poitrine des particules de cendre et de poussière.

Dans le cas d'*asphyxie par le gaz des fosses d'aisances*, en outre des moyens précédents, on se hâte de faire respirer du *chlore*, et de laver tout le corps avec une solution de *chlorure de chaux* dans de l'eau.

A défaut de chlore, on met dans un verre d'eau une petite poignée de *sel de cuisine*, et on verse dessus de l'*acide sulfurique étendu d'eau*. On fait respirer de temps en temps le gaz qui se dégage et qui n'est autre que du chlore.

Si l'eau des fosses d'aisances était entrée dans l'estomac, on ferait vomir, puis on ferait avaler, si on le peut, un verre d'eau contenant une cuillerée à café de *chlore*.

En tous cas, dès que l'asphyxié est revenu à la vie et qu'il peut avaler, on lui donne quelques cuillerées

d'eau-de-vie ou d'eau de Cologne dans de l'eau sucrée. Si l'asphyxie a eu lieu quelque temps après le repas, il faut essayer de *faire vomir*.

Secours aux noyés.

L'asphyxie par submersion ou *asphyxie des noyés*, est de toutes la plus commune.

Lorsqu'on découvre par hasard, flottant à la surface de l'eau ou arrêté près des bords, le corps d'un noyé, les secours sont généralement inutiles; les signes de la putréfaction, souvent déjà apparents, sont l'indice certain qu'on n'a plus affaire qu'à un cadavre.

Mais lorsque l'on voit un individu, dans le but de se suicider, par imprudence ou autrement, tomber au fond de l'eau, on doit se hâter de le retirer par tous les moyens possibles de sauvetage; c'est alors que les secours les plus pressants doivent être administrés.

On s'empresse de transporter le *noyé* dans un endroit sec et chaud. Après l'avoir débarrassé de ses vêtements, on le couche sur un matelas, enveloppé dans des couvertures de laine et devant un grand feu, puis on l'essuie, on le frictionne avec des serviettes bien sèches et bien chauffées.

Sans lui mettre la tête en bas, comme on en a la mauvaise habitude, on le couche sur le côté, la tête inclinée en avant et en bas, dans le but de lui faire rendre l'eau qu'il a pu avaler, ou qui est passée dans le conduit de la respiration.

Après cela, tous les moyens conseillés pour les asphyxiés sont successivement et patiemment employés.

Secours aux pendus et aux étranglés.

Résultat d'un suicide ou d'un crime, l'asphyxie des personnes *pendues* ou *étranglées* se traite de la même manière que les précédentes, avec cette particularité qu'il faut s'empresser de rompre le lac ou le lien quelconque qui serre le cou.

Asphyxie des enfants nouveau-nés.

Un enfant peut venir au monde asphyxié. Aussitôt après sa naissance, il ne pousse pas de cris; il a la face et le corps d'une teinte livide bleuâtre, les lèvres violettes; ses membres sont flasques et mous.

Dans cet état il est en danger de périr, s'il ne reçoit pas des secours immédiats : c'est ce qui peut arriver lorsqu'une femme en travail se délivre rapidement, avant l'arrivée de l'accoucheur ou de la sage-femme. En pareil cas, toute personne présente doit secours et assistance à l'enfant comme à la femme.

Étendu sur le lit, le nouveau-né tient encore à sa mère par le *cordon ombilical*. Pour l'en séparer, on soulève le cordon et, s'il est possible, on le donne à tenir à une autre personne; à l'aide d'un fil ciré en plusieurs doubles, on le lie ensuite à *deux centimètres* du ventre de l'enfant. Après cela, avec des ciseaux, on le coupe hardiment au-dessus de la ligature placée ainsi sur le bout inséré au nombril.

Pendant ce temps, on invite l'accouchée à se frictionner le ventre avec la main, surtout si elle perd beaucoup de sang.

Avant de donner à l'enfant les soins nécessaires

pour le ranimer, on doit s'occuper immédiatement de sa vie spirituelle, se hâter de lui *administrer le baptême* (voyez page 286). Aussitôt après, et cela ne demande qu'un instant, on essuie l'enfant avec des linges bien chauds, on le frictionne avec une étoffe imprégnée d'eau-de-vie ou de vinaigre ; on presse doucement les parois de la poitrine. A l'aide d'une barbe de plume, on débarrasse la gorge des mucosités qu'elle contient ; on irrite les narines ; enfin, s'il est besoin, on a recours à un bain assez chaud. Ces moyens, à la portée de tout le monde, suffisent habituellement pour ranimer l'enfant. La poitrine se dilate ; il survient un léger soupir ; la face et le corps, de bleus qu'ils étaient, prennent une teinte rosée, bientôt enfin l'enfant pousse des cris vigoureux : on l'a rappelé à la vie.

CHAPITRE II.

SECOURS AUX PERSONNES QUI TOMBENT SANS CONNAISSANCE : AUX PERSONNES ÉVANOUIES ; PRISES D'UN COUP DE SANG OU D'APOPLEXIE ; D'UNE ATTAQUE D'ÉPILEPSIE ; AUX PERSONNES AFFECTÉES DE CONVULSIONS OU MAUX DE NERFS, ETC.

Les asphyxiés, dont nous venons de parler, rentrent dans cette classe ; nous les avons séparés en raison de la spécialité et du mode d'action particulier des influences qui les entourent. Les accidents dont il va être question ici sont plus familiers à tout le monde, parce qu'ils se produisent à chaque instant sous nos yeux, dans les circonstances ordinaires. Pour les uns, la *perte de connaissance* est réelle, complète ; pour les autres, elle n'est qu'apparente, les individus affectés peuvent entendre ce qui se passe autour d'eux, mais ils ne parlent pas. Voyons donc comment on peut remédier à ces accidents.

Secours aux personnes évanouies.

L'*évanouissement* (*syncope*) est plus commun chez les femmes que chez les hommes. Le séjour dans un appartement très-chaud et peu aéré, où il y a beaucoup de monde; une violente souffrance, une nouvelle inattendue et subite, triste ou joyeuse, la vue d'une plaie, d'un grave accident, le souvenir et la vue du danger qu'on vient de courir; un trouble de digestion; une grande faiblesse, comme celle d'un convalescent qui se lève pour la première fois après une grande maladie; les hémorragies ou pertes de sang et la saignée; enfin les maladies du cœur, etc., voilà autant de causes que nous nous bornons à signaler, et qui font voir que la syncope est un accident très-commun et généralement connu.

Une *personne évanouie* a la face pâle, les lèvres décolorées; il n'y a plus de pouls; les extrémités sont froides. Quelquefois la perte de connaissance n'est pas complète, seulement la parole est supprimée durant quelques instants. C'est la *faiblesse* ou *demi-évanouissement*.

Il faut donner de l'air à une personne évanouie, en ouvrant aussitôt les fenêtres de l'appartement, et au besoin en la transportant dehors, en été, ou dans une chambre spacieuse, en hiver. On doit écarter les curieux ou les personnes inutiles. En second lieu, il faut immédiatement coucher le malade la *tête basse*, sans oreiller, sur un lit, ou à son défaut par terre, sur un tapis, un paillasson, etc. On lâche tous les vêtements, à la ceinture, au cou, aux poignets, aux jarretières. On frictionne avec la main la région du cœur et le creux de l'estomac. On doit demander en même temps un vase rempli d'eau froide; on y plonge la main fermée, puis la retirant vivement, on projette l'eau à la face, en étendant brusquement les doigts, comme pour donner une chiquenaude. L'impression du liquide froid sur la face est telle, qu'on provoque aussitôt une grande inspiration convulsive qui, répétée plusieurs fois, remet le sang en circulation, et par suite ranime le cerveau. Il est bon encore de promener, sous les narines des personnes évanouies, un flacon de vinaigre, d'eau de Cologne, d'éther, d'ammoniaque, etc. On peut également frictionner, avec ces liquides stimulants, le front et les tempes, etc.

Tels sont les premiers moyens auxquels tout individu intelligent peut recourir auprès d'une personne évanouie, en attendant l'arrivée d'un médecin, dont la présence n'est pas toujours indispensable.

Secours aux individus affectés de perte de connaissance par suite d'une commotion cérébrale ou chute violente sur la tête, d'un coup de sang, d'apoplexie, de paralysie.

Ces accidents se montrent d'ordinaire chez des hommes sanguins, de quarante à cinquante ans, ou chez des vieillards; ils surviennent de préférence dans les grands froids ou dans les grandes chaleurs, après un excès de boisson ou un repas très-copieux, dans un accès de colère, à la suite d'une conversation animée, ou bien encore à l'occasion d'une émotion violente. Il n'est pas rare de trouver le matin paralysés des vieillards qui s'étaient couchés la veille bien portants. La perte de connaissance est, en général, précédée par un étourdissement considérable. La face est habituellement colorée, les yeux sont rouges, le pouls fort et plein, les extrémités chaudes. Le plus souvent, la moitié du corps est paralysée : la bouche est de travers, entraînée du côté sain. Du côté malade, les membres flasques et mous retombent lourdement lorsqu'on les soulève; de l'autre, au contraire, quand on les prend, ils se tiennent fermes ou retombent doucement.

Chez les vieillards, la paralysie vient le plus souvent sans perte de connaissance complète, seulement ils ne peuvent parler.

Lorsqu'on trouve un individu tombé sans connaissance, avec les signes que nous venons d'indiquer, il faut immédiatement le transporter et le coucher la *tête haute* dans un lieu spacieux et bien aéré; éviter la foule des curieux, l'encombrement de l'appartement; découvrir la tête, et mettre sur le front une compresse trempée dans de l'eau fraîche; on doit desserrer les vêtements, et avant tout ôter la cravate; mettre aux jambes des cataplasmes de son ou de farine de lin délayée avec du vinaigre bouillant, ou mieux encore, appliquer des *sinapismes*. Pendant ce temps, il faut courir en toute hâte chercher un médecin; dans ce cas, plus que dans tout autre, la présence d'un homme de l'art est indispensable. Si ce n'est chez les vieillards, et dans certaines formes de paralysie survenant après un repas avec pâleur de la face et vomissements, la saignée est généralement indiquée. Quand ce n'est qu'un coup de sang ou fluxion au cerveau, au fur et à mesure que le sang s'écoule par une large ouverture de la veine, le malade se ranime et retrouve sa connaissance.

Secours aux épileptiques, aux personnes prises de convulsions.

Attaque d'épilepsie (*haut mal, mal caduc*). — Un individu qui *tombe du mal* pousse ordinairement un cri, tombe et reste sans connaissance. La figure est le siége de grimaces convulsives et violentes : les yeux sont agités dans les orbites, la bouche horriblement contournée et couverte d'une écume souvent sanguinolente. En même temps, le corps tout entier et les membres sont étrangement secoués par une succession de petits mouvements brusques, courts et roides; ils sont complétement insensibles.

Il faut coucher l'épileptique dans son attaque sur un lit éloigné de la muraille, empêcher les écarts des membres de manière à prévenir les chocs et les chutes, s'opposer à ce que la langue soit mordue, en glissant entre les dents, non pas une fourchette qui pourrait les briser, mais un corps inoffensif, un bouchon, et mieux un cylindre de bois mou.

Convulsions. — Sous cette dénomination, nous réunissons tous les accidents ou *maux de nerfs* si communs et si variés chez les femmes (de 15 à 35 ans), depuis les attaques violentes qui ressemblent à l'épilepsie, jusqu'aux troubles nerveux les plus légers.

Dans ces accès, il y a rarement perte de connaissance absolue; les malades entendent ce qui se passe autour d'elles, mais elles ne peuvent parler; il semble qu'elles aient la gorge serrée, et qu'elles étouffent; parfois il y a un grand tremblement général; le plus souvent, le corps et les membres sont agités par de *grandes secousses*, de *grands mouvements de flexion et d'extension*. Chez une jeune fille, cet état très-effrayant n'est presque jamais grave; il est donc bon de ne pas e confondre avec les états dont nous avons parlé précédemment, afin de rassurer les personnes attachées à la malade.

Donner de l'air, desserrer le corset et les vêtements, coucher la malade sur un lit, placer de chaque côté une personne chargée de maintenir doucement les membres, sans résister et en suivant tous leurs mouvements; administrer 6 à 12 gouttes d'éther dans un peu d'eau sucrée : tels sont les moyens qui suffisent d'ordinaire pour faire cesser les accès; il ne reste à leur suite qu'un brisement considérable.

Accès de folie ou d'aliénation mentale.

Nous rapprochons de ces accidents nerveux et convulsifs un état bien différent : c'est celui des personnes aliénées. Dans le cas où la folie, poussée jusqu'à la fureur, doit être contenue, on n'a rien de mieux à faire que de coucher le malade et de lui mettre une *camisole de force*. On improvise une camisole de force avec un gilet solide à manches prolongées au delà des mains et garnies à leur extrémité libre de lanières assez longues pour fixer les bras contre le corps. Ce vêtement est ouvert en arrière et fermé en devant. A l'aide de lacs très-forts, on fixe en arrière la camisole au haut du lit, et les bras sur les côtés. Quant aux jambes, on les lie ensemble, et on les fixe également au pied du lit. Tel est le moyen violent auquel il est pénible de recourir en pareil cas, mais il est le seul qui puisse prévenir les plus fâcheux accidents, autant pour le malade que pour les personnes qui l'entourent.

Quant à ces malheureux en démence que l'on rencontrait autrefois, errant çà et là, exposés aux risées et aux agacements d'une populace sans cœur et sans pitié, ils sont aujourd'hui à l'abri de ces tortures déplacées, grâce à la création d'établissements ou asiles spéciaux destinés à les recueillir.

De la perte de connaissance et des convulsions feintes ou simulées.

La plupart des accidents dont nous venons de parler peuvent être simulés dans un but de supercherie. L'épilepsie surtout a souvent été exploitée par des mendiants, des vagabonds, dans le but d'exciter la compassion, le dimanche, par exemple, à la porte des églises, au moment où l'on sort des offices. Il est bon qu'on soit averti de la possibilité de ce fait, qu'il est toujours facile de dévoiler avec de l'attention.

Il faut savoir distinguer une personne sans connaissance, qui vit encore, d'une personne morte. — Des signes de la mort.

Nous terminerons ce chapitre par l'indication des signes auxquels on peut reconnaître qu'on a affaire à un cadavre, et que par conséquent toutes tentatives de secours sont inutiles.

Il n'est pas aussi facile qu'on le pense généralement de distinguer un mort d'un vivant, la *mort réelle* de la *mort apparente*. Chez les asphyxiés par le charbon, notamment, les signes certains de la mort sont très-longs à se prononcer, c'est pour cela qu'il est bon de ne pas suspendre trop tôt les tentatives de secours.

Voici les principaux caractères de la mort : cessation complète des battements du cœur ; pâleur générale du corps ; froid général ; face ayant une altération particulière, *cadavérique ;* yeux affaissés et obscurcis ;

Membres roides (*rigidité cadavérique*).

Enfin il est un caractère certain à lui seul, *la décomposition du cadavre* (*putréfaction*). Ce dernier signe ne peut laisser aucun doute.

CHAPITRE III.

SECOURS AUX EMPOISONNÉS.

Les accidents de l'empoisonnement, en général, réclament des secours intelligents et promptement administrés. Il faut immédiatement rechercher la nature du poison, et prendre sans délai les deux moyens capables d'en prévenir les fâcheux effets :

1° *Faire vomir le poison avalé.* On fait vomir dans tous les cas, en introduisant le doigt dans la gorge, en titillant la luette avec la barbe d'une plume, en faisant avaler de l'eau chaude; et enfin, d'une manière plus sûre, en administrant du *sirop d'ipécacuanha* (par cuillerées, de cinq minutes en cinq minutes, jusqu'à effet) ou mieux de la *poudre d'ipécacuanha* (par prises de 50 centigrammes, dans de l'eau sucrée). L'*émétique* (cinq centigrammes dans un demi-verre d'eau) ne convient que dans le cas d'empoisonnement par les substances végétales.

2° Le second moyen consiste *à détruire ou neutraliser le poison.*

Énumérons ici les principaux empoisonnements avec les moyens d'y remédier sur-le-champ.

Empoisonnement par les acides. — Acide sulfurique (huile de vitriol).— Bleu de composition (acide sulfurique et indigo). — Acide azotique (eau forte).— Eau seconde (acide azotique étendu d'eau).— Acide chlorhydrique (acide muriatique). — Eau Régale (acide azotique et acide chlorhydrique). — Acide acétique (vinaigre radical), etc.

Contrepoison. — Dans le cas d'empoisonnement par ces différents acides, on a recours aux moyens suivants: *gorger* l'empoisonné d'eau tiède dans laquelle on a délayé de la *magnésie calcinée* (30 grammes par litre).

A défaut de magnésie, qu'on ne peut se procurer que dans une localité où il y a une pharmacie, on fait dissoudre 15 *grammes de savon* par demi-litre d'eau tiède: On donne cette solution par verres de deux minutes en deux minutes, pour détruire l'acide et faire vomir. Enfin, dans le cas où on n'aurait ni magnésie ni savon, on ferait boire abondamment de la *craie* ou *blanc d'Espagne*, ou même du *tufeau* en poudre battu dans du *lait* (50 grammes de craie environ par litre de lait), ou bien encore de la *lessive* mélangée avec du lait; et enfin, dans un cas pressant, où l'on serait dénué de tout, de l'*eau pure*, ou mieux de l'*eau gommée,* de l'*eau de son,* etc.

Empoisonnement par les alcalis. — Potasse. — Soude (lessive des savonniers). — Ammoniaque liquide (alcali volatil). — Chaux vive (ou lait de chaux). — Eau de javelle.

Contrepoison. — Faire prendre, de deux minutes en deux minutes, un verre d'eau dans lequel on a mis *une cuillerée de bon vinaigre*, ou *de jus de citron;* continuer longtemps l'usage de cette boisson.

On peut administrer également un gramme d'*acide sulfurique* dans un litre d'eau.

Dans l'empoisonnement par l'eau de javelle on fait boire de l'*eau avec du blanc d'œuf*.

En tout cas on peut exciter le vomissement en faisant avaler de l'*huile*.

Empoisonnement par les préparations de mercure. — Deuto-chlorure de mercure (sublimé corrosif). — Deutoxide de mercure (précipité rouge).— Bi-iodure de mercure (vermillon), etc.

Contrepoison. — Faire avaler en grande quantité, du *lait* ou de l'eau dans laquelle on délaie du *blanc d'œuf* (6 à 10 blancs d'œufs par litre d'eau froide).

Empoisonnement par les préparations d'arsénic. — Acide arsénieux (arsénic). — Sulfures d'arsénic (orpiment, réalgar). — Poudre aux mouches, etc.

Contrepoison. — Avant tout il faut se hâter de faire vomir, puis courir chez un pharmacien, et lui demander de l'*hydrate de peroxide de fer, en gelée*. On administre hardiment cette substance, à la dose de 30 à 45 grammes par heure, par petites cuillerées; A son défaut, dans l'empoisonnement par l'acide arsénieux, il faut donner de la *magnésie calcinée* ou de la *craie* délayée dans de l'eau, comme nous l'avons dit ci-dessus pour les acides.

Si l'on ne pouvait se procurer ces contrepoisons, il faudrait faire vomir en faisant boire abondamment de l'eau sucrée tiède ou froide, du lait, ou une décoction mucilagineuse, eau de gomme, décoction de graine de lin.

Empoisonnement par les préparations de cuivre. — Acétate et sous-acétate de cuivre (vert-de-gris). — Sulfate de cuivre (vitriol bleu, couperose bleue).— Eau céleste (sulfate de cuivre ammoniacal), etc.

Contrepoison. — Faire boire des *blancs d'œufs* délayés dans de l'eau, comme dans l'empoisonnement par le mercure, ou bien faire prendre en abondance de l'*eau très-sucrée.*

Empoisonnement par l'émétique (tartre stibié), et les préparations d'antimoine. — Kermès minéral, etc.

Contrepoison. — On favorise ou on provoque les vomissements à l'aide de l'eau tiède ou froide. S'ils n'ont pas lieu, on fait bouillir dans deux litres d'eau, pendant dix minutes, trois ou quatre *noix de Galle* concassées ou trente à quarante-cinq grammes d'*écorce de chêne* ou *de saule*, *de pointes de ronces*, etc. On donne cette décoction par verres.

Si les douleurs d'estomac et les vomissements ne s'arrêtaient pas, on ferait bouillir une *tête de pavot* concassée dans un verre d'eau sucrée et on administrerait cette décoction par demi-cuillerées de quart d'heure en quart d'heure, jusqu'au calme.

Empoisonnement par les préparations de plomb. — Sous-acétate de plomb liquide pur, ou étendu d'eau (extrait de Saturne, eau blanche). — Carbonate de plomb (blanc de céruse). — Protoxide de plomb (litharge). — Vin corrigé ou adouci par la litharge, etc.

Contrepoison. — Faire boire en abondance de l'eau dans laquelle on a fait fondre quinze grammes de *sulfate de soude* (*sel de Glauber*) ou de *sulfate de magnésie* (*sel d'Epsom*) par litre. A défaut de ces sels, on donne de l'*eau de puits.* On favorise en même temps le vomissement.

Empoisonnement par les sels d'argent. — Nitrate d'argent (pierre infernale).

Contrepoison. — Faire avaler plusieurs verres d'*eau salée* (*sel de cuisine*).

Empoisonnement par les sels de bismuth, de zinc et d'étain. — Sulfate de zinc (vitriol blanc, couperose blanche), etc.

Contrepoison. — Faire vomir, donner du *lait* (empoisonnement par les sels d'étain), de la *craie* (sels de bismuth et de zinc).

Empoisonnement par les cantharides.

Contrepoison. — Faire avaler cinquante centigrammes de *camphre* en poudre délayé dans un jaune d'œuf. Faire vomir en administrant un verre d'*huile d'olives,* plusieurs verres de *lait,* d'*eau sucrée tiède* ou d'*eau gommée,* etc.

Empoisonnement par les végétaux.

1° PLANTES IRRITANTES.

Aconit (*Casque à la romaine*). — *Clématite des haies* (*Viorne*). — *Bryone* (*Navet sauvage*). — *Bois-Gentil, Coloquinte*. — *Chélidoine* (*Éclaire*).— *Ellébore* (*Pied-de-Griffon*). — *Garou* (*Sain-Bois*). — *Herbe aux poux ou Staphysaigre*, *etc.*

Contrepoison. — Faire vomir immédiatement par l'eau tiède et en touchant la luette au moyen des barbes d'une plume. Administrer plusieurs petites tasses de *café*.

2° PLANTES QUI STUPÉFIENT OU ENDORMENT.

Tête de pavot (*Opium*, *Laudanum*, *etc.*). — *Jusquiame* (*Hannebanne*). — *Laurier palme* (*feuilles et fruits*). *Noyaux d'abricot*. — *Laitue vireuse*. — *Morelle*, *etc.*

Contrepoison. — Faire vomir avec l'eau tiède et l'émétique (cinq centigrammes dans un demi-verre d'eau, par demi-cuillerées de quart d'heure en quart d'heure.

Faire boire par tasses rapprochées une forte infusion de *café*.

3° PLANTES QUI IRRITENT ET ENDORMENT TOUT A LA FOIS.

Belladone (*feuilles et fruits*). — *Stramonium*. — *Tabac*, — *Digitale* (*Toquet, Gand*). — *Grande et petite Ciguë*. — *Noix vomique*. — *Ergot de seigle*, *etc.*

Même traitement, et en outre : *eau acidulée avec le vinaigre*, *limonade au citron*.

Empoisonnement par les champignons.

Faire vomir aussitôt après l'ingestion. Si l'on est averti longtemps après, il faut recourir à un purgatif. Lorsque le poison est évacué, donner de l'*eau acidulée.*

Moyen de reconnaître si les champignons sont comestibles. — Lorsque l'on fait cuire dans de l'eau bouillante des champignons que l'on croit comestibles, on doit toujours les éprouver en y plongeant une cuiller d'argent; si celle-ci *noircit*, c'est la preuve que l'on s'est trompé, et que les champignons sont vénéneux; si elle *ne noircit pas*, on peut les manger impunément.

Moyen de rendre les champignons vénéneux inoffensifs. — Faire macérer pendant deux à trois heures les champignons (500 grammes) dans de l'eau (1 kilogramme) à laquelle on ajoute trois à quatre cuillerées de *bon vinaigre* ou trois à quatre poignées de *sel de cuisine.* Au bout de deux à trois heures de macération, on décante et on lave à grande eau; on jette ensuite les champignons dans de l'eau froide et on les fait bouillir pendant une demi-heure, en faisant l'essai comme nous venons de l'indiquer, avec une cuiller d'argent. Si l'épreuve est favorable, on peut les apprêter sans crainte.

Empoisonnement par les huitres, moules, etc.

Donner de l'eau sucrée additionnée d'*éther sulfurique* (quinze à vingt gouttes par verre).

Empoisonnement par l'éther et l'alcool.

Faire vomir, puis faire boire de l'*eau aiguisée de vinaigre,* de la *limonade au citron.*

De l'ivresse ou abus du vin, de l'eau-de-vie. — Secours aux ivrognes.

Pour désenivrer un individu qui a pris beaucoup de vin, on pourrait le faire vomir promptement avec avantage. Si c'est de l'eau-de-vie, ou s'il y a longtemps qu'il a bu, on peut administrer 8 *à* 12 *gouttes d'alcali volatil* dans une tasse d'eau sucrée; le coucher la tête haute dans un lieu bien aéré et à une douce température; ne pas lui donner à manger.

Pour faire disparaître l'ivresse, il faut bien se garder de coucher les individus sur un tas de fumier frais ou récent; par leur séjour prolongé sur cette *couche chaude,* on les expose à des brûlures ou escarres formidables.

Il faut rentrer à l'intérieur, et mettre à l'abri ces ivrognes crapuleux qu'on trouve dans les rues au pied des bornes, ou étendus le long des chemins. Ces secours sont urgents non-seulement à cause des voitures, mais encore durant l'hiver, pour prévenir les funestes effets du froid sur leur corps, qui est disposé à s'engourdir et à geler.

Enfin, on doit prendre garde que les personnes ivres ne mettent le feu à leurs vêtements; car elles brûleraient plus facilement et plus promptement que d'autres.

CHAPITRE IV.

SECOURS AUX PERSONNES QUI ONT DES HÉMORRAGIES ; AUX BLESSÉS ; AUX BRULÉS.

Secours dans les hémorragies ou pertes de sang.

Les pertes de sang les plus ordinaires sont : le *saignement de nez*, le *vomissement* et le *crachement de sang*, etc.

Si ces accidents effrayants, surtout les deux derniers, se prolongent avec intensité, il faut aussitôt débarrasser les individus affectés de leurs vêtements, les faire coucher dans un lieu frais et bien aéré ; donner des boissons froides, acidules ou astringentes (*limonade, eau acidulée avec le vinaigre*); enfin, leur recommander de se tenir dans le plus grand calme, sans remuer ni parler. Si ces précautions ne réussissent pas promptement, il faut encore, en attendant le médecin, appliquer de la *moutarde* aux jambes et aux avant-bras.

S'agit-il en particulier d'un *saignement de nez*, il faut se coucher sur un oreiller de balle d'avoine, la tête légèrement renversée en arrière; éviter de se moucher, de souffler ou même de respirer par les narines ; on peut même les boucher en avant avec deux boulettes de coton. On applique sur le front, les tempes, la racine du nez, des linges imprégnés d'eau simple ou d'eau vinaigrée froide ; on a eu soin d'ôter la cravate et de laisser la tête découverte.

Il est un moyen très-simple qui réussit souvent très-bien ; il consiste à tenir pendant un certain temps *les bras élevés verticalement*.

Dans les deux autres cas beaucoup plus graves, l'intervention du médecin est presque toujours indispensable.

Secours aux blessés.

On est à chaque instant appelé à porter secours à des personnes blessées de différentes manières : par une simple chute de sa hauteur, ou d'un lieu plus ou moins élevé ; par des coups, par le poids ou le choc de corps plus ou moins lourds ; enfin par des instruments tranchants, des armes à feu, etc., etc.

Lorsqu'on trouve un individu blessé, étendu sur le sol, avec ou sans connaissance, ne pouvant se relever ni s'aider de ses membres, on peut dès lors juger qu'il est sérieusement affecté.

Il faut avant tout s'occuper de le faire transporter chez lui ou dans un lieu voisin. Si l'on se doute qu'il a un membre *démis* ou *cassé*, on doit surtout apporter dans le transport les plus grandes précautions. S'agit-il d'un bras ou d'un avant-bras, il faut, lorsqu'on le peut, fléchir le membre, le rapprocher du corps, et le soutenir avec une écharpe.

Si c'est une cuisse, une jambe, il faut coucher le blessé sur un matelas sur lequel il porte bien carrément ; on lie ensuite les deux jambes entre elles et sur le brancard, de manière à prévenir les mouvements et déplacements. On doit, autant que possible, étendre le matelas sur un brancard porté à bras ou sur les épaules par deux ou quatre individus, suivant la longueur du trajet que l'on a à parcourir. Trop souvent, dans les campagnes, on oublie ces précautions si utiles, on transporte les blessés dans une charrette, une brouette, sans s'occuper de maintenir immobiles et dans une bonne position les membres lésés.

Lorsqu'un individu blessé présente une plaie profonde qui donne du *sang rouge, vermeil, sortant par un jet vigoureux et saccadé*, c'est le signe qu'une *artère* importante est lésée. Il n'y a pas de temps à perdre, il faut immédiatement chercher à arrêter le sang en attendant l'arrivée du chirurgien. Quant la plaie est située sur la longueur d'un membre, on presse avec les doigts au-dessus de cette plaie, et en dedans du membre, en tâtonnant, jusqu'à ce que le sang s'arrête; il faut alors fixer ses doigts dans ce point et comprimer exactement, de manière à oblitérer l'artère principale dont on sent les battements.

Si l'on ne pouvait arriver à comprimer l'artère, on pourrait tout simplement placer sur le membre, au-dessus de la plaie, une ligature fortement serrée; appliquer les doigts sur l'ouverture de la plaie elle-même, ou enfin la garnir avec de l'amadou, ou, à son défaut, avec du coton, de la charpie, de l'étoupe, du vieux linge, etc., et serrer fortement à l'aide d'une bande. Ces secours doivent être immédiats; plus on attend pour étancher le sang, plus il est difficile d'y arriver.

Il va sans dire que si l'on voit dans la plaie des corps étrangers, du bois, de la terre, du sable, une portion d'instrument vulnérant, il faut avant tout se hâter de retirer ces corps, et de laver la plaie avec de l'eau pure.

Lorsque les blessés sont sans connaissance, la face altérée et décolorée; lorsqu'ils crachent du sang, qu'ils ont une plaie qui semble pénétrer dans la poitrine ou dans le ventre, il faut alors plus que jamais s'empresser de faire venir un prêtre et un médecin.

Secours aux personnes brûlées.

Quoi de plus effrayant, de plus désastreux qu'un incendie qui, dans un instant, dévore une habitation avec tout ce qu'elle renferme, meubles, linge, vêtements, provisions, etc.! On ne peut donc jamais trop prendre de précautions pour le feu, non-seulement pour épargner sa maison, mais pour se préserver soi-même d'affreuses brûlures, qui, si elles n'amènent pas la mort, occasionnent pour la vie de gênantes et hideuses difformités. Si la maison est assurée contre les désastres du feu, les habitants ne le sont pas contre les brûlures et leurs conséquences. Il faut surveiller journellement avec le plus grand soin les enfants, les éloigner du foyer, les empêcher de jouer avec le feu, d'allumer du bois en plein air, dans les champs, par exemple, comme cela arrive souvent en hiver dans les campagnes. Il est très-imprudent de s'endormir sur des chaufferettes, comme le font souvent des vieilles femmes; c'est aussi une mauvaise habitude que de s'en servir pour chauffer les lits.

Lorsque le feu prend aux vêtements, si c'est dans

un appartement, il faut aussitôt fermer les portes et les fenêtres, empêcher de s'agiter et de courir; ensuite faire coucher par terre, jeter de l'eau sur le corps, ou mieux l'envelopper avec le premier linge mouillé qu'on trouve sous sa main. En plein air, lorsqu'il fait du vent, il est encore plus important de ne pas courir, il faut faire coucher l'individu, et le couvrir avec de la terre meuble, du sable, en un mot avec tout ce qui est sous la main, et capable d'étouffer le feu. On voit de malheureux enfants effrayés brûler dans quelques instants, par l'activité qu'ils donnent au feu en courant, surtout lorsqu'ils sont revêtus d'habits de fil ou de coton.

Lorsque le feu est éteint, il faut soigner immédiatement les brûlures, en les recouvrant de linges tenus toujours humides et froids.

CHAPITRE V.

SECOURS ET CONSOLATIONS AUX PERSONNES PRISES D'UNE GRANDE DOULEUR, DE PROFONDES PEINES MORALES.

Il n'est pas de secours plus louables, plus dignes de notre attention, que ceux que nous sommes appelés à donner chaque jour aux personnes qui éprouvent de grandes peines, de grands malheurs; c'est un devoir de charité réciproque, un échange de services et de bons offices dont nous avons tous besoin.

Cette assistance dévouée, ces consolations morales apportées à propos et avec intelligence, sont des remèdes plus efficaces que tous les médicaments, que tous les calmants possibles ; elles sont susceptibles de prévenir une grande maladie, un découragement extrême, quelquefois même, hélas ! un instant d'égarement et de dégoût de la vie qui peut conduire au suicide.

Rien ne soulage mieux la douleur que les épanchements d'une amitié vraie et franchement partagée.

Lorsqu'on est chargé d'annoncer une douloureuse nouvelle, il faut prendre toutes les précautions pour y préparer, pour éviter un coup trop subit qui pourrait être suivi d'accidents graves, de la mort même. Il peut arriver en effet que la nouvelle imprévue d'un grand malheur provoque un coup de sang, un évanouissement, des convulsions, des spasmes, etc. Dans ces cas, il faut recourir aux moyens indiqués plus haut en attendant l'arrivée du médecin.

Dans l'accès de la douleur, il faut bien se garder de chercher à la contrarier, à la maîtriser, on doit au contraire y accéder, et tâcher de favoriser les pleurs.

Il faut inviter les personnes affligées à se débarrasser de leurs vêtements trop serrés ou trop lourds, à se coucher dans le plus grand calme. Il faut leur donner des aliments très-légers, bouillons et potages gras, des boissons calmantes et adoucissantes, infusions de tilleul, de fleurs de guimauve, etc. Dans les premiers moments, toutes les consolations, tous les raisonnements consistent à écouter en silence les exclamations douloureuses, à avouer la réalité et l'étendue des motifs qui les provoquent ; ce n'est que plus tard qu'il faut préparer à la résignation.

Le seul moyen efficace d'amener une vraie résignation, c'est de prendre le langage de la religion, d'inviter la personne affligée à chercher dans la prière, dans les pratiques pieuses la force de supporter les douloureuses épreuves que Dieu permet ici-bas.

CONCLUSION.

Nous terminons ici ce petit traité dans lequel nous nous sommes efforcé de grouper, de la manière la plus succincte et la plus simple possible, l'ensemble des conseils et des applications si nombreuses de l'hygiène, de formuler avant tout un enseignement pratique basé sur la liaison intime de l'hygiène et de la morale.

L'hygiène et la morale ! ces deux guides de l'homme ici-bas, lui apprennent *à vivre sagement pour vivre longtemps.*

S'il écoute leurs avertissements, sa récompense est, dans ce monde, *une vie longue et heureuse;* dans l'autre, c'est un bonheur inappréciable et bien autrement long : *la vie qui ne doit plus finir.*

Heureux l'homme qui, arrivé au terme d'une longue carrière, peut trouver dans le bien qu'il a fait, dans sa confiance en Dieu, la force de s'élever vers cette existence nouvelle !

TABLE ANALYTIQUE.

CHAPITRE III.

CHAPITRE IV.

DEUXIÈME PARTIE.

CHAPITRE I.

CHAPITRE II.

CHAPITRE III.

CHAPITRE IV.

CHAPITRE V.

CHAPITRE VI.

CHAPITRE VII.

CHAPITRE VIII.

CHAPITRE IX.

CHAPITRE X.

CHAPITRE XI.

TROISIÈME PARTIE.

PREMIÈRE SECTION.

Première division.

CHAPITRE I.

CHAPITRE II.

Deuxième division.

DEUXIÈME SECTION.

CHAPITRE II.

CHAPITRE III.

TROISIÈME SECTION.

CHAPITRE I.

CHAPITRE II.

CHAPITRE III.

TABLE ALPHABÉTIQUE.

A

B

C

D

E

G

H

I

J

K

L

M

N

O

P

R

S

V

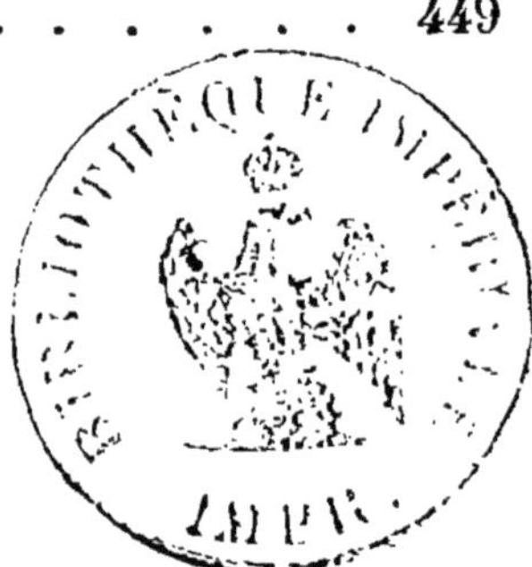

FIN.

Le Mans. — Imp. de Julien, Lanier et C.

PRÉCIS
D'HYGIÈNE PRATIQUE

OU NOTIONS ÉLÉMENTAIRES

SUR LES MOYENS DE CONSERVER LA SANTÉ

SUIVI

D'APPLICATIONS A LA MÉDECINE USUELLE

PAR JULES LE BÈLE

Docteur en médecine, membre du conseil d'hygiène publique et de salubrité du département de la Sarthe.

Se porter bien pour se porter au bien.

PARIS

JULIEN, LANIER ET Ce, ÉDITEURS

RUE DE BUCI, 4, F. S.-G.

1855

LE MANS
IMPRIMERIE DE JULIEN, LANIER ET Ce
PLACE DES HALLES, 12

BIBLIOTHEQUE NATIONALE DE FRANCE
3 7531 03987310 5

www.ingramcontent.com/pod-product-compliance
Ingram Content Group UK Ltd.
Pitfield, Milton Keynes, MK11 3LW, UK
UKHW020610230726
13926UKWH00005B/2303

9 782013 694520